임상기록 – 환자/고객 관리형식과 SOAP 노트 작성법

Writing Patient / Client Notes - Ensuring Accuracy in Cocumentation

노트작성과 임상의사결정의 과정		
환자/고객 관리노트	**환자/고객 관리 과정**	**SOAP 노트**
이력(신체계통 리뷰 포함) 신체계통 리뷰 검사와 측정	검진	문제 단락 주관적 단락(신체계통 리뷰 포함) 객관적 단락(신체계통 리뷰와 검사와 측정 포함)
평가 진단 예후	평가	사정 단락은 다음을 포함한다: 평가 진단 예후
기대효과 예상목표 중재(환자 교육 포함)	관리 계획	관리 계획 단락은 다음을 포함한다: 기대효과(어떤 시설에서는 사정 단락에 포함됨) 예상목표(어떤 시설에서는 사정 단락에 포함됨) 중재(환자 교육 포함)
	결과 (재검진과 재평가가 일어나고, 재검진과 재평가 때 다른 노트가 작성된다)	

참고문헌 (References)

1. Principles of physical therapist patient and client management. Guide to Physical Therapist Practice 3.0. Alexandria, VA: American Physical Therapy Association; 2014. Accessed online at http://guidetoptpractice.apta.org/content/1/SEC2.body on March 10, 2015.
2. American Physical Therapy Association: Defensible Documentation for Patient/Client Management. Alexandria, VA: American Physical Therapy Association; 2009. Accessed online at http://www.apta.org/Documentation/DefensibleDocumentation/ on March 10, 2015.

개정 5판

임상기록

환자/고객 관리형식과 SOAP 노트 작성법

정 형 국 외 옮김

Fifth Edition

Writing Patient/Client Notes

Ensuring Accuracy in Documentation

Ginge Kettenbach, PhD, PT
Associate Professor
Program in Physical Therapy
Saint Louis University
St. Louis, Missouri

Sarah L. Schlomer, PT, DPT
Adjunct Instructor
Program in Physical Therapy
Saint Louis University
St. Louis, Missouri

Physical Therapist
Select Medical at SSM St. Mary's Health Center
St. Louis, Missouri

Physical Therapist
SSM Health—Saint Louis University Hospital
St. Louis, Missouri

영 문 출 판 사

■ **옮긴이** (가나다 순)

권미지 광주보건대학교 물리치료과 교수
김제호 세한대학교 물리치료학과 교수
박승규 세한대학교 물리치료학과 교수
양회송 청암대학교 물리치료과 교수
엄기매 여주대학교 물리치료과 교수
정형국 안산대학교 물리치료과 교수
조현래 마산대학교 물리치료과 교수

Writing Patient/Client Notes : Ensuring Accuracy in Documentation, fifth edition

by **Ginge Kettenbach, PhD, PT / Sarah L. Schlomer, PT, DPT**

임상기록 개정 5판

환자/고객 관리형식과 SOAP 노트 작성법

2019년 5월 18일 초판인쇄
2019년 5월 25일 초판발행

지은이 : Ginge Kettenbach, Sarah L. Schlomer
옮긴이 : 정 형 국 외
발행인 : 박 병 조
발행처 : 도서출판 영문출판사
등 록 : 1987년 12월 21일 제2-419호
주 소 : 서울시 강남구 삼성동 69-1
전 화 : (02) 514-5590, 776-5590
팩 스 : (02) 756-8943
홈페이지 : www.ymsbook.net
E-mail : yeongmunsa@empal.com
정 가 : 25,000 원
ISBN 978-89-7224-454-7 93510

※ 파본은 교환해 드립니다.

Irma Ruebling에게;

이 책을 출간함에 있어 당신이 보여주신 지지와 격려에 깊이 감사드린다.

– GK

물리치료사로서 우리가 치료하는 클라이언트에게;

당신들은 우리에게 지속적으로 영감을 주고 가르치고 있다.

– SLS

서문

Preface

2009년 본 책의 4판이 출간되었다. 그 당시, 물리치료사 직무지침서(Guide to Physical Therapist Practice)는 종이 형태였고, 이것이 얼마간 존재했다. 나는 의료기록과 ICF, 그리고 건강(ICF) 시스템의 장들에 도움을 주신 3명에게 물었다. 그 이후, 온라인으로 물리치료사 직무지침서 3판이 출간되었다. G 코드가 사용되었고, 도움을 주신 분 중에서 한 분이 은퇴를 했고, 다른 분들은 대학교에 남아서 건강 시스템에 종사했다. 오늘날 의료기록은 건강기록으로 불리며, 그의 대부분이 전자 양식이다. 학생들은 구조와 기능의 손상, 활동제한과 참여제한 측면(ICF 용어)에서 배우고 있다.

이 책의 5판 작업에서 나는 학생들이 현대의 근거중심 직무에 맞는 사례를 작성지에 업데이트하길 원함을 알게 되었다. Sarah Schlomer, PT, DPT는 작성지를 썼고 모든 장에 기여했다. 그녀는 검진, 평가 및 치료의 과정을 통해 환자의 진전을 볼 수 있도록 하나의 작성지에서 다른 작성지로 사례를 연결하는데 어려움을 겪었다. 우리는 학생들이 전산화된 기록에서 노트의 작성을 연습할 때 워크북이 필요한지에 대해 자주 논의했다. 우리는 몇 번이고 되풀이하여, 학생들이 임상의사결정의 과정과 전자식 건강기록지의 기록 과정을 이해하기 위해 노트 작성의 요소를 알고 싶어 하고 또 연습하고 싶어 할 것이라는 사실로 되돌아왔다. 이전 판에서와 마찬가지로, 본 책도 사용자가 물리치료사 직무지침서를 볼 것이라고 가정한다. 이 책이 생각하는 주요 오디언스는 물리치료와 작업치료 분야의 학생들이다. 우리는 이 책이 물리치료사 직무지침서 3판에 있는 기술된 과정을 잘 따를 것이라고 생각한다.

본 책의 모든 판은 작업을 위해 많은 사람을 필요로 했다. F. A. Davis의 편집자는 우리가 더디게 작업을 하더라도 인내와 지지를 지속적으로 보냈다. 나의 남편인 Gerry는 나의 영원한 파트너이며, 항상 나에게 지지를 보여 주었고, 내가 책을 출간할 때 마다 큰 지지를 보냈다. 만약 Gerry가 없었다면, 이 책이 존재하지 않았을 것이고, 결코 개정되지도 않았을 것이다. 나의 딸인 Kristen과 Kathryn은 책을 쓰는 나를 보면서 자랐고, 어른이 되어서도, 지속적으로 지지를 보여주고 있다. 어른이 되어서도, 내가 바쁘고 책을 쓸 때, 집안의 일들을 여전히 도와주고 있다.

끝으로 Saint Louis University에 있는 나의 동료들에게도 감사드린다. 그들은 이 책에 큰 도움을 주었다. 나는 2010년 갑작스럽게 심장마비로 고인이 된 동료 Theresa Bernsen을 생각할 때마다 슬픔에 빠진다. 우리는 그녀가 쓴 ICF 단락을 그대로 이 책에 담고 있다. Health Sciences and Informatics Department에 있는 나의 동료인 Dr. Jody Smith는 건강기록과 지급 등에 대한 3개의 장을 수정하는데 함께 작업했다. 그녀는 이 분야의 유능한 전문가이다. Sarah Schlomer는 작성지 이외에, Theresa의 ICF 부분을 수정했고, 22장인 The Medicare Therapy Cap, KX Modifiers와 기능제한 보고(G-코드)를 저술했다. Jill FitzGerald, PT, DPT, GCS는 연습 작성지, 샘플, 학기 과정 스케줄, 퀴즈 및 중간시험과 최종시험을 포함한, DavisPlus에서 제공되는 교육 자료를 만들었다.

내가 이 책을 개정할 때마다, 나는 이 책을 배웠던 사람들을 생각한다. 이 책은 학생들이 기록 문서화를 배울 수 있도록 작성되었고, 환자 관리 동안 일어나는 임상의사결정을 모델링하는 한편, 기록 문서화로 그들에게 연습을 제공했다. 물리치료사, 작업치료사 및 운동 트레이너는 중요한 일을 한다. 그들은 측정하고, 평가하고, 분석하고, 계획하고 가르친다. 이들 기능에 대한 기록 문서화는 매우 중요하다. 이 책은 좋은 치료사나 운동 트레이너가 될 수 있도록 배우는 모든 것 중에서 작은 단계일 뿐이다. 나는 이 책을 공부할 미래의 모든 건강 전문가들이 자신의 임상에 이 책이 조금이나마 도움이 되길 바란다.

– GK

대부분의 사람은 노트 작성이 혼자만이 할 수 있는 일이라고 생각한다. 저자들은 빈 지면 위에 무엇을 써야 하는지를 생각하면서 오랜 시간 동안 방에서 시간을 보낸다. 그러나 저자들은 혼자서 작업하지 않는다. 사실, 내 주변에 많은 사람들이 존재하기 때문에 내가 여기에 있는 것이다.

이 책의 5판이 출간되는데 많은 사람들이 관련했음에 나는 감사드린다. 첫째, 나는 본 책에 대한 아이디어를 처음 만든 Ginge Kettenbach, PhD, PT에게 감사드린다. 그는 학생들이 연습을 통해 물리치료 분야의 주요 산물인 노트 작성의 가치와 스킬을 배울 수 있도록 했다. 우리 모두가 알고 있듯이, 만약 여러분이 노트를 작성하지 않으면, 결코 노트가 만들어지지 않게 된다. 이 책을 잘 이용하는 학생들이 노트 작성의 새로운 스킬을 배우게 되듯이, 내가 이 책의 5판을 위해 Kettenbach와 함께 일하는 것을 수용했을 때부터 이 책의 출간에 대한 배움의 여행을 시작했다. 나에게 이런 기회가 주어진 것에 나는 매우 감사한다.

두 번째, 내가 이 책의 이번 판을 작업하는데 동의했을 때 내가 무엇을 얻게 되는지를 알지 못했지만, 이 책을 출간하는 시작에서부터 끝지점까지 참여했던 모든 사람에게 감사드린다. 나는 책이 만들어지는 전반의 과정과 각 사람의 역할을 잘 알고 있다. 편집 전문가인 Melissa Duffield는 항상 변하는 교육 세계에서 출판과 관련된 교재의 새로운 개정과 그것과 관련된 부수물을 잘 배치했다. 개발 편집을 맡고 있는 Molly Ward는 나의 많은 질문에도 언제나 친절하게 답을 해 주었고, 각 과정 단계에 대해 통찰력을 보여주었다.

그 다음, 나는 클리닉에서 장시간 동안 함께 일하고 많은 일상의 요구에도 불구하고, 이 책을 출간하는데 도움을 주신 가까운 사람들에게도 감사드리고 싶다.

나의 약혼자인 Luke, 어머니인 Helen, 그리고 여동생인 Megan에게 감사드린다. 여러분의 사랑과 지지는 너무나 귀중한 것이었다.

나는 작고하신 스승님인 Theresa Bernsen에게 감사드린다. Saint Louis University의 물리치료과 학생으로서 나는 그녀를 처음 만났다. 나는 그녀의 반에서 지식을 얻었고, 졸업 후에도 그녀는 나의 멘토였고, 그녀는 물리치료사로서 내 삶에 큰 영향을 주었다. 그녀는 매우 유능한 WHO ICF 전문가였을 뿐만 아니라, 매우 현명한 사람이었다. 그녀가 제자들에게 전해준 지식은 위대한 것이었다. 그녀는 딴 세상으로 갔지만, 그의 전문 지식은 ICF 단락에 그대로 남아 있다.

끝으로 나는 많은 시설에서 수년에 걸쳐 치료했던 많은 고객에게 감사를 드리지 못한 것이 매우 아쉽다. 매우 어려운 상황에서도 여러분의 인내를 통해 나는 힘을 주었다. 여러분은 지속적으로 나에게 힘을 주었고, 나는 치료사로서 그리고 여러분과 함께 한 한 사람으로서 많은 것을 배웠다.

–SLS

역자 서문

환자에 대한 내용을 기록하는 방법은 점점 통합되고 있는 추세인 것 같다. 편지 양식의 간단한 메모에서 전산화 기록 문서화로 발전되었다. 미국과 마찬가지로, 우리나라도 전산화 프로그램으로 의료기록을 작성하고 있다. 의료 기록을 작성하는 형식이나 양식이 어떻게 발전하고 변하든 간에, 변하지 않은 것은 간략하고, 명확하게 작성하는 것이다. 이것은 노트 작성의 핵심인 것 같다.

이 책을 번역하면서, 고민했던 것은 책의 내용을 모두 번역할 수 없다는 것이다. 한글로 완역하면, 간략하고 명확하게 작성해야 하는 노트 작성의 취지가 사라져버린다. 이것은 원문의 취지를 벗어나는 것이다. 미국 뿐 만 아니라, 한국의 의료기록도 간략하게 되어 있으며, 문장 형태로 작성되지 않는다.
이 책을 읽는 독자들은 예문이나, 표 및 작성지 등 상자 안의 내용이 번역되지 않은 것에 불편함을 느끼지 않았으면 한다.
이 책을 읽게 되면, 노트 작성 방법에 대해 이해하게 될 것이고, 한국의 현실과 한글과 영문의 혼용이 왜 필요한지도 이해하게 될 것이다.

끝으로, 미흡한 번역이지만 번역책으로 출간에 도움을 주신 영문사 박병조 사장님과 직원분들에게 감사드린다.

역자 대표 정 형 국

기여하신 분

Contributors

Theresa G. Bernsen, PT, MA*
Associate Professor
Department of Physical Therapy
Doisy College of Health Sciences
Saint Louis University
St. Louis, Missouri

Jody Smith, PhD, RHIA, FAHIMA
Department Chair and Professor
Department of Health Informatics and Information Management
Doisy College of Health Sciences
Saint Louis University
St. Louis, Missouri

* 작고하심

리뷰어

Reviewers

Kristen M Agena, MS, LAT, ATC, CSCS, CES
Clinical Education Coordinator / Instructor
Athletic Training
Luther College
Decorah, Iowa

Andrea Leigh Bender, MS, LAT, ATC
Clinical Education Coordinator
Athletic Training Education Program
University of North Carolina Wilmington
Wilmington, North Carolina

Ann Lee Burch, PT, MS, MPH, EdD
Vice Dean
Arizona School of Health Sciences
A.T. Still University
Gilbert, Arizona

Ann L. Charrette, PT, DPT, MS, PCS, NCS
Associate Professor
School of Physical Therapy
MCPHS University
Worcester, Massachusettes

Eleni Diakogeorgiou, MBA, ATC
Clinical Assistant Professor/Clinical Education Coordinator
Physical Therapy and Human Movement Sciences
Sacred Heart University
Fairfield, Connecticut

Debi Francis, BHSc OT, OT Reg. (Ont)
Professor, OTA and PTA Program
Niagara College
Welland, Ontario, Canada

Stephen Kanter, PT, DPT, ATC
Adjunct Professor, DPT Program, MSAT Program, SLP Program
Seton Hall University
Ramsey, New Jersey

Alison Kreger, PT, DPT, PCS, CKTP
Clinical Associate Professor
Physical Therapy
Wheeling Jesuit University
Wheeling, West Virginia

Jennifer A. Mai, PT, DPT, PhD, MHS, NCS
Associate Professor of Physical Therapy
Physical Therapy Department
Clarke University
Dubuque, Iowa

Dr. Angela Mickle, ATC
Program Director
Athletic Training Program
Department of Health and Human Performance
Radford University
Radford, Virginia

Chris A. Sebelski, PT, DPT, OCS, CSCS
Associate Professor
Physical Therapy and Athletic Training
Saint Louis University
Saint Louis, Missouri

Andrew Sherman, MD
Professor and Vice Chair
Department of Rehabilitation Medicine
University of Miami Miller School of Medicine
Miami, Florida

목차

Table of Contents

1 장 기록 문서화에 대한 소개

Introduction to Documentation

물리치료사와 보조물리치료사에게 있어서 기록 문서화는 매우 중요한 분야이다. 본 책은 건강 기록과 물리치료 기록 문서화에 대해 학생과 신입 임상가를 교육하는 목적으로 설계되었다.

본 책의 단원
(Sections of This Textbook)

임상의사결정의 과정과 임상의사결정의 기록 문서화는 건강 기록으로서 시작한다. 본 책의 단락 I 은 건강 기록(health record), 건강 기록에 대한 법적 내용, 배상 등에 대해 모든 건강 전문가들이 요구하는 정보를 제공한다. 단락 I 의 마지막 장은 물리치료사로서 건강 기록을 재조명하는 내용이다.

단원 Ⅱ는 기록의 기본에 대한 정보를 제공한다: 건강 기록을 어떻게 작성하는지, 물리치료사에 의해 사용되는 기록 노트의 종류, 약어와 용어, 그리고 ICF에 대한 소개 등.

단원 Ⅲ은 환자 검사를 기록하는 방법을 다루고 있고, 또 환자/클라이언트 관리 노트와 SOAP 노트의 첫 부분을 소개하고 있다. 환자의 평가나 또는 사정에서 임상의사결정을 기록하는 방법은 단원 Ⅳ에서 소개되고 있다. 단원 Ⅴ는 관리계획을 어떻게 기록하는지를 설명하고 있다. 단원 Ⅵ은 일상 노트(daily note)와 특정 상황의 기록 양식을 설명하고 있다. 부록 A에서 부록 D 까지는 임상 시설에서 유용하게 이용될 수 있는 축소 양식의 정보를 요약하고 있다.

이 책을 이용하는 방법
(How to Use This Book)

이 책은 학생과 신입 임상가가 환자관리노트 작성에 대한 기술을 배우는데 도움을 주기 위해 만들어졌다. 다른 임상 기술과 마찬가지로, 환자관리노트의 작성도 임상 업무 중의 하나이다. 우리는 많은 각 장들의 끝부분에서 작성지(작성지)를 완성함으로서 여러분에게 연습할 기회를 제공한다(단원 I 의 장들과 몇몇 장에는 작성지가 없는데, 그 이유는 그들 장들이 일반적으로 좋은 기록에 필요한 사전 자료를 다루고 있기 때문이다).

본 책에 있는 작성지의 완성으로부터 오는 이점은 여러분 자신에 달려 있다. 새로운 환자관리 스킬의 학습이 연습을 필요로 하듯이, 환자 관리노트작성에 대한 학습도 연습을 필요로 한다. 작성지를 완성한 후, 여러분의 선생님이 제공한 것과 여러분의 것을 비교해 봄으로서, 여러분은 클리닉에서의 학습과 동일한 방법으로 학습할 것이다. 개별 연습과 피드백이 노트를 작성하는 최상의 방법이었음이 증명되었다. 만약 여러분이 기록에 초보자라면, 온라인으로 해답을 찾기 전에 작성지를 완성해 보는 것이 무엇보다 중요하다. 임상가의 숫자만큼 노트 작성의 다양한 변형들이 존재한다. 만약 여러분의 답이 제공된 것과 다르다면, 여러분의 답을 수용할 것인지, 주어진 답이 여러분의 답보다 더 나은 것을 생각해 봐야 한다.

약어 (Abbreviations)

9장의 "약어 사용" 단락은 치료사가 많이 보고 사용하는 약어들을 여러분에게 소개하고 있다. 노트 작성을 시뮬레이팅하고 있는 건강관리시설인 XYZ 건강관리센터에서 사용하는 약어들이 본 책의 나머지 부분에서도 사용되고 있다. 만약 어떤 약어가 약어 목록에 없다면, 그 약어는 본 책의 작성지를 완성하는데, 사용되지 않는 약어이다. 여러분이 9장을 공부했으면, 책 전체의 작성지를 완성할 때 약어를 쉽게 참고할 수 있도록 북마크해야 할 것이다.

의학용어 (Medical Terminology)

의학용어에 대해 간략하게 거론한 후에 작성지를 제공한다. 이들 작성지는 의학용어에 대한 여러분의 지식을 확인하는 목적으로만 작용한다. 이미 여러분은 의학용어를 깊게 공부했다. 만약 작성지를 쉽게 작성할 수 없다면 여러분은 의학용어를 다시 공부할 필요가 있을 것이다.

작성지 완성 (Completing the Worksheets)

본 책의 여러 장들은 임상의사결정에 대해 자세히 설명하고 있고, 또 환자관리노트와 SOAP 노트의 양식과 환자관리노트가 왜 작성되어야 하는지에 대해 설명하고 있다. 각 장의 내용을 주의 깊게 읽음으로서, 여러분은 작성지를 성공적으로 완성할 수 있을 뿐만 아니라 궁긍적으로, 성공적인 기록 문서화의 수행을 연습할 수 있다.

요약 (Summary)

본 책의 목적은 환자 관리를 기록하는데 필용한 정보와 기본 스킬을 제공하는 것이다. 이 책은 환자를 검사하고 치료하는데 필요한 스킬을 여러분에게 가르쳐 주지 않는다. 이 책은 제시된 정보를 바탕으로 환자에 대한 목표와 중재계획을 올바르게 설정하는 방법과 기록하는데 도움을 줄 것이고, 또 그들을 작성지에 적용할 수 있도록 도울 것이다. 경험이 많은 임상가들이 작성지를 작성할 때처럼, 여러분도 한 단계씩 결정하면서 작성지를 작성하게 될 것이다.

참고문헌 (Reference)

1. Principles of physical therapist patient and client management. Guide to Physical Therapist Practice 3.0. American Physical Therapy Association, Alexandria, VA, 2014. Accessed at http://guidetoptpractice.apta.org/content/1/SEC2.body on March 10, 2015.

단 원

I 건강기록지

The Health Record

건강기록지의 진화는 의학의 발전과 함께 이루어졌다. 미국에서 첫 번째 법인병원으로서, Pennsylvania 병원이 1752년에 설립되었고, Benjamin Franklin이 그 병원에서 비서로서 일했고, 각 환자의 이름, 주소, 질병, 입원 날짜 및 퇴원 날짜 등을 기록했다. 보스턴에 있는 Massachusetts 종합병원은 1821년 이후 환자에 대한 완벽한 의료 기록을 가지고 있었다.

오늘날, 테크놀러지는 건강 관리의 모든 측면을 영향을 주고 있고, 건강기록지도 예외는 아니다. 병원과 임상가들은 종이형식의 기록에서 전자 건강기록지로 이동하고 있다. 종이 형식이든 전자 형식이든 간에, 건강기록지는 건강 관리의 모든 것에 연결되어 있다. 건강기록지는 환자 관리의 제공과 관련된 모든 존재(임상가, 병원, 환자 및 그의 가족, 제 3 지불자 등)들이 이용하는 귀중한 도구이다.

이 책의 단원 I은 건강기록지에 대해 설명하고 있다. 어떤 시설에서는, 건강기록지를 의료 기록이라 하지만, 건강기록지가 더 업데이트된 용어이다. 2장은 건강기록지의 목적, 유지 및 내용들에 대해 설명하고 있다. 3장은 건강기록지의 법적 측면을 다루고 있고, 4장은 건강기록지의 기록 문서화와 배상 사이의 연관성을 다루고 있다. 5장은 물리치료 직무와 직접 관련된 정보를 다루고 있고, 또 환자 관리를 제공하기 위해 건강기록지로부터 치료사들이 필요로 하는 정보의 개요를 제공하고 있다.

2장 건강기록지의 개요

Overview of the Health Record

건강기록지의 개요 (Overview of the Health Record)

종이 형식이든 전자 형식이든 간에, 건강기록지는 혼자의 진단, 치료 및 제공된 서비스를 정당화할 수 있는 충분한 정보를 가지고 있어야 한다. 건강 문서화는 치료, 약물 및 서비스에 대한 반응을 포함한 환자의 진전을 다루어야 한다. 건강기록지는 건강관리 산업을 지지함에 있어 다음과 같은 역할을 한다.

- 환자의 지속적인 관리와 치료를 촉진하는 의사소통 도구로서 작용한다.
- 병원이나 다른 건강관리 임상가를 위한 배상을 정당화한다.

- 제공된 건강관리 서비스를 설명하는 법적 기록으로서 작용한다.
- 연구와 교육을 위한 자료로서 작용한다.
- 임상의사결정을 지지한다.
- 제공된 관리의 질을 평가하는 정보를 제공한다.
- 성과 연구를 위한 데이터의 자원으로서 작용한다.

건강기록지의 유지(관리) (Maintaining a Health Record)

건강기록지는 다음의 3개 중에서 하나의 형식으로 유지된다: 종이 양식, 전자 양식 및 종이-전자의 복합 양식(융합 건강기록지로 알려진). 건강기록지는 환자에게 건강 관리를 제공하는 모든 존재에 의해 유지(관리)된다. 의사, 치과의사, 카이로프랙터, 족부의사, 검안사, 간호사, 물리치료사, 작업치료사, 병원, 에이전트 관리 센터, 너싱홈, 요양시설, 응급시설, 가정 건강관리 에이전시, 행동 건강시설, 교정 시설 등이 각 환자를 위한 건강기록지를 유지(관리)해야 한다. 기록문서의 요청과 유지되는 기록의 종류는 시설의 종류와 제공자에 따라 다르다. 문서화된 의료 정보는 건강관리 운영 시스템의 모든 측면에 연결되어 있다: 모든 건강관리 제공자는 환자의 요구를 충족하기 위해 그리고 법률과 조례를 따르기 위해 정보를 문서화해야 한다.

환자를 위한 건강기록지의 유지 관리와 제공된 관리의 기록 문서화는 필수 사항이다. 수 십년이 지나, 건강 관리는 더욱 복잡해졌고, 기록 문서화는 정확하고, 적시적이고, 또 법적으로 타당해질 필요가 요구되었다. Commission on Accreditation of Rehabilitation Facilities(CARF), Accreditation Association for Ambulatory Healthcare(AAAHC), American Osteopathic Association(AOA), National Committee on Quality Assurance(NCQA), American Accreditation Healthcare Commission(AAHC) 등의 감독기관이 건강기록지와 기록 문서화의 표준화를 이룬 기관으로 승인되었다. 인가의 획득은 그 기관이 수행 향상과 질 향상의 높은 기준에 대한 책임을 가지고 있음을 의미하는 것이다.

1965년 연방 정부가 사회안전에 대한 조항(Social Security Act)을 만듦으로서 건강 관리에 더욱 관여하게 되었다. Medicare가 사회안전 조항의 일부였다. Medicare는 65세 이상의 사람과 65세 미만의 특정 장애를 가진 사람, 투석이나 콩팥이식을 필요로 하는 말기 콩팥질환 환자를 위한 건강보험 프로그램이다. 연방 환자에 대한 기록 문서화와 건강기록지 내용에 대한 표준은 Federal Department of Health and Human Services의 한 분과인 Center for Medicare & Medicaid Sevices(CMS)에 의해 설정되었다.

건강기록지는 정당화하기 위해 입원과 입원관리 또는 외래환자/보행 관리를 정당화하고, 진단을 지지하고, 약물과 치료 및 서비스에 대한 환자의 반응과 환자의 진전을 기술하는 정보를 포함해야 한다.

주 정부 에이전시의 조사에 의한 건강기록지의 주기적인 리뷰는 Medicare Conditions of Participation에 대한 준수를 확보해 준다. 준수가 이루어지지 않으면, 건강관리 제공자와 건강관리 시설에 부정적인 배상 효과를 줄 수 있다.

또한 주 정부는 면허 과정의 일부로서 특별한 기록 문서화에 대한 요구권을 가지고 있다. 이들 감독은 대개 state Department of Health의 감독 하에 있다. 건강관리 시설이 기록 문서화를 준수하지 않으면, 시설의 폐쇄가 초래될 수 있다.

질 좋은 기록 문서화의 확보 (Ensuring Quality Documentation in the Health Record)

관리를 제공하는 치료사는 환자의 건강기록지 안에 질적으로 높은 내용을 기록할 의무가 있다. 이들 내용은 치료사가 행하는 지시사항에 서술된 규칙과 규정에 따라 시기적으로, 법적으로, 입증되어야 한다. 치료사는 자신들의 전문성을 위해 기록 문서화의 지침을 고수할 필요가 있다. 다음은 모든 건강관리 제공자들이 따라야 하는 기록 문서화의 지침들이다:

1. 건강기록지의 모든 내용은 날짜를 기록해야 하고, 내용의 기입자를 확인하기 위해 여러분의 이름과 도장으로 서명되어야 한다.
2. 면허가 계류 중인 물리치료나 보조물리치료사/물리치료 또는 보조물리치료 프로그램을 공부하는 학생들에 의한 건강기록지의 내용은 법적으로 허용될 때 면허를 가진 물리치료사나 보조물리치료사에 의해 입증되어야 한다.
3. 건강기록지의 내용은 삭제하거나 지울 수 없다. 종이 형식 기록지의 수정은 잘못된 부분을 남겨두기 위해 하나의 선을 긋고 수정한다. 그것이 교정된 실수임을 분명히 하기 위해 실수한 부분은 가조인되어야 하고, 날짜를 기입해야 한다. 만약 전자 건강기록지를 사용하고 있다면, 원래 건강기록지에서 실수한 부분을 삭제하지 않고, 수정되었음을 알려주는 적절한 절차를 이용한다. 이것을 위한 특별한 절차는 여러분의 시설에서 사용하고 있는 전자 건강기록지 프로

그램에 따라 다르다.

4. 종이 건강기록지의 모든 내용은 항상 검은색 잉크로 기재되어야 한다. 빨간색, 녹색, 자주색 또는 핑크색의 글씨는 복사나 스캔이 잘 안 될 수 있다.
5. 어떤 기록에서도 빈칸을 남겨두어서는 안 된다. 날짜가 벗어났거나 순서가 어긋날 수 있는 부가적인 정보의 기재를 막기 위해, 빈칸에 X 표로 표시한다.
6. 승인된 양식의 모든 빈칸도 기재되어야 한다.
7. 기록 문서화에는 어떤 물리치료 서비스가 요청되었는지를 알려주는 의뢰 기전이 포함되어야 한다.

종이 형식의 건강기록지에서 정보 찾기 (Locating Information in the Paper Health Record)

건강기록지는 데이터의 저장소이다. 종이 기록지에서의 정보 찾기는 쉬운 일이 아니다. 본 단락은 치료사가 의미있는 정보를 정확하게 찾을 수 있도록 환자 건강기록지의 내용을 다루고 있다.

건강기록지는 2 종류의 데이터를 가지고 있다: 행정 정보와 임상 정보. 감독기관이나 전문 조직은 특정 양식을 갖추도록 강요하지 않는다. 건강관리 조직이나 개인 클리닉을 운영하는 건강관리 제공자는 자신에게 맞는 양식의 디자인을 가지고 있다.

행정 정보 (Administrative Section)

행정 데이터는 환자의 인구통계학적 정보(이름, 주소, 출생일자, 가까운 사람, 지불 방법, 청구서 번호 또는 계좌 번호, 건강기록지 번호로 알려진 환자 등록 번호 등)를 포함하고 있다.

인구통계학적 정보는 등록 순간에 수집되고, 건강기록지의 첫 장 위쪽에 기록된다. 입원과 퇴원의 전산화 시스템을 갖춘 시설이 종이 형태로 기록을 보관하기 위해 갖기 위해, 첫 장에 있는 인구통계학적 정보를 프린트할 것이다.

적어도 2개의 인구통계학적 정보가 환자 건강기록지(종이 양식)의 각 페이지에 기재되어야 한다: 환자의 이름과 기록 번호. 치료사는 건강기록지에 내용을 쓰기 전에 올바르게 기재하고 있는지를 확인해야 한다.

정보 방출에 대한 승인, 환자 권리에 대한 인정, HIPAA 인정, 사전 지시, 특정 절차에 대한 승인, 부동산 및 귀중품 목록, 그리고 출생 증명서와 사명 증명서 등도 행정 정보로 고된다.

임상 정보 (Clinical Section)

임상 정보는 환자의 상태, 치료 및 진전과 관련된 정보를 포함한다. 임상 데이터는 건강기록지의 대부분을 구성한다. 환자 관리에 요구되는 정보를 찾을 수 있으려면, 치료사는 임상 정보의 각 구성 요소를 알아야 한다.

건강 이력

건강 이력과 신체계통 리뷰는 잠정적인 진단을 만들어내고 치료 계획을 수립하는 기초가 된다. 건강 이력의 내용은 어느 정도 주관적인데, 그 이유는 정보의 많은 부분이 환자나 환자의 친척에 의해 제공되기 때문이다. 건강 이력의 구성은 다음과 같다:

- 주소(CC): 환자가 왜 치료를 받으려 하는지에 대한 이유를 설명하고 환자의 말로 진술한다. 예: “목이 아프다”
- 현재 건강 이력(HPI): 현재 상태에 대한 이유와 임상 징후, 기간, 위치 등을 기술한다.
- 과거 병력(PMH): 현재 상태와 관련된 아동기 때의 질병, 이전 수술, 손상 또는 질병에 대한 내용을 기술한다. 알러지와 약물에 대한 반응도 여기에 기록한다.
- 사회적 이력: 습관, 삶의 조건, 직업, 혼인 여부, 심리사회적 요구, 알콜 및 흡연 등을 기술한다.
- 가족력: 당뇨병, 심혈관 질환 또는 암 등과 같은 것과 관련될 수 있는 가족구성원의 상태와 유전적 요인들을 기술한다.
- 신체계통 리뷰(ROS): 환자가 제공하지 않는 정보를 끌어내는 질문을 환자에게 한다. 신체의 모든 계통을 목록한다. 본 단락의 정보를 신체검사의 결과와 혼동해서는 안 된다.

신체검사

신체검사는 환자의 상태에 대한 객관적인 정보를 제공한다. 신체검사는 모든 신체계통을 포함한다. 주소와 신체계통 리뷰에 적합한 영역을 특별히 강조하면서, 모든 신체 계통을 기술하는 건강기록지에 정보를 기재해야 한다. 의학적 이력과 신체검사를 토대로 하여 행동 방침과 임상적 사고를 통해 건강 이력과 신체 이력을 결론내린다. 치료사는 환자 관리에 도움을 줄 수 있는 충분한 정보를 얻기 위해, 유용한 건강 이력과 신체검사를 찾을 것이다.

다차원 관리계획

다차원 관리 계획은 환자에게 제공된 관리의 토대를 세우는 것이다. 환자와 관련된 많은 전문 분야가 다차원 관리 계획에 참여한다. 다차원 관리 계획은 환자의 사정, 환자를 위한 바람직한 목표 설정, 그 목표를 달성하는 전략, 그리고 목표 달성으로 향하는 진전의 주기적 사정 등을 포함한다. 다차원 관리 계획은 일정한 간격으로 이루어지고, 필요시 개정될 수 있다.

의사나 임상가의 의뢰

Joint Commission은 허가를 받은 독립 임상가(licensed independent practitioner)를 "지시나 감독 없이 관리, 치료 및 서비스를 제공하는 조직과 법률에 의해 허용된 개인"으로서 정의했다. 여러분은 치료사로서 의뢰서를 작성할 때 주 법률뿐만 아니라 의료 스태프의 내규, 규칙 및 규정 등을 체크하고, 또 의료 시설의 정책과 절차를 체크함으로서 여러분의 인가 수준을 결정하는 것이 중요하다.

의뢰는 환자의 관리 계획을 수행하기 위해 임상가들이 원하는 치료의 종류와 진단 절차를 전달하는 것이다. 의뢰는 구두나 또는 문서로 이루어질 수 있다. 구두 의뢰는 다음 사항에 부합되어야 한다: 주 규정이나 연방 규정; 의료 스태프의 내규, 규칙 및 규정; 감독 기관. 일률적인 의뢰(standing order)의 사용을 권장하지 않는데, 그 이유는 일률적인 의뢰에 대한 모든 행위가 환자에게 의학적으로 꼭 필요할 것이 아닐 수 있기 때문이다.

진행 노트와 환자/클라이언트 관리노트

노트는 전문가의 측면에서 보는 환자 진전과 치료 반응에 대한 관찰과 관련된 막간의 진술이다. 비록 환자 치료의 빈도가 다를 수 있지만, 모든 치료 시도와 제공된 치료를 위해 노트가 요구된다. 제공된 모든 치료를 위해, 기록 문서화는 빈도, 강도 및 기간을 포함해 무엇이 행해졌는지, 사용된 도구가 무엇인지, 치료 계획에서의 변화, 치료에 대한 반응, 환자/가족과의 의사소통 및 다른 건강관리 제공자와의 의사소통 등을 포함해야 한다.

어떤 시설들은 여러분의 진전 노트/재평가 노트에 날짜를 기입하고 인증하는 것 이외에, 환자를 치료하기 시작한 시간과 끝낸 시간에 대한 기록을 요구하기도 한다. 이것은 환자에게 제공된 서비스에 대한 내용을 청구할 때 중요할 수 있다. 명심해야 할 것은 서명 이후에 여러분의 전문 자격을 써야 한다.

협의

협의 보고서는 주치의가 아닌 다른 임상가가 제시한 환자의 상태에 대한 의견을 포함한다. 협의 보고서는 환자 기록의 리뷰, 환자의 검사, 주치의와의 컨퍼런스 등을 토대로, 임상가의 의견을 기록하는 것도 중요하다. 협의 보고서는 그들의 전문 영역만 기술한다.

퇴원 요약지과 임상 이력서

이전의 입원으로부터 이용할 수 있는 건강기록지를 가진 환자의 경우에는, 퇴원 요약지나 임상 이력서를 통해 병원이나 다른 관리시설에서의 환자의 경과를 요약한다. 이것은 환자가 어떻게 반응했는지는 물론, 신체검사, 병리검사, 수술절차 및 치료 등으로부터 의미있는 소견을 찾기에 적합한 기록지이다. 퇴원시의 환자 상태, 신체 활동, 식이요법, 약물복용 및 추후 관리 등이 퇴원 요약지에 포함된다.

건강기록지의 어느 곳에서도 영구적인 정보를 찾을 수 있다. 수술 보고서, 병리 보고서, 간호 보고서, 약물복용 기록지, 병리검사 보고서, 방사선 영상 보고서, 방사선 치료 보고서, 그리고 언어병리치료, 작업치료, 물리치료, 호흡치료, 영양사 등과 같이 치료사가 작성한 노트 등.

건강기록지는 의사소통 도구이다. 비록, 약어, 첫머리글자, 기호 등이 문서화할 때 시간을 절약하기 위해 사용되고 있지만, 다른 사람에 의해 잘못 해석되어 환자를 위험에 빠뜨릴 수 있다. 만약 여러분의 시설이 인가된 약어 목록을 가지고 있다면, 그들 약어만 정확하게 사용해야 한다. Joint Commission은 건강기록지에 사용되지 않는 약어 목록을 가지고 있다. 이 목록은 다음의 웹사이트에서 확인될 수 있다:
http://www.jointcommission.org/assets/1/18/dnu_list.pdf.

전자식 건강기록지
(The Electronic Health Record)

건강관리시설은 종이 형식의 기록지를 전자 건강기록지로 바꾸고 있다. 상호교환될 수 있는 2개의 용어는 전자식 의료 기록지(EMR)와 전자식 건강기록지(EHR)이다. 비록 이들 용어가 비슷한 것처럼 보일 수 있지만, 차이점이 있다. 먼저, EMR은 의료 현장에서 나왔다. 건강관리가 진단과 치료라는 1차 목적을 위해 환자 관리의 의학적 측면을 전산화했기 때문에 EMR의 이용이 이해가 된다.

EHR은 환자의 전반적인 건강(마음, 신체, 정신)을 지지하는 데이터를 모음으로서 환자 관리를 지지한다. 이것은 전자 시스템의 요소로부터 전산화된 의사 의뢰 내용, 병리검사, 약물, 방사선, 영상 자료, 입원 등과 같이 수집된 환자의 모든 데이터를 저장하는 장소이다. EHR은 연구 목적을 위해 환자 집단에 대한 정보나 환자별 정보를 도우미, 환자 및 기타 사람에게 제공한다. 이런 점에서 볼 때, 건강 관리는 EMR과 EHR 사이에 위치하는 것 같다. 미국의 EHR은 10–15년이 걸렸다. 우리는 기타 국가들과 함께 하기 위해 많은 정보를 알려주고 있다.

요약 (Summary)

건강기록지에 포함된 정보들은 건강 관리의 모든 것에 연결되어 있다. 관리 제공자와 시설에서 건강기록지의 가치는 기록지에 기재되는 기록 만큼 중요하다. 치료사는 건강기록지 안에 적절하게 내용을 기재하고, 그들이 일하는 곳의 규칙과 규정에 맞게 기록 문서화 지침을 따르기 위해서는 계획성을 가지고 있어야 한다. 건강관리 산업 전반에 걸쳐 EMR/EHR이 이용되고 있다.

참고문헌 (References)

1. Huffman, E, and Cofer, J (eds): Health Information Management. Physicians' Record Company, Berwyn, PA, 1994.
2. Abdelhak, M, et al.: Health Information: Management of a Strategic Resource, ed. 3. Elsevier Health Sciences, St. Louis, 2011.
3. LaTour, K, and Eichenwald-Maki, S: Health Information Management: Concepts, Principles, and Practice, ed. 3. AHIMA, Chicago, 2009.
4. Carol, R: Accreditation: The first layer of the quality floor. Journal of AHIMA 73(1):22–26, 2001.
5. Medicare Program General Information. Accessed at http://cms.hhs.gov/Medicare/Medicare-General-Information/MedicareGenInfo/index.html on March 2, 2014.
6. Condition of Participation: Medical Record Services. Accessed at http://www.gpo.gov/fdsys/pkg/CFR-2011-title42-vol5/pdf/CFR-2011-title42-vol5-sec482-24.pdf on March 2, 2014.
7. The Joint Commission: 2013 Comprehensive Accreditation Manual for Hospitals. TJC, Oak Brook Terrace, 2013.
8. HealthIT Buzz. EMR vs EHR—What Is the Difference? Accessed at http://www.healthit.gov/buzz-blog/electronic-health-and-medical-records/emr-vs-ehr-difference/ on March 2, 2014.

3장 건강기록지의 법적 측면

Legal Aspects of the Health Record

건강기록지는 법정의 증거로서 사용될 수 있을 만큼 법적 효능을 지닌다. 여러분은 건강관리 전문가로서 환자를 관리하는 동안 건강 정보를 수집하기 위해 환자를 검사할 것이다. 건강 정보가 정확하고, 시기적절하고, 타당하고, 안전하고, 비밀을 간직하도록 유지하는 것은 건강관리 전문가로서 여러분의 책임이다.

건강보험 이동성과 책무활동 (HIPAA), 개인건강정보 (PHI)

1996년에 설정된 건강보헝 이동성과 책무활동(HIPAA)은 환자의 허락 없이는 개인건강정보(PHI)를 방출하지 않도록 하고 있다. HIPAA 프라이버시 규정은 PHI를 "전자 미디어에 의해 전달과 유지되고, 또는 다른 형태나 미디어에서 전달과 유지되는 것으로 식별가능한 개인 정보(individually identifiable health information)"라고 정의하고 있다. 다음은 환자 정보를 공개하기 전에 제거되어야 하는 식별가능한 개인 건강정보이다:

1. 이름: 환자, 친척, 고용주, 또는 가족구성원
2. 지형학적 위치: 거리 주소, 시, 국가, 전용구역, 우편번호 등
3. 출생일자
4. 입원날짜
5. 퇴원날짜
6. 사망일자
7. 전화번호
8. 팩스번호
9. E-메일 주소
10. 사회안전번호
11. 건강기록 번호
12. 건강계획 수혜자 번호
13. 계좌번호
14. 자격/면역 번호
15. 차량번호를 포함한 차대번호와 시리얼 번호
16. 장비식별번호와 시리얼 번호
17. URL(universal resource locator)
18. 인터넷 프로토콜(IP) 주소 번호
19. 지문과 성문을 포함한 생체인식
20. 얼굴사진과 비교가능한 영상
21. 번호, 특징, 코드를 확인할 수 있는 다른 유니크

여러분은 다음의 HIPAA 웹사이트에서 더 많은 정보를 찾을 수 있다: http://www.hipaa.com/2009/09/hipaa.characteristic

환자 정보의 공개는 심각하게 고려되어야 한다. 정보에 의문이 있거나 공개하기에 부적절하다고 생각되면, 정보를 공개하기에 앞서 여러분의 기관에 있는 건강정보관리 전문가와 상담해야 한다.

건강정보의 안전성 유지 (Keeping Health Information Secure)

개인건강정보(PHI)의 보장은 건강기록의 소실, 수정, 손상 또는 파괴 등의 기회를 최소화하는 것이다.

HIPAA의 행정 단순화 조항은 전자 건강관리 정보의 안정성을 위한 국가 기준을 설립하기 위해 보건사회복지부(Department of Health and Human Services, DHHS)를 필요로 한다. 이 규정은 전자 개인건강정보의 비밀을 보장하는 보장 단체(covered entities)를 위해 행정적, 기술적 그리고 신체적 안전 절차를 필요로 한다.

전자 건강정보를 보호하는 방법은 다음과 같다:

- 패스워드, 키보드 또는 생체인식을 통한 정보 접근을 제한한다.
- 건강기록지의 기재/변화가 이루어졌던 날짜, 시간 및 이름 등을 포함한 각 내용을 위해 건강기록지에 전자 지문을 추가한다.
- 패스워드를 자주 바꾼다.
- 사용자간에 패스워드의 공유를 금지한다.
- 사용자가 일을 그만 두었을 때 즉시 시스템 접근을 삭제한다.
- 복사 기능을 제한한다.

- 프린트 기능을 제한한다.
- 사용자 오리엔테이션 시 전자 건강정보의 안전보장에 대한 정보를 포함시킨다.
- 위탁업체 직원과의 접촉시 보안 메커니즘을 포함한다.
- 휴대용 컴퓨터와 개인 디지털 보조장치의 사용을 기술하는 정책을 수립한다.
- 타임 아웃 모니터를 사용한다.
- 시스템에 접근했던 사람을 보여주고, 기존 정보에 변화가 있는지를 보여주는 리포트를 감사한다.
- 재난 회복 계획을 개발한다.

종이형식 기록지를 보장하는 방법은 다음과 같다:

- 기록지의 접근을 통제한다.
- 열쇠와 자물쇠를 이용해 기록지를 유지한다.
- 사용자 오리엔테이션 시 건강정보의 보호를 포함시킨다.
- 기록지를 보관한다. 기록지를 남겨두고 자리를 떠나지 않는다.
- 화재, 수재, 자연 재난 등과 같은 물리적 위협을 이겨낼 수 있는 정책과 절차를 개발하고 준수한다.

비밀 유지
(Maintaining Confidentiality)

건강관리 전문가는 개인 건강정보의 비밀을 유지하는 법적 기준과 도덕적 기준에 구속된다. 비밀이란 인가받지 못한 공개로부터 건강기록, 개인 및 환자별 건강정보를 보호하는 것을 의미한다. 비밀 유지는 건강관리 전문가에 의해 항상 고려되어야 한다. 왜냐하면 비밀이 환자의 정보를 물리적으로 핸들링하고, 환자와 관련된 정보를 구두로 제공하거나 토의하고, 또 환자와 관련된 정보를 전산으로 전달하는 것과 관련되기 때문이다.

건강관리 제공자를 위한 전문 기관도 이 분야의 임상가에게 안내(지도)를 제공한다. 예를 들어, 미국물리치료사협회는 Principle 2E인, 물리치료사를 위한 Ethic code(윤리 코드)에서 비밀 정보를 다루고 있다. 이들 기준에 따르면, 물리치료사는 비밀 정보를 보호해야 하고, 허용될 때나, 법에 의해 요구될 때만 비밀 정보를 공개할 수 있다고 한다.

비밀 정보의 공개
(Releasing Confidential Information)

건강정보는 비밀이고, 특권이다. 그러므로 환자나 법률 또는 법정의 허락 없이는 공개될 수 없다. 정보 공개의 인가는 문서로 작성되어야 하지만(**그림 3.1**), 주 법률이 허용하면, 컴퓨터를 통해 얻어질 수 있다. 다음 요소는 정보 공개를 위한 타당한 허가를 조성한다:

1. 허가를 제공하는 사람의 정보를 이름붙이고 확인한다.
2. 정보 공개를 허가하는 위원회의 이름
3. 정보를 공개시킨 사람과 위원회의 이름
4. 공개된 것이 무엇인지에 대한 특별한 설명
5. 허가가 만료된 날짜
6. 허가를 폐지하는 환자 개인의 권리와 그 권리의 예외 사항에 대한 진술
7. 공개된 정보가 재공개될 수 있고, 정보의 보호상태가 사라짐을 환자에게 알려주는 진술
8. 환자의 서명과 사인된 날짜
9. 만약 허가가 환자 이외의 누군가에 의해 사인되면, 그 사람과 환자의 관계

비밀 정보의 공개는 연방 법률(HIPAA)과 주 법률에 대한 지식을 요구한다. 물리치료사는 법률이 주마다 다르기 때문에, 자신이 속한 주의 직무 결정에 친숙해야 한다. 건강관리기관에서 일하는 물리치료사는 필요시 분류를 위한 내적 리소스를 확인하고 사용해야 한다. 건강 정보 매니저는 환자의 정보 공개에 대한 지침과 보조를 제공할 수 있다.

환자 정보의 팩싱이나 E-메일
(Faxing or E-Mailing Patient Information)

팩시밀리나 E-메일을 통해 환자의 정보를 공개할 때 주의를 요해야 한다. 중요한 것은 요청자, 정보를 보내는 곳의 팩스 번호와 E-메일 주소를 확인하는 것은 필수 사항이다. 팩스나 이메일을 보내는 날짜와 팩스나 이메일을 받는 사람의 이름, 팩스 번호 및 이메일 주소를 포함한 전송 표지를 제공한다. 표지에는 전송자의 이름, 전송자의 팩스 번호와 이메일 주소, 전송되는 총 페이지의 숫자가 포함되어야 한다. 팩스나 이메일이 다른 사람에게 전송되었는지를 확인할 수 있도록 지시사항과 함께 비밀 진술이 표지에 기재되어야 한다. 팩스를 보내기 전에,

HYZ HEALTHCARE FACILITY

AUTHORIZATION FOR RELEASE OF HEALTH INFORMATION

UNIT NUMBER

PT. NAME

BIRTHDATE

LOCATION DATE

I authorize ______________________
Name of person or facility which has the information

to release health information to:

____
Name of person or facility to receive health information

____
Specify name/title of person to receive health information (if known)

____
Street Address, City, State, Zip Code

____
Fax Number (if information is to be faxed)

The purpose of this release is for (check one or more):

- ☐ Continuity of care or discharge planning
- ☐ Billing and payment of bill
- ☐ At the request of the patient/ patient representative
- ☐ Other (state reason) ______________________

Please specify the health information you authorize to be released:

Type(s) of health information: ______________________

Date(s) of treatment: ______________________

The following information will not be released unless you specifically authorize it by marking the relevant box(es) below:

- ☐ Information pertaining to drug and alcohol abuse, diagnosis or treatment (42 C.F.R. §§2.34 and 2.35).
- ☐ Information pertaining to mental health diagnosis or treatment (Welfare and Institutions Code §§5328, et seq).
- ☐ Release of HIV/AIDS test results (Health and Safety Code §120980(g)).
- ☐ Release of genetic testing information (Health and Safety Code §124980(j)).

EXPIRATION OF AUTHORIZATION

Unless otherwise revoked, this authorization expires__________ (insert applicable date or event). If no date is indicated, the authorization will expire 12 months after the date of my signing this form.

____
Print Name

____
Signature (Patient, Parent, Guardian)

____
Date Time

____
Relationship to Patient (Parent, Guardian, Conservator, Patient Representative)

____
Witness (only if patient unable to sign) or Interpreter

AUTHORIZATION FOR RELEASE OF HEALTH INFORMATION

그림 3.1 정보 양식의 견본

전송자는 수신자가 전송을 제대로 받을 수 있도록 수진자를 확인해야 한다. 만약 팩스가 수신자에게 전송되지 않으면, 팩스를 보냈던 곳의 번호를 얻기 위해 팩스 장비의 인터널 로그(internal log)를 체크한다. 수신자에 접촉하여 팩스 내용을 파괴하도록 요구한다.

건강기록지의 보유 (Health Record Retention)

기록지의 보유는 종이 기록지와 전자 기록지와 관련된 데이터와 같은 전자 정보의 저장을 포함한다. 건강관리기관은 기록을 얼마 동안 보유하고 있어야 하는지에 대한 정책을 가지고 있다. 이들 정책은 인가 요구, 주 법령, 연방 규정, 공소시효 및 건강관리기관의 작동 요구 등을 포함한다.

보유 정책이 없으면, 미국건강정보관리협회는 성인 환자의 건강기록지를 10년 동안 보유하도록 권장한다. 미성년자의 건강기록지는 주 법률이 정한 성인에 이르는 년수에 공소시효의 년수를 더하여 보관되어야 한다. 보유 정책을 개발할 때 조언과 지침을 위한 법률 상담에 의존한다. 법과 승인 내용에 순응할 수 있도록 해마다 보유 정책을 리뷰해야 한다.

전자 서명 (Electronic Signatures)

전자 서명(e-서명)은 종이 기록지에서 손으로 작성된 서명과 마찬가지로, 내용을 증명하기 위해 사용된다. 전자 기록지에 전자 서명을 하기 위해서는 소프트웨어가 필요하다. 패스워드, 유니크 코드, 생체인식이 사용자의 이름, 자격 및 접근 등을 확인한다. 일단 확인되면, 전자 기록지에 서명을 할 수 있다.

Joint Commission과 Medicare Condition of Participation과 같은 승인 기관이 컴퓨터 서명을 받아들인다.

요약 (Summary)

건강기록지는 법정에서 소환되고 증거로 사용될 수 있는 법적인 기록이다. 모든 건강관리 전문가는 프라이버시와 환자 정보의 비밀을 보호할 의무를 가진다.

각 주는 건강정보가 얼마나 정확하고, 안전하고, 비밀을 유지하는지를 기술하는 특별한 규정을 가진다. 연방 정부는 전자 건강관리 정보를 보장하는 국가 기준을 설정해 왔다. 이들 기준은 HIPAA(건강보험 이동성과 책무활동)로 간주된다.

개별 단체에 건강정보의 공개가 요구될 때, 물리치료사는 시설의 정책을 참고할 수 있고, 또 보안, 비밀, 건강기록과 환자 정보의 프라이버시에 대한 전문성을 가진 건강정보관리 전문가의 도움을 구할 수 있다.

참고문헌 (References)

1. Brodnik, M, Rinehart-Thompson, L, and Reynolds, R: Fundamentals of Law for Health Informatics and Information Management, ed. 2. AHIMA, Chicago, 2012.
2. Accessed at http://www.gpo.gov/fdsys/pkg/CFR-2007-title45-vol1/pdf/CFR-2007-title45-vol1-sec160-103.pdf
3. HIPAA "Protected Health Information": What Does PHI Include? Accessed at http://www.hipaa.com/2009/09/hipaa-protected-health-information-what-does-phiinclude on July 18, 2013.
4. McWay, D: Legal Aspects of Health Information Management, ed. 2. Thomson Delmar, Clifton Park, NY, 2003.
5. Abdelhak, M, et al.: Health Information: Management of a Strategic Resource, ed. 4. Saunders, St. Louis, 2007.
6. APTA Code of Ethics for Physical Therapist. Accessed at http://www.apta.org/uploadedFiles/APTAorg/About_Us/Policies/HOD/Ethics/CodeofEthics.pdf on July 18, 2013.
7. AHIMA e-HIM Work Group on Implementing Electronic Signatures. Practice Brief: Implementing Electronic Signatures. AHIMA, Chicago, 2003.
8. Centers for Medicare & Medicaid Services, HHS. Accessed at http://www.gpo.gov/fdsys/pkg/CFR-2010-title42-vol5/pdf/CFR-2010-title42-vol5-sec482-24.pdf on July 18, 2013.
9. §42 C.F.R. 482.24 (1) (ii) (2009): The Joint Commission, Comprehensive Accreditation Manual for Hospitals, IM 6.10.

4장 지급

Reimbursement

지급은 건강관리제공자, 환자, 제 3 지급자를 포함한다. 제 3 지급자는 건강관리에 대한 환자의 청구비용을 지급하는 개인, 보험회사 및 정부기관이다.

지급 과정 (Reimbursement Process)

건강관리의 지급 과정은 수익 주기(revenue cycle)로서 알려져 있다. 환자가 숙련된 치료 서비스를 받을 때부터 지급 과정이 시작된다. 보험이 입증되고, 서비스가 일어나는 장소의 청구 시스템에 환자를 등록시킨다. 다음의 3가지 단계가 지급에서 중요하다. 단계들로는, 관리기록 문서화(또는 제공된 서비스의 기록 문서화), 요금 책정(charge capture)과 코딩(coding)이다.

관리 기록 문서화 (Care Documentation)

관리기록 문서화 또는 제공된 서비스의 기록 문서화는 환자에게 서비스를 제공하는 치료사나 건강관리제공자에 의해 작성된다. 지급의 핵심은 좋은 기록 문서화이다. 그들의 가장 완전한 범위까지 지급되는 서비스를 위해, 기록 문서화는 서비스를 지지해야 하고, 제공된 서비스가 숙련되고, 합리적이고, 필수적이었음을 기록해야 한다. 여러분의 책임은 서비스 제공자로서 제공된 서비스를 정당화하는 것이다.

Center for Medicare & Medicaid Service(CMS)는 숙련되고, 합리적이고 필수적인 물리치료서비스에 대한 정의를 제공한다.

숙련된 치료 서비스

건강기록지의 문서화는 환자의 상태가 자격을 갖춘 치료사의 지식, 판단력 및 숙련된 재활 기술을 요구한다는 것을 나타내야 한다. 다른 말로 표현하자면, 자격을 갖춘 치료사만이 서비스를 안전하게 그리고 효율적으로 제공할 수 있다. 2007년에 CMS도 자격을 갖춘 물리치료사의 감독하에서 자격을 갖춘 보조물리치료사가 숙련된 치료를 제공할 수 있었음을 확인했다.

합리적이고 필수적인 치료 서비스

지급의 측면에서 "합리성"의 정의는 도전을 남겨 두었다. 기록 문서화는 평가되고 치료되는 환자의 상태를 위해, 제공되는 서비스가 서비스의 양, 빈도 및 기간의 측면에서 합리적임을 나타내는 명확한 증거를 포함해야 한다. 만약 제공되는 서비스의 양, 빈도 및 기간이 오늘날 최상의 직무 기준으로 고려되는 것과 큰 차이를 보인다면, 기록 문서화는 이것을 지지해야 한다. 예를 들어, 환자는 과거의 뇌졸중 때문에 새롭게 발생한 엉덩관절 골절의 치료에 부가적인 시간을 필요로 할 것이다. 뇌졸중은 앉은 자세에서 일어서기로의 이동과 같은, 기본적인 기능 과제를 완수하는데, 더 많은 치료시간을 필요로 할 것이다. 다른 예는 영어를 할 수 없는 환자이다. 이 환자는 질문과 답을 하는데 통역이 필요했기 때문에, 많은 시간이 초기 평가를 완수하는데 소요되었다.

요금 책정 (Charge Capture)

모든 건강관리기관은 charge master라는 데이터베이스를 가지고 있다. charge master는 환자나 건강보험회사와 같은 제 3 지급자에게 청구될 수 있는 항목의 리스트이다. charge master는 장비, 약, 물품, 병리검사, 방사선, 물리치료서비스 등과 같은 특별한 항목을 서비스를 받는 환자를 위한 청구와 연결되어 있다. 이들의 연결은 청구 항목을 위해 수익 코드, Healthcare Common Procedure Coding Syste/Current Procedural Terminology(HCPCS/CPT) 코드, 고유 식별자(unique identifier) 등을 통해 달성된다. 여기에 XYZ 병원의 charge capture의 예를 보여주고 있다.

수익 코드	설명	HCPCS/CPT	서비스 요금	병원 부서 코드
0234	엉덩관절 X-선(편측)	73500	$175	435
0142	물리치료 평가	97001	$238	610

요금 코드(charge code)와 요금 상태(charge status)와 같은 부가적인 정보가 이 시스템에서 수집되어, 건강관리기관이 청구(bill)가 제 3 지급자로 보내지고, 청구가 지급되는 것을 추적할 수 있도록 허용한다. 이 시스템은 지급(지급)을 위해 청구가 거부되는지도 체크할 수 있다.

코딩 (Coding)

요금이 기재되고 제공된 서비스의 문서화로 작성되면, HCPCS/CPT 코드가 그 서비스로 할당된다. HCPCS/CPT는 지급을 구동하는 분류 시스템이다. 각 코드는 제공된 특정 서비스에 대한 건강관리기관의 요금을 나타낸다. 요추천자와 같은 진단 절차 등의 많은 절차 코드들이 charge master 안에 구축되어 있다. 코딩 전문가는 charge master에 포함되지 않은 항목들에도 코딩을 부여할 것이다. 코드가 기재되면, 해당 요금이 환자의 청구서에 나타난다.

CPT 코드	설명	XYZ 병원의 요금
97001	PT 평가	$238.00
97116	보행 훈련	$59.00

전자적으로 서비스가 코딩된 후에는, 보험 청구서가 제 3 지급자에게 전자적으로 제출된다. 서비스를 제공했거나 요구서를 제출했던 제공자나 건강관리기관은 지급을 받게 될 것이다.

서비스에 대한 청구 (Billing for Service)

비제도화된 건강관리제공자들이 가장 흔하게 사용하는 보험 청구서는 CMS-1500(외래환자)과 UB-04(입원환자)이다. Medicare는 이들 청구서의 사용을 요구하고, 대부분의 사보험 회사들도 이들 청구서를 사용한다. 만약 여러분의 기관에 경리부가 있다면, 아마도 여러분은 이들 양식을 접하지 않을 것이다.

청구 양식은 환자의 인적사항과 보증인의 인적사항을 포함하고 있다. 건강관리제공자는 치료 날짜, 의사나 치료사의 성명, 진단, 치료, 절차, 코드번호 및 비용 등에 대한 정보를 기입해야 한다. 병원 청구서에는 입원 동안의 병실 사용료, 약, 물품 사용, 기타 항목에 대한 비용이 포함되어 있다. 이들 청구 정보가 작성되면, Medicare, Medicaid, 또는 다른 보험회사로 그 정보가 전송될 것이다. 그런 다음, 보험회사의 지급과정이 이루어지고, 지급자와 제공자 사이에서 협상된 비율에 따라 건강관리제공자에게 지급이 이루어질 것이다. 적절한 ICD-10CM이나 CPT 코드번호 없이는 이런 청구과정이 이루어지지 않는다.

제 3 지급자에 의한 지급 (Reimbursement by Third-Party Payors)

2013년 건강관리비용의 26%가 정부 후원 프로그램에서 나왔다. Medicare으로부터 20%가 나왔고, Medicaid로부터 15%가 나왔다. 2013년의 건강관리에 사용된 총비용은 거의 2천9백억 달러 정도였다. 연방정부는 건강관리 비용을 어느 정도 통제할 수 있는 지급 방식을 개발했다.

임상에서 여러분이 접할 수 있는 가장 흔한 제 3 지급자는 Medicare와 Medicaid이다. 이들 프로그램은 Center for Medicare & Medicaid Service(CMS)가 운영한다.

Medicare

Medicare는 연방 정부의 기금으로 운영되며, Medicare를 보장하는 직장(Medicare-covered imployment)에서 적어도 10년 이상 일했던 65세 이상의 노인을 위해 개발되었다. 65세 미만의 장애인이나 말기-신장질환 환자도 Medicare로부터 보장을 받는다. Medicare의 Part A는 입원환자의 병원비용, 호스피스 비용, 몇몇 가정건강관리 비용을 담당하고 있고, Part B는 물리치료와 작업치료를 포함한 의사 서비스와 외래환자의 관리를 담당하고 있다. Part D는 Medicare 수령자를 위한 약 처방이다.

Medicaid

Medicaid는 저소득층 환자에게 의료서비스 를 제공한다. 이 프로그램은 연방 정부와 각 주의 기금으로 운영된다. Medicaid의 요구조건은 주에 따라 다르지만, 빈곤제한과 관련된 연방 정부의 가이드라인에 묶여 있다. Medicaid의 기금은 입원환자, 외래환자, 아동을 위한 스크린 검사, 몇몇 물리치료와 작업치료의 비용을 지급한다. 정확한 적용범위는 주에 의해 결정된다.

지급 시스템 (Payment Methodogies)

외래환자와 이동관리 서비스의 연반 정부 지급 실무는 입원환자를 위한 서비스와 다르다.

입원환자 지급시스템(IPPS)

2008년 이전에는, 연방 정부는 입원환자 지급시스템(IPPS)으로 알려진 포괄수가제(DRG)를 지급해 왔다. 병원은 환자에게 제공된 서비스에 대한 포괄수가제의 설정기준으로 지급을 받았다. DRG는 입원 동안에 적용된 자원의 종류와 양으로 정의된다. 환자 차트의 정보는 ICD-9CM 코드 시스템으로 코드화된다. 진단과 절차에 근거된 DRG에 환자를 할당되거나 그룹된 컴퓨터 프로그램에 위의 정보를 기재한다. 그리고 지급 정도는 환자 구성지표(case mix index)와 DRG에 가중되는 CMS를 근거로 하여, 개별 병원의 비율에 의해 결정될 것이다. 지급 정도에 영향을 주는 다른 요소로는 지역 병원에 대한 임금지수(wage index)가 포함된다. 즉, 그 병원이 도시에 있는지 또는 시골에 있는지, 또는 종합교육 병원인지에 따라 결정된다.

예를 들어, 선천성 심부전과 심장도관삽입을 받은 환자는 DRG 124(AMI를 제외한 순환장애질환이고, 심장도관삽입과 복잡한 진단을 받은 순환장애질환)로 분류될 것이다. DRG 124에 해당되는 CMS는 1.4099이다. 만약 XYZ 병원의 비용이 $2063이라면, 환자에 해당되는 지급 률은 $2909(1.4099×2063)가 될 것이다. XYZ 병원은 DRG 124에 해당되는 각 환자에게 $2909를 받게 될 것이다. 이런 지급은 의사에 대한 지급을 포함하지 않고, 오직 환자의 청구에 대한 병원의 지급 뿐이다. 만약 $2909 이상의 비용이 발생한다면, 환자가 더 많이 입원할수록 비용의 측면에서 그 병원은 손해를 보게 될 것이다. 반대로 $2909 미만의 비용이 발생한다면, 그 병원은 이윤을 얻게 될 것이다.

2008년, Medicare는 IPPS의 새로운 버전을 출시했다. 지급은 질병의 심각도에 따라 조절될 수 있는 DRG에 근거하여 이루어진다. 새로운 버전은 MS-DRG(Medicare Severity Diagnostic Related Groups) 시스템으로 불릴 것이다. MS-DRG는 크고 작은 합병증이나 동반이환율의 존재 유무에 따라 나누어진다. 예를 들어, MS-DRG 시스템에 있어 심부전은 3개의 MS-DRG로 나누어질 것이다:

MS-DRG 291: 심부전과 심장마비 –
큰 합병증/ 동반이환율
MS-DRG 292: 심부전과 심장마비 –
작은 합병증/ 동반이환율
MS-DRG 293: 심부전과 심장마비 –
큰 합병증 또는 작은 합병증/ 동반이환율이 없는

외래환자 지급시스템(OPPS)

연방 정부는 APC(Ambulatory Payment Classification)를 이용하여 병원에 외래관리비용을 지급할 것이다. MS-DRG와 마찬가지로, APC도 그들이 제공하는 관리방법의 횟수를 근거로 한다. 환자 정보는 CPT-4와 HCPCS 코딩시스템을 이용하여 코딩화된다. 지급율은 각 APC에 국가단위산환을 곱한 CMS 가중치에 의해 결정된다. MS-DRG에만 환자가 할당되는 입원환자 지급시스템과는 달리, 환자RK 진료를 받을 때마다 한 개 이상의 APC를 가질 수 있다. APC의 숫자는 환자가 제공받는 서비스와 치료의 종류에 좌우된다.

리소스 중심의 상대값 척도
(Resourse Based Relative Value Scale, RBRVS)

의사는 다른 지급시스템으로 돈을 지급받는다. 각 CPT 코드는 3개의 다른 요소, 또는 상대가치(RVU, Relative Value Units)로 평가된다: 관련된 업무, 절차와 관련된 행위 비용, 부정행위 비용. 이들 각 요소들은 다른 지역 비용에다 지리적 지표를 곱한 값이다. 그 다음, 의사 행위에 대한 지급 정도를 결정하기 위해 환산단위를 그 숫자에 곱한다.

사보험회사를 위한 지급 시스템

위에서 언급된 모든 3 지급 시스템은 연방 기금으로 운용된다. 몇몇 사보험회사들이 이들 방식에 맞서 운영되고 있지만, 대부분의 사보험은 아래와 같은 방법으로 지급이 이루어지고 있다.

협상비율

보험회사는 각 분야에 대한 보편적이고 합당한 비용(UCR)을 평가한다. 비용이 설정되면, 제공자와 보험회사는 그 비용을 협상할 것이다. 병력 정보와 비교 정보가 이용되기 때문에, 환자의 건강기록지는 적절한 지급 비율과 비용이 설정될 수 있도록 정확한 문서화를 포함해야 한다.

사례당

특별한 환자를 기준으로 한 협상 이외에, 사보험회사는 일반적인 사례를 기준으로 지급을 한다. 사례의 예들로 큰 수술이나 작은 수술, 심장 수술, 임신, 신생아 등이 있을 수 있다. 이들 범주에 포함되는 환자의 종류는 ICD-10CM 코드로 확인될 것이다. 이들 코드가 의료기록에 근거하기 때문에, 관리제공자는 환자에 제공된 모든 치료를 기록하는 것이 중요하다.

일당

보험회사는 일당으로 협상할 것이다. 그런 경우, 병원은 1일로 설정된 비용을 지급받게 될 것이다. 다른 기관은 다른 일당 비율을 요구할 수 있다. 예를 들어, 중환자실에 대한 일당 비용은 일반 병실 보다 높은 지급율을 가지게 될 것이다.

방문 횟수

의사나 외래시설은 방문횟수로 협상할 수 있다. 의사는 설정된 환자에 대해, 그리고 새로운 환자의 경우는 높은 지급율로 지급받을 것이다. 방문횟수는 재활 서비스의 지급에도 이용된다. 보험회사는 엉덩관절 수술이후 환자에게 필요한 방문횟수를 평가하여, 10회 방문에 대한 비용을 지급할 것으로 명시한다.

요약 (Summary)

병원, 클리닉 또는 의원 등은 지급 시스템을 위한 기록 문서화와 코딩은 구동한다. 사용된 지급 시스템의 종류와는 관계없이, 핵심은 기록 문서화이다. 수행된 서비스의 횟수와 종류, 입원기간, 진단, 관리계획, 그리고 질적 관리를 위한 기타 문서 등을 환자 차트를 리뷰한다. 기록 문서화가 잘 되면 될수록, 병원, 의사, 물리치료사, 기타 임상가들도 요금을 더 잘 정당화할 수 있다. 적절한 기록 문서화가 이루어지지 않으면, 건강정보 전문가는 환자의 챠트를 정확하게 코딩할 수 없다. 만약 정보가 적절하게 코딩되지 않으면, 제공자는 적절한 지급을 받을 수 없을 것이다.

ICD-10-CM과 CPT는 분류시스템으로써, 환자의 정보를 코딩하는 것이다. 일반적으로, Medicare와 Medicaid는 건강관리에 대한 3가지 종류의 지급시스템을 이용한다: MS-DRG는 입원환자를 대상으로 병원를 위한 지급제도이고, RBRVS는 의사를 위한 지급 제도이다. 사보험회사는 이들 지급방법을 선택하기도 하지만, 대부분은 지급비용을 협상하여 지급한다. 즉, 사례당, 일당, 또는 방문 횟수로 협상하여 지급한다.

미국물리치료사협회와 Center for Medicare & Medicaid Service(CMS)의 웹사이트가 지급과 기록 문서화 이슈에 대한 좋은 리소스이다.

참고문헌 (References)

1. Centers for Medicare & Medicaid Services. Accessed at http://www.cms.gov/Regulations-and Guidance/Guidance/Transmittals/Downloads/R73BP.pdf on July 19, 2013.
2. Centers for Medicare & Medicaid Services. Accessed at http://www.cms.gov/Research-Statistics-Data-and-Systems/Statistics-Trends-and-Reports/NationalHealthExpendData/Downloads/highlights.pdf on April 24, 2015.
3. Centers for Medicare & Medicaid Services. Accessed at http://www.cms.hhs.gov/MedicareGenInfo/ on July 19, 2013.
4. Centers for Medicare & Medicaid Services. Accessed at http://www.cms.hhs.gov/HospitalOutpatientPPS/ on July 19, 2013.
5. Centers for Medicare & Medicaid Services. Accessed at http://www.cms.hhs.gov/hospitaloutpatientpps/downloads/cms-1501-cn.pdf on July 19, 2013.

5장 물리치료사로서의 건강기록지 리뷰

Reviewing the Health Record as a Physical Therapist

물리치료사는 환자를 검사하기에 앞서, 환자의 건강기록을 리뷰한다. 건강기록지의 리뷰는 환자 평가 과정의 필수 부분이다. 물리치료사는 다른 건강관리제공자에 의해 알려진 것처럼, 환자의 병력을 알기 위해 그리고 환자의 현재 상태를 알기 위해 건강기록지에 접근한다. 그런 다음, 물리치료사는 치료 시작의 안전성을 결정하고, 치료를 제공할 때 고려해야 할 주의사항을 숙지한다. 건강기록지를 리뷰한 후, 물리치료사는 환자를 검사와 평가하고, 관리계획을 결정한다.

건강기록지의 단락 (Sections of the Health Record)

전자 형식이든 아니면 종이 형식이든 간에, 건강기록지는 여러 단락으로 나누어진다. 특성 단락에 주어지는 명칭은 시설에 따라 다를 수 있지만, 각 단락에 기입되는 일반적인 정보는 비슷하다. 치료사는 치료 서비스의 조항에 맞는 정보를 각 단락으로부터 효율적이고 체계적으로 참고해야 한다. 치료사가 새로운 건강관리시설에서 일을 하기 시작할 때 중요한 것은 건강기록지가 전자식 이든 종이 양식이든 간에 그 기록지의 양식을 배우는 것이다. 다음의 건강기록지 단락은 대부분의 건강기록지에서 확인할 수 있는 전형적인 단락들이다.

페이스 시트 (Face Sheet)

페이스 시트는 환자에 대한 기본적인 인적 정보를 다룬다. 페이스 시트는 대개 입원환자 기록지와 외래환자 기록지 모두에 수록되어 있다. 페이스 시트는 다음과 같은 정보를 다룬다:

- 환자의 이름
- 환자의 주소와 전화번호
- 건강기록 번호(시설에 있는 각 환자의 고유번호)
- 보험회사의 이름과 보험 번호(주소)와 함께, 환자의 1차 보험과 2차 보험
- 환자와 그 환자와의 관계에 대한 접촉 정보와 함께, 환자의 가까운 친척의 이름/응급 접촉

의뢰 (Orders)

의뢰 단락은 입원환자 건강기록지에 항상 포함된다. 입원환자의 건강기록지는 검사를 위한 의뢰, 물리치료와 작업치료의 의뢰 등을 포함한 환자의 모든 의뢰를 포함한다. 물리치료를 위한 외래환자의 기록지는 물리치료를 위한 의뢰 양식이나 처방을 포함하고 있다. 물리치료 기록지는 외래환자 건강기록지 안에서 독립 단락으로 쓰일 수 있다.

입원시설에서는, 약물과 검사에 대한 의뢰에 최근에 변화가 있는지를 관찰하는 것이 중요하고, 또 환자의 활동 수준, 체중부하 상태와 음료/음식의 섭취에 대한 의뢰를 업데이트하는 것이 중요하다. 약물이나 검사에 대한 새로운 의뢰는 환자의 상태가 변화되었음을 의미한다. 환자 상태의 변화는 치료사로서 여러분의 행동에 영향을 줄 수도 있따.

의사 노트나 건강관리제공자 노트

입원시설의 의사 노트는 H & P(병력과 신체 검사)로 알려져 있으며, 환자가 건강관리시설에 입원한 이유에 대한 정보, 환자의 병력, 그리고 의사에 의해 기술된 환자의 현 상태에 대한 정보 등을 포함한다. 의사는 중환자실과 같이 특별한 병동(환자를 하루에 여러 번 진료해야 하는 경우)이 아니면, 거의 매일 환자를 진료할 때마다 노트를 작성한다. 의사 노트에는 환자의 현 상태에 대한 정보가 포함되어야 하고, 또 의사의 사정을 통해 건강 상태의 변화를 숙지한다.

통합된 건강기록에서는, 모든 건강관리 전문가들이 같은 장소에서 기록하여 건강관리 전문가들 사이의 의사소통을 강화한다. 건강기록지에 재활 노트(물리치료 노트, 작업치료 노노트와 언어치료 노트를 포함하는)를 위한 또다른 부분이 확보되지 않는 한, 매번 방문 후에 작성되는 물리치료 노트가 건강기록지에 수록될 것이다.

많은 시설은 1차 의료 의사는 아니지만, 환자를 진료하는 의사들의 상담노트를 이 단락에 포함시킨다. 이들 의사는 1차 상담 후 매일 환자를 진료하고, 1차 의료 의사의 노트 이외에 매일 노트를 작성할 것이다. 어떤 시설은 상담노트를 건강기록지의 독립 단락에 수록한다.

외래환자일 경우에는, 물리치료사는 환자의 병력이나 1차 의료 노트, 또는 의뢰 의사의 노트나 기타 보건건강제공자의 노트에게 접근하지 않는다. 대개 물리치료사는 철저하게 병력을 취해야 한다(11장 참고).

약물 (Medications)

입원시설에서는, 입원 동안 환자를 위해 의뢰된 모든 약물은 건강기록지의 의뢰 단락에 포함된다. 그러나 또한 많은 건강기록지는 대부분의 현재 약물의 목록에 빠르게 접근할 수 있도록 환자의 약물을 분리하여 수록하는 단락을 가진다. 각 약물은 이름으로 수록되며, 각 용량, 투여 경로와 투여 빈도를 포함한다.

외래환자 시설은 입원환자 시설만큼 환자의 약물이 자주 변하지 않지만, 숙지할 필요가 있는데, 그 이유는 외래환자 시설에서도 치료에 대한 뚜렷한 효과를 가지고 있기 때문이다. 환자가 복용하는 약물이 무엇인지를 아는 가장 효율적인 방법은 환자에게 물어보는 것이고, 환자가 복용하고 있는 처방된 약물과 비처방된 약물의 목록을 클리닉 안으로 가져가는 것이다. 그런 다음, 첫 평가 때 환자와 함께 이 목록을 리뷰하고, 이전의 치료 때문에 복용하는 약물이 변했는지를 환자의 방문 때마다 환자에게 물어본다. 약물의 어떤 변화도 건강기록지에 기재해야 한다(외래환자시설에서 이루어지는 약물 기록에 대한 더 많은 정보를 알고 싶으면, 11장에서 13장을 참고하기 바란다).

생체징후 (Vital Signs)

간호사, 의사 및 치료사와 같은 여러 건강관리 전문가들은 입원환자 시설에서 건강기록지 안에 환자의 생체징후를 기록한다. 물리치료사는 환자의 생체징후가 어느 때에 비정상인지를 체크해야 한다. 비정상의 수치는 치료의 기간과 강도에 영향을 줄 수 있다. 물리치료사는 치료 이전, 치료 도중, 치료 이후에 생체징후를 측정해야 하는데, 그 이유는 생체징후가 운동과 활동에 대한 환자 내성을 알려주는 중요한 인자이기 때문이다.

외래환자 시설에서도, 물리치료사는 치료 이전, 치료 도중, 치료 이후에 항상 환자의 생체징후를 측정해야 하고, 또 운동 이전, 운동 도중, 운동 이후에도 환자의 상태가 이것을 보증할 수 있는지를 알기 위해 생체징후를 체크해야 한다.

병리검사 결과 (Lab Results)

입원환자 시설에서의 병리검사 결과의 리뷰는 물리치료 서비스의 안전성을 확보하는데 중요하다. 예를 들어, 만약 환자가 매우 낮은 헤모글로빈 수치를 가지고 있다면, 운동은 부분적으로나 완전한 금기증이 된다. 병리검사 결과는 대개 건강기록지의 독립 단락에 목록된다. 병리검사의 정상 수치가 환자의 수치 옆에 목록되어 있는데, 치료사는 이것을 통해 환자의 수치가 환자 관리에서 어떤 의미를 갖는지를 빠르게 알 수 있다.

물리치료사는 외래환자 시설에서는 환자의 병리검사 결과에 접근하지 않는다. 물리치료사는 최근에 어떤 검사가 이루어졌는지를 환자에게 물어볼 수 있고, 또 결과가 어떠했는지를 환자에게 물어볼 수 있다(외래환자 시설에서 이루어지는 병리검사의 결과 기록에 대한 자세한 내용은 11장과 14장에 제시되어 있다).

방사선 보고서와 기타 영상 보고서

입원환자 시설 건강기록지의 영상 단락은 환자에게 적용된 X-선, MRI, PET, CT, 초음파와 기타 영상 등의 결과를 포함하고 있다. 물리치료사는 건강기록지의 본 단락을 항상 체크해야 하는데, 그 이유는 영상 검사의 결과가 물리치료와 관련있기 때문이다.

외래환자 치료 파일은 대개 영상 보고서를 가지고 있지 않다. 물리치료사가 환자의 의사로부터 가장 최근의 영상 결과를 얻었는지는 예외이다. 이 정보는 HIPAA 지침을 따름으로써 얻어질 수 있다.

전문 서비스 (Specialty Services)

어떤 입원환자의 건강기록지는 호흡치료나 재활서비스(물리치료, 작업치료 및 언어치료)와 같은 전문 서비스에 대한 독립 단락을 가지고 있다. 이 단락에 포함되는 것은 시설마다 다르다. 외래환자 건강기록지는 독립 단락을 가지지 않고, 통합된 노트를 사용한다.

수술 보고서 (Surgical Reports)

입원환자 시설의 건강기록지는 종종 수술 보고서의 단락을 가진다. 수술 보고서는 수술의사에 의해 기록된 것처럼, 환자의 수술에 대한 자세한 내용을 다루고 있다. 이들 보고서는 물리치료사를 위한 정보일 수 있다. 예를 들어, 엉덩관절의 완전 관절성형술이나 돌림근띠 수복술의 수술적 접근법은 환자의 진전과 치료에 중요한데, 그 이유는 어떤 움직임과 치료 기법이 수술적 접근법으로 인해 초기에 금기증일 수 있기 때문이다.

외래환자 시설에서는, 물리치료사만이 수술 보고서에 접근할 수 있다: 수술의사가 의뢰를 통해 물리치료사에게 환자를 의뢰했는지, 환자를 평가하도록 의뢰했는지, 또는 물리치료사가 수술의사의 사무실을 방문하여 환자의 허락과 함께 수술 보고서를 복사했는지 등을 수술 보고서를 통해 알 수 있다. 수술 보고서의 접근은 HIPAA 지침을 따름으로서 얻어질 수 있다.

환자가 수술을 받은 적이 없다면, 건강기록지의 본 단락이 필요없거나 또는 어떤 정보를 가지고 있지 않을 것이다.

동의 서식 (Consent Forms)

환자는 의사에 의해 어떤 치료가 의뢰되었는지를 알 권리를 가지고 있고, 그것에 동의를 해야 한다. 입원환자 시설이나 외래환자 시설 모두에서, 환자나 그의 대리인(예, 위임장을 받은 사람)은 입원이나 서비스의 시작에 대한 치료 서식에 동의하는 사인을 해야 한다. 이 서식은 치료 기간 동안 환자가 동의한 의료 절차를 수록하고 있다. 이 서식은 법적 효력이 있으며, 치료 기간 동안 환자의 관리에 포함되는 임상가의 관리계획에 동의하는 서식이다.

입원환자 건강기록지에는 여러 종류의 동의 서식이 있을 수 있는데, 그 이유는 환자의 치료 과정이 입원 동안에 변할 수 있기 때문이다. 예를 들어, 만약 환자가 생검이나 관절성형술과 같은 수술 절차를 받는다면, 환자의 차트에 이에 대한 부가적인 동의 서식이 첨가될 것이다.

환자나 대리인이 동의 서식에 사인을 안 하는 유일한 경우는 환자의 생명이 달린 의학적으로 응급 상황일 때이다. 이런 응급상황일 때는 시설의 의료 스태프들이 동의 서식에 사인을 할 것이고, 환자나 대리인이 사인을 할 수 없었던 이유를 기록한다. 외래환자 건강기록지에는, 초기 평가를 시작하기 전에 환자에 의해 사인된 양식만 다루는 동의 서식이 있다. 만약 동의된 관리계획에 변화가 있거나, 환자에게 제공된 서비스가 환자의 보험으로 다루어지지 않는다면, 대개 환자는 Advanced Beneficiary Notice of Noncoverage form에 사인을 해야 할 것이다. 또는 환자가 Medicare 이외에 다른 의료보험을 가지고 있다면 비슷한 양식에 사인을 해야 할 것이다.

요약과 목적 (Summary and Objective)

입원환자 시설이나 외래환자 시설 모두에서, 물리치료사는 환자의 관리에 합당한 정보를 알기 위해 환자의 건강기록지를 리뷰해야 한다. 건강기록지에는 페이스 시트, 환자 의뢰, 건강관리제공자 노트, 약물, 생체징후, 병리검사 결과, 방사선 결과 노트, 전문 서비스, 수술 보고서, 동의 서식 등에 대한 기록이 포함된다.

여러분이 새로운 시설에서 일을 시작하거나 근무지를 로테이션할 때, 본 장에서 다루어지는 정보가 어디에 있는지를 찾기 위해 건강기록지의 양식을 익히는 것이 중요하다. 가끔 건강기록지는 그 시설의 건강기록지에 익숙한 다른 물리치료사나 다른 건강관리제공자의 도움을 구하고자 할 때도 필요하다.

본 장의 정보와 건강기록지 리뷰의 연습을 통해, 여러분은 건강기록지를 리뷰하고, 물리치료 서비스와 관련된 정보를 체크할 수 있어야 한다. 건강기록지의 철저한 리뷰는 많은 시간이 소요되며, 여러분은 이를 통해 임상시설의 직무와 함께 이런 형태의 리뷰를 보다 효율적으로 할 수 있을 것이다.

단원

II 기록 문서화의 기본

Documentation Basics

기록 문서화는 모든 환자에게 주어진 관리의 중요한 부분이다. 새로운 전문가는 환자관리노트의 작성을 시작하기 전에, 몇 가지 필수 정보를 알아야 한다. 단원 Ⅱ는 환자관리노트의 작성 방법을 배우기 전에, 알아야 할 필수 정보를 제공한다. 6장은 기록 문서화의 중요한 목적과 모든 임상가들이 건강기록을 작성할 때 따라야 할 기본적인 지침을 설명할 것이다. 7장은 기록 문서화의 개요와 본 책이 제시하는 2 종류의 환자관리 노트의 차이점과 유사점을 제공할 것이다.

8장은 간단한 의학용어를 리뷰하고 있고, 9장은 약어의 사용과 본 책에 있는 모든 작성지에 사용될 약어 목록을 설명한다. 10장은 ICF(International Classification of Fuctioning, Disability and Health) 코드를 이용한 기록 문서화를 다루고 있다.

6장 건강기록지 작성하기

Writing in a Health Record

물리치료사와 보조물리치료사가 환자의 건강기록지를 작성하기 때문에, 중요한 것은 환자 관리기록의 뒷면에 있는 합리성을 이해하는 것이다. 또한 물리치료사와 보조물리치료사는 건강기록의 작성에 필요한 특별한 노트작성 습관과 스킬을 개발해야 한다.

물리치료에서의 기록 문서화의 목적 (The Purposes of Documentation in Physical Therapy)

물리치료사와 보조물리치료사는 다음을 포함한 여러 이유 때문에 그들의 소견을 기록한다.

법적 고려사항. 환자관리노트들은 환자를 관리할 때 물리치료사가 수행한 것들을 기록한다. 이들 환자관리노트는 환자의 건강기록지 안에 수록된다. 이런 기록 문서화는 모든 환자들이 받게 되는 환자 관리의 통합이다. 환자관리노트는 환자에게 제공한 관리에 의문점이 있을 때 법적으로 보호받을 수 있는 물리치료사와 환자의 권리를 보장한다. 환자관리노트는 건강기록지의 모든 부분에서처럼, 치료가 종료된 후 7년 동안 법적으로 보관되어야 할 기록 문서화이다. 소송이 있을 때, 건강기록지가 법정에서 증거자료서 송환될 수 있고, 건강기록지의 내용이 증거가 될 수 있다. 환자관리노트의 정보는 관리할 때마다 기록되고, 치료사의 기억(특히, 몇 년이 지난 일에 대해)보다 더 정확할 수 있다. 특히, 환자를 치료할 때와 소송 사이에 몇 년이 지났을 때 더욱 그러하다.

의사소통. 물리치료사 직무지침서에 따르면, 물리치료사의 역할 중 하나는 의사소통이다. 좋은 기록 문서화는 다른 물리치료사, 보조물리치료사, 다른 분야 전문가 등을 포함한 모든 건강관리전문가와 의사소통하는 방법이다. 환자관리노트는 검사의 결과, 치료사의 평가, 진단 및 환자의 예후를 다룬다. 기록 문서화는 치료사와 환자의 기대 성과, 환자의 예상 목표 뿐만 아니라, 관리계획으로 알려진, 중재 계획을 다룬다. 이런 의사소통의 목적은 일관성과 여러 건강관리전문가들이 제공하는 서비스간의 협응을 제공한다.

좋은 환자관리노트는 같은 병원 내에 있는 다른 치료사와 의사소통을 위한 유용한 도구가 될 수 있다. 환자관리노트는 담당 치료사의 부재 시 그 환자를 대신해서 치료하는 치료사에게 필요하고, 또 팀 어프로치를 하는 물리치료사와 보조물리치료사들에게도 필요하다. 여러 전문 분야의 재활 팀 어프로치를 사용하는 재활센터, 학교, 병원 및 기타 시설에서는, 환자 관리에 참여하는 다른 전문가와 물리치료사의 목표와 환자의 기능 수준을 공유한다. 퇴원 이후에 서비스를 제공한 전문가들도 적절한 추후관리를 위해 물리치료사의 노트를 귀중한 자료로 생각한다.

지급. Medicare와 같은 제 3 지불자와 보험회사는 치료사의 노트를 토대로 지급에 대한 결정을 내린다. 노트의 질과 완성도가 이들의 결정에 크게 영향을 줄 수 있다.

퇴원계획. 병원과 다른 건강관리시설의 기록 문서화는 퇴원 이후에 필요한 부가적 관리와 환자의 상황에 대한 결정을 내리는데 도움을 줄 수 있다. 물리치료사와 보조물리치료사의 환자관리노트는 퇴원 계획에 큰 영향을 준다. 사회사업가, 인테이크 코디네이터, 제 3 지불자도 입원시의 숙련된 서비스와 외래치료의 숙련된 서비스를 받아들일지를 결정하는데 환자관리노트를 이용한다.

임상의사결정. SOAP노트나 환자/클라이언트 관리노트의 양식을 이용하는 작성 노트는 치료사가 환자관리와 관련된 자신의 생각을 기록하는데 도움을 준다. 물리치료사는 근거를 바탕으로 체계화된 사고를 통해, 보다 나은 환자 관리를 결정할 수 있다. 그래서 기록 문서화는 치료사의 임상의사결정과 보조물리치료사의 문제해결을 반영하는 훌륭한 방법이다.

질의 보증과 향상. 환자관리 기록 문서화는 질의 보증과 향상을 위해 사용될 수 있다. 관리의 질을 의미하고 측정하는 기준을 설정한다. 데이터는 환자 관리의 기록으로부터 수집될 수 있고, 결정된 기준에 따라 평가될 수 있다. 결과들은 과정이나 지속적인 교육을 향상시키기 위해 이용될 수 있다.

성과 연구. 성과 연구에도 환자관리노트를 사용할 수 있다. 질 보증과 마찬가지로, 환자와 수집되는 데이터를 위해 초기에 특정 기준이 설정된다. 다양한 진단을 받은 환자를 위해 노트의 데이터를 평가하고, 제공된 중재의 종류를 결정한다. 이런 형태의 연구는 높은 질적 관리를 보장하는 모든 건강관리전문가에게 있어서 중요하다. 이들 정보를 모으기 위해서는, 건강관리시설과 단체들은 일관성을 위해 자신의 시설 내에서 사용되는 양식을 사용해야 하고, 또 다른 건강관리시설과 함께 이들 양식을 사용하는 것이 중요하다. 이런 방법을 통해, 의미있고 통계학적으로 건전한 데이터를 만들어낸다.

직무 교육. 좋은 기록 문서화는 물리치료와 작업치료가 제공할 할 수 있는 서비스에 대해 다른 사람을 교육(다른 건강관리제공자, 제 3 지불자, 환자 등을 포함한)하는데 도움을 줄 수 있다.

비록 우리가 제공하는 서비스가 우리에게 뚜렷하게 보이겠지만, 우리의 전문 분야 이외의 사람에게는 분명하게 보이지 않을 것이다.

준수. 기록 문서화는 연방, 주 및 지역의 법률, 법적 지위와 요청을 준수하고 있음을 보여 준다.

Ehgs 기록 문서화는 Joint Commission이나 Accreditation of Rehabilitation Facility 등과 같은 과 승인 에이전시의 요청도 준수해야 한다.

기록 문서화는 신체 검사, 환자 평가 또는 환자 중재와 같은 환자 관리 과정이다. 물리치료사와 보조물리치료사는 매일 자신들이 했던 일과 그 이유를 기록하는데 상당한 시간을 보내고 있다. 비록 건강관리 환경이 생산성과 질적인 면에서 상당한 요구를 받고 있지만, 불충분한 기록 문서화도 불충분한 관리계획만큼 환자 관리에 부정적인 영향을 줄 수 있다.

치료 기록을 작성하기
(Writing to Document Therapy)

대다수 의료기관에서 이용되는 환자관리노트의 작성 스타

일은 학생들이 접하는 논문, 보고서, 학술 과제 등의 스타일과는 많이 다르다. 건강기록지의 작성은 약어와 의학용어의 사용을 요구하고, 간결성을 강조한다. 아래의 지침은 여러분이 건강기록지를 작성할 때 익숙하도록 도와준다.

정확성 (Accuracy)

자료를 잘못되게, 과장되게 또는 날조하여 기록해서는 안된다. 앞에서 언급했듯이, 환자관리노트는 건강기록의 일부로써 영구적인 법적 서류이다. 잘못된 철자나 문법, 그리고 구두점은 오해를 초래할 수 있다. 모든 정보는 사실 그대로 명시되어야 한다. 다른 구성원이나 동료, 환자 등에 대한 비평이나 작업 조건에 대한 불평을 환자관리노트에 기재해서는 안된다. 환자관리노트는 환자의 상태에 대한 것을 기록하는 것이지, 건강관리제공자의 상태나 다른 사람에 대한 건강관리제공자의 반응을 기록하는 것이 아니다.

간결성 (Brevity)

정보는 간결하게 명시되어야 한다. 짧고 명료한 문장을 사용한다. 장황한 진술을 피해야 하고, "그리고"로 연결되는 문구의 연결을 피해야 한다. 어떤 기관은 미완성의 문장이나 대략적으로 구성된 형식의 문장을 허용하기도 한다. 어떤 스타일을 사용되던지 간에 그 의료기관이나 실습 시설의 정책에 맞아야 하고, 혼동을 피할 수 있는 일관된 스타일이 필요하다. 만약 검사와 측정의 결과를 나타내기 위해 플로우 시트나 표를 사용한다면, 정보 테이블과 함께 치료사의 임상적 판단을 보여줄 수 있는 부가적인 정보들을 기록해야 한다.

약어는 간결성에 도와준다. 그러나 약어를 너무 많이 사용하면, 제 3 지불자와 리뷰어가 환자관리노트를 잘못 이해할 수도 있다. 약어는 시설마다 다를 수 있고, 약어의 지식이 를 리뷰어마다 다를 수 있다. 기록 문서화에 이용되는 약어는 여러분이 일하는 시설에서 수용되는 약어 목록이어야 하고, 여러분이 임상 경험을 통해 접했던 표준 약어를 사용해야 한다. 시설에 대한 오리엔테이션 기간 동안, 여러분은 해당 시설에서 사용되는 표준 약어 목록을 요구할 필요가 있다. 제 3 지불자를 포함한 의료기관의 외부로 보내질 때는 약어 목록을 기록 문서에 첨부시켜야 한다.

또한 간결성이 너무 지나칠 수 있다. 기록 문서화는 수행되었던 환자관리를 기술할 수 있는 정보를 포함해야 한다. 건강기록지에 기재된 모든 문구에는 동사(또는 동사 대신의 구두점)를 포함해야 한다.

예

Brief: Pt. amb. 10 ft. with walker bars indep. but required min. assist of 1 to turn around; Pt. did not have the balance to turn unsupported & needed instruction as well. Sit↔stand from w/c to walker indep. Management of wheelchair brakes & footplates indep.

Longwinded: Once the patient parked his wheelchair and positioned the walker in front of himself, he locked his w/c, raised the foot plates, and scooted forward from the seat of the chair. He then used the arms of the wheelchair to move himself up to a standing position and transferred his hands from the support of the wheelchair to the support of the walker without any assistance from the therapist. Once standing, he was able to ambulate by positioning his arms forward and then taking steps. He could lead with either right or left foot. Upon turning, he was unable to move using the walker. Therapist had to give some support until the patient completed the turn.

명확성 (Clarity)

환자관리노트에 사용되는 단어는 독자들에게 그 의미가 명확하게 전달되어야 한다. 과거시제에서 현재 시제로의 갑작스런 표현 변화는 가급적 피해야 한다.

예

Incorrect: Pt stated she lived alone. Describes 5 steps without hand railing at entry of her 1-story house. Denied previous use of assist. device.

Correct: States lives alone in a 1-story house $\bar{c}$ 5 steps to enter $\bar{s}$ handrail. Denies prior use of assist. device.

그리고 애매한 문구를 피해야 한다: 구체적이고 정확하게 표현되어야 한다.

예

Vague: ROM is ↓
Clear: Ⓡ shoulder flexion AROM is ↓ to 0-70°.

Vague: Pt. is feeling better.
Clear: Pt. states she knows she is feeling better, indicated by her ability to perform light housekeeping tasks for 2 hrs. before tiring.

Vague: Amb. with some assist.
Clear: Pt. amb. x 2 with wheeled walker NWB Ⓡ LE for ~20 ft. with a single 30 sec. standing rest break with min +1 assist.

표준화된 약어의 사용은 노트작성의 명확성을 보장하는데 절대적으로 필요한 것이다. 최소 도움을 의미하는 "minimal assistance 또는 min assist" 와 같이, 재활분야에서 사용되는 용어는 잘 정의되어야 하고, 치료실의 모든 치료사들이 일관되게 사용해야 한다.

내용 명확성과 약어의 선택과 함께, 또다른 기록 문서화의 중요한 특성은 읽기 쉽게 쓰여져야 한다. 특히, 치료사가 손으로 작성할 때 더욱 그러하다. 읽기 어려운 글씨는 실수를 일으킬 수 있고, 환자의 안전을 위협할 수 있다. 예를 들어, 읽기 어렵게 작성된 글씨는 잘못된 퇴원을 유발하고 안전하지 못한 환경을 초래할 수 있다. 그 이유는 다른 전문가들이 환자의 기능 수준을 정확하게 읽을 수 없기 때문이다. 읽기 어려운 기록 문서화도 다른 물리치료사와 보조물리치료사들로 하여금 관리하기 어려운 기능 수준으로 관리하게 만들거나, 또는 수술후나 특별한 제한을 가진 환자에게 불안전을 초래할 수 있다. 만약 치료사가 다른 치료사들이 읽기 어려운 글씨를 가졌다면, 관리 내용을 타이핑한 후 서명을 하는 것이 더 낫다.

정확성, 간결성, 명확성에서의 실수의 예들

(Examples of Errors in Accuracy, Brevity, and Clarity)

예

Incorrect: Pt. was unable to perform activity due to muscle absence. (inaccurate)
Correct: Pt was unable to perform activity due to muscle paralysis.

Incorrect: Watch for return of absent muscles. (inaccurate, unclear)
Correct: Rexamine prn for motor return.

Incorrect: Pt. is sore. (too brief, unclear)
Correct: Pt. is hypersensitive to touch.

Incorrect: Pt. didn't have any tightness. (wordy, unclear)
Correct: No PROM limitations noted.

Incorrect: Had his Ⓡ leg cut off because of circulation problems. (wordy, unclear)
Correct: Ⓡ transtibial amputation 2° to peripheral vascular disease.

Incorrect: Pt. was unable to wiggle toes when asked to. (wordy, unprofessional)
Correct: Pt. was unable to wiggle toes upon request.

Incorrect: Examination was incomplete because of pt. confusion. (wordy, unclear)
Correct: Examination incomplete 2° to Pt's inability to follow commands.

구두점 (Punctuation)

하이펀(-)

하이펀은 "SLR: – on Ⓡ"에서 처럼, 근력등급에서 사용되는 (–) 부호나 부정적인 부호와 혼동될 수 있기 때문에, 환자관리노트에서는 사용하지 않아야 한다. 그러나 하나의 예외가 있는데, 그것은 "AROM Ⓡ knee: 0–48°"에서 처럼 "어디에서 어디까지"와 같이 낱말 대신에 하이펀을 사용할 수 있다.

세미콜론(;)

노트의 주관적 단락에서 "state" 라는 단어 대신에, 세미콜론을 사용하여 2개의 관련된 문장을 연결시켜 준다.

예

Wordy: States position of comfort for sleep is on Ⓡ side. States pain does not awaken Pt. at night.
Brief: States position of comfort for sleep is on Ⓡ side; pain does not awaken Pt. at night.

콜론(:)

콜론은 "is" 대신에 사용될 수 있다.

예

Wordy: AROM Ⓡ shoulder flexion is 0–90°.
Brief: AROM Ⓡ shoulder flexion: 0–90°.

건강기록지에서의 환자 확인

건강기록지의 모든페이지와 기록은 기록지의 우측상단에 환자의 이름과 환자 인식 번호와 건강기록 번호를 가져야 한다. 이 법칙은 양면으로 된 양식의 뒤쪽 면에 적용되어야 한다. 어떤 시설은 환자의 이름과 건강기록 번호를 쉽게 적용할 수 있는 라벨을 가지고 있다. 전산화된 문서화 시스템의 기록들은 자동적으로 환자를 인식하는 정보를 가지고 있다.

실수 수정하기

종이 형식의 건강기록지에서는 수정액이나 수정 테이프를 사용해서는 안 된다. 정보를 무효화하거나 정보를 삭제하려는 노력이 마치 보건전문가의 잘못된 업무를 은폐하려는 시도처럼 보일 수 있다. 환자관리노트를 작성할 때 실수를 수정하는 적절한 방법은 실수한 단어 위에 선을 긋고 수정한 후, 날짜와 치료사의 이니셜을 적는 것이다.

예

VICODIN
MAH
10/28/16

Medical dx of s/p sprain Ⓡ ankle.
Currently takes 400 mg. of ~~ibuprofen~~ TID for pain.
Currently wearing splint on Ⓡ ankle.

건강기록지에서의 날짜 기입

건강기록지를 기재할 때 항상 날짜와 시간을 먼저 기재하면서 시작해야 한다. 이런 법칙은 모든 노트에 적용되고, 또 의사의 의뢰서나 다른 전문가의 의뢰서에도 적용된다.

예

12/29/2015 14:00 HISTORY (to begin a Patient/Client Management initial Note)
12/29/2015 14:00 PROBLEM (to begin a SOAP Note)

만약 여러분이 전산화된 컴퓨터 프로그램을 사용하고 있다면, 건강기록지를 기재할 때 날짜가 자동적으로 기재될 것이다.

노트에 서명하기

여러분은 건강기록지를 작성할 때마다 서명을 해야 한다. 환자관리노트의 서명 과정은 인증으로 불린다. 모든 노트는 법적 효력을 갖는 서명으로 이루어져야 한다(여러분의 성명이나 이니셜을 사용해야 한다). 예명으로 서명되어서는 안된다. 물리치료사나 보조물리치료사와 같은 여러분의 지위를 나타내는 머리글자를 여러분의 성명 뒤에 표기해야 한다.

예

Sue Brown, PT
Juan Molina, PTA
Emiko Hokama, OTR
B. J. McDonald, COTA
Arun Nanda, ATC

스탬프가 찍힌 서명을 사용해서는 안 된다. 전산화된 기록문서화 프로그램은 로그-인 과정의 일부로서 전자 서명을 대개 사용한다. 이것이 환자를 치료하는 시간과 다르기 때문에, 어떤 시설은 여러분의 서명 뒤에 날짜를 기입하도록 요구하고 있다.

어떤 시설은 전문가의 머리글자(L, P, 또는 R)의 앞이나 뒤에 부수적인 머리글자를 사용하는 습관이 있다. 미국 물리치료사협회(APTA)와 미국 작업치료사협회(AOTA)는 PT나 PTA의 사용과 OT나 OTA의 사용만을 권장하고 있다. 어떤 임상기관은 학생들의 노트에 SPT나 SOT를 서명하도록 하고, 다른 시설들은 학생들에게 그들의 이름만을 서명하도록 요구하기도 한다. 어떤 경우라도, 학생의 서명 뒤에 항상 슬래쉬(/)를 기입한 후, 감독치료사의 서명을 기재한다.

예

Nelson Hua, SPT/Sue Brown, PT

전문 교육이나 자격의 레벨을 나타내는 것을 좋아하는 치료사들은 자신의 이름 뒤에 자격을 나타내는 첫머리 글자를 기재한다.

예

Sue Brown, PT, DPT, OCS
Emiko Hokama, OTR, OTD

치료사 자신을 언급하기

환자관리노트는 환자에 대한 내용을 언급하는 것이지, 치료사에 대한 내용을 언급하는 것이 아니다.

예

Incorrect: I helped this patient transfer with min assist. of 1 from his w/c to the plinth.
Correct: Pt. transferred w/c ↔ plinth with min. assist. of 1 to compensate for balance issues.

치료사가 자신을 언급하고자 한다면, 대부분의 의료기관들은 "치료사", "물리치료사", 또는"작업치료사"와 같이 3인칭을 사용하고 있다.

예

Pt. states therapist should be dressing Pt. like his family does at home.

빈 공간이나 빈 밑줄

하나의 기재사항과 다른 기재사항 사이에 빈 공간이 없어야 하고, 또 단일의 기재사항 내에서도 빈 공간(빈 밑줄)이 없어야 한다. 빈 밑줄은 이미 작성된 정보를 다른 사람이 반증할 수 있는 영역이다. 환자관리노트에 "not"과 같은, 낱말이 하나 첨가함으로써 환자관리노트의 내용이 완전하게 바뀔 수 있다. 만약 줄의 끝에 빈 공간이 있으면, 그 빈 공간에 밑줄을 긋는다.

건강기록지 안에 의뢰 작성하기

많은 시설의 경우에는, 의사가 치료사에게 구두 의뢰를 할 때, 치료사는 그 의뢰를 건강기록지에 작성해야 하는 책임을 가진다. 새로운 시설에서 일을 시작할 때는, 구두의뢰의 절차를 요구하는 것이 중요한데, 그 이유는 어떤 시설이 구두 의뢰를 허락하지 않기 때문이다. 건강기록지에 의뢰를 작성할 때, 다음과 같은 형식이 대부분의 시설에서 사용하는 일반적인 표준 양식이다:

날짜/시간/의뢰
구두명령 의사 서명/치료사 서명, OTR(또는 PT)

예

12-24-2015/10:50/Pt. may be FWB in PT.
v.o. Dr. Ache/Sue Brown, PT

일단 치료사가 건강기록지에 의뢰사항을 기록하고 나면, 의사는 건강기록지에서 보듯이 자신의 이름과 자격, 날짜와 시간 등을 포함한 내용을 서명한다.

요약과 목표 (Summary and Objective)

기록 문서화는 질 관리 보장, 의사소통, 퇴원 계획 등 많은 목적을 가진다. 기록 문서화는 소송, 제 3 지불자를 포함한 건강관리 환경에서 명확하고 정확한 정보를 얻는데 매우 중요하고, 또 재활에서 사용된 중재의 결과에 대한 요구를 구하는데 매우 중요하다.

기록 문서화는 간략하고, 정확하고, 명확하게 작성되어야 한다. 실수는 수정될 수 있으나, 수정액으로 삭제하거나 은폐해서는 안 된다. 여러분은 법적 서류를 서명할 때처럼 건강기록지의 모든 기재 내용에 날짜와 시간, 그리고 여러분의 법적 효용이 있는 서명을 해야 한다. 여러분이 본 장의 지침을 따르고 본 교재에서의 연습을 통해 그것을 적용한다면, 임상에서 매일 사용할 수 있는 좋은 기록 문서화를 개발할 수 있을 것이다.

참고문헌 (Reference)

1. Principles of physical therapist patient and client management. Guide to Physical Therapist Practice 3.0. American Physical Therapy Association, Alexandria, VA, 2014. Accessed online at http://guidetoptpractice.apta.org/content/1/SEC2.body on March 10, 2015.
2. Components of documentation within the patient/client management model. Defensible Documentation for Patient/Client Management, 2009. Accessed online at http://www.apta.org/Documentation/Defensible Documentation/ on March 10, 2015.
3. American Physical Therapy Association: Introduction to defensible documentation. Defensible Documentation for Patient/Client Management, 2009. Accessed online at http://www.apta.org/Documentation/Defensible Documentation/ on March 10, 2015.
4. American Physical Therapy Association: Professionalism in Physical Therapy: Core Values. Accessed at http://www.apta.org/uploadedFiles/APTAorg/About_Us/Policies/Judicial_Legal/ProfessionalismCoreValues.pdf on October 19, 2015.
5. American Physical Therapy Association: Current concerns in physical therapy documentation. Defensible Documentation for Patient/Client Management, 2009. Accessed online at http://www.apta.org/Documentation/Defensible-Documentation/ on March 10, 2015.
6. Rothstein, JM, Echternach, JL, and Riddle, DL: The Hypothesis-Oriented Algorithm for Clinicians II (HOAC II): A guide for patient management. Physical Therapy 83(5):455–470, 2003.
7. American Physical Therapy Association: Improving your clinical documentation: Reflecting best practice. Defensible Documentation for Patient/Client Management, 2009. Accessed online at http://www.apta.org/Documentation/DefensibleDocumentation/ on March 10, 2015.
8. Guccione, AA, et al.: Development and testing of a selfreport instrument to measure actions: Outpatient Physical Therapy Improvement in Movement Assessment Log (OPTIMAL). Physical Therapy 85(6):515–530, 2005.
9. American Physical Therapy Association: General guidelines. Defensible Documentation for Patient/Client Management. Accessed at http://www.apta.org/Documentation/Defensible Documentation/ on March 15, 2015.

7장 노트 작성에 대한 소개

Introduction to Note Writing

물리치료사와 보조물리치료사는 2 종류의 노트 양식 중 하나를 사용하여 환자관리를 기록하고 있다. 그들이 사용하는 양식 중의 하나는 SOAP 노트이고, 다른 양식의 하나는 환자관리 노트이다.

노트 작성을 위해 SOAP 노트와 환자/고객 관리 노트는 클리닉에서 사용되는 유일한 노트들이 아니다. 건강관리전문가들은 그들의 경력 동안 이들 2 종류의 노트 형식이나 변형된 노트 형식을 매우 자주 접하게 된다. 본 책은 환자관리노트 양식과 SOAP 노트 양식을 어떻게 작용하는지를 여러분께 알려줄 것이다. 이들 양식은 모든 시설의 요청과 요구를 충족시키기 위해 선택될 수 있다.

환자/고객 관리노트

(The Patient/Client Management Note)

물리치료사 직무지침서에 기술된 환자/고객 관리 노트 모델은 아래와 같은 구성요소로 이루어진다:

- 병력(History)
- 신체계통 리뷰(Systems Review)
- 검사와 측정(Tests and Measures)
- 평가(Evaluation)
- 진단(Diagnosis)
- 예후(Prognosis)
- 관리계획(Plans of care)

미국물리치료사협회는 1997년에 최초로 물리치료사 직무지침서를 발간했다. 물리치료사 직무지침서에 발간된 직무의 설명과 그에 대한 틀을 읽은 후, 물리치료사들은 기록 문서화에 대한 의미를 토의하기 시작했다. 물리치료사는 직무지침서에 개요된 직무의 틀과 일관성 있는 종이 형식의 기록지와 전산화된 기록지를 시도했다.

직무지침서의 2번째 판은 2003년에 발간되었고, 입원시설과 외래치료시설에 대한 기록 문서화의 템플릿이 포함되어 있다. 어떤 시설은 환자/고객 관리노트라는 기록 문서화를 선택했다. 기록 문서화는 직무지침서에 기술된 환자/고객 관리노트 모델의 모든 구성 요소를 포함한다.

SOAP 노트

(The SOAP Note)

SOAP은 환자/고객 노트의 주요 4 단계의 머리글자로써, 각 철자는 환자노트의 단락들을 의미한다. SOAP 노트는 아래와 같이 나누어진다:

- **"S"** 는 주관적 단락(subjective)을 의미하고,
- **"O"** 는 객관적 단락(objective)을 의미하고,
- **"A"** 는 평가 단락(Assessment)을,
- **"P"** 는 계획 단락(Plan)을 의미한다.

대부분의 시설들은 문제단락인 "P(Problem)"를 다섯 번째 단락으로써, SOAP 노트의 S단락 앞에 배치한다. 문제 단락은 환자가 치료를 받기 위해 치료실에 온 이유의 정보를 포함하고 있다.

SOAP 노트는 문제중심의 의료기록(problem-oriented medical record, POMR)이라고 하며, 의료기록을 담당하던 Lawrence Weed 박사에 의해 최초로 소개되었다. 그 당시, 건강기록지는 의료기록지로 불리었다. POMR은 건강관리전문가들이 환자들의 문제를 기록하는 SOAP 노트와 더불어 의료기록지의 전면에 환자의 문제점들을 기록하고 있다. 많은 시설이 POMR을 사용하지 않았지만, 건강기록지를 위해 다른 형태로 구조화된 양식을 채택했다. 어떤 시설들은 POMR을 수정해서 사용했다. 어떤 의미에서 볼 때, POMR 형식은 SOAP 노트 형식을 널리 보급하는데 많은 공헌을 했다.

의료분야와 건강관리분야의 많은 전문가들은 기록 문서화를 위한 직무 도구로서 노트 작성의 원래 형태인 SOAP 노트를 채택했다. 각 분야와 각 시설은 기록 문서화를 위한 양식과 변형을 가진다. 교육기간 동안과 나중에 전문 직무 기간 동안에 각 임상 시설에 들어갔을 때, 여러분은 그 시설에서 사용된 노트의 변형에 따르는 노트 작성의 방법을 따라야 할 것이다.

환자/고객 관리노트와 SOAP 노트를 사용하여 환자/고객 관리노트 작성하기

환자관리노트의 작성 과정에 참여할 때, 여러분은 SOAP 노트 또는 환자/고객 관리노트와 환자/고객관리 과정의 관계를 이해하는 것이 필수적이다. 이것은 사용된 노트의 형식에 관계없이, 건강기록지를 리뷰하는 지점을 결정하고, 또 어떤 정보가 기록되었는지를 찾는데 치료사에게 도움이 된다.

대부분의 치료사들이 수행하는 임상의사결정 과정에는, 환자 검진, 검진결과를 통한 자료 평가, 진단과 예후의 명시, 그리고 관리계획의 설정이 포함된다. 이런 각각의 과정들은 고유하고, 각의 과정에 대한 결과는 건강기록지에 작성되어야 한다. 이들 각 과정에 사용된 2개의 노트가 아래의 각 단락에서 설명될 것이다.

검진 (Examination)

환자의 검진과정에는 건강기록지, 환자, 케어 제공자, 환자, 환자의 가족, 간병인(caretaker), 및 환자의 친구들로부터 수집하는 모든 정보들이 포함된다. 그리고 치료사에 의해 수행된 검사와 측정과 신체계통 리뷰 등도 포함된다.

환자/고객 관리노트 양식의 경우, 검진에서 수집된 정보는 **데이터의 특성**에 따라 따라 기록된다. 손상 이력, 과거병력 및 현재의 상황에 대해 수집된 정보는 이력 단락에 포함된다. 환자의 의학적 이력과 수술적 이력에 대해 환자에게 물어본 정보들도 이력 단락과 신체계통 리뷰 단락에 포함된다. 환자를 검사하기 위해 사용된 특정 검사와 측정의 범위를 결정하는데 도움을 주는 간단한 검사와 측정의 결과는 신체계통 리뷰에 포함된다. 신체계통 리뷰의 결과와 특정의 검사와 측정의 결과는 신체계통 리뷰와 검사와 측정의 단락에 포함된다.

SOAP 노트 양식의 경우, 검진에서 수집된 정보들은 **정보 소스의 성질**에 따라 제시된다. 건강기록지로부터 수집된 정보는 대개 노트의 첫 단락인 문제단락(problem)에 작성된다. 환자와 환자 가족, 간병인, 그리고 친구들을 통해 수집한 정보는 주관적 단락(Subjective, S)에 작성된다. 그리고 신체계통 리뷰를 통해 얻어진 정보도 주관적 단락에 포함된다. 왜냐하면, 건강기록지에서 나온 정보라고 하더라도, 그 결과들이 환자나 간병인에 의해 리뷰되기 때문이다. 치료사의 검사와 측정을 통해 수집된 정보는 객관적 단락(Objective, O)에 작성되는 것이 원칙이다.

평가 (Evaluation)

평가 과정은 임상적 소견을 통합하고 논의하는 과정이고, 대개 문제목록과 환자의 상태와 치료의 진전에 영향을 주는 요소의 형태로 제시된다. 평가 과정은 치료사의 임상 의사결정 과정의 단락임이 분명하다.

환자/고객 관리노트 양식의 경우, 이들 정보는 평가 단락에서 제시된다. 환자를 의뢰하는 이유와 함께, 환자의 손상, 활동 제한 및 참여 제한이 이 단락에 포함되어 한다. 물리치료사 직무지침서는 평가 과정을 보다 자세하게 정의하고 있다.

SOAP 노트 양식의 경우, 이들 정보는 사정 단락(Assessment, A)에 기록하고 있다. 그리고 평가 단락의 하부 단락인 A(평가 단락)에 이들 정보를 기록한다.

진단 (Diagnosis)

노트의 진단 부분에는 환자의 손상(impairment)과 활동 수준과 참여 수준의 관계를 포함한다. 근거의 제시가 있으면, 다른 진단 라벨을 이용할 수도 있다. 물리치료사 직무지침서는 물리치료사에 의해 수행된 진단 과정을 보다 자세하게 정의하고 있다.

SOAP 노트의 경우에는 평가 단락의 하부 단락인 사정 단락에 진단을 기록한다. 하부 단락의 내용은 환자/고객 관리노트의 진단 단락에서 기록된 내용과 일치한다.

예후 (Prognosis)

환자/고객 관리노트의 예후 단락에는 환자가 할 수 있는 기대 수준이나 기대 수준에 도달하는 예상 시간이 포함된다. 치료사는 환자의 평가와 진단을 바탕으로 환자의 예후를 결정한다. 이 단락에는 환자의 재활 잠재성에 대한 치료사의 전문적인 견해도 포함된다. 퇴원에 대한 계획도 예후 단락에 포함된다. 그리고 환자가 퇴원한 후 치료사가 필요하다고 생각되는 추가적인 치료도 예후 단락에 기록되고, 또 추가적인 치료의 기간도 여기에 포함시킨다.

SOAP 노트의 경우, 예후에 대한 논의와 타당성은 평가 단락의 하부 단락인 예후 단락에 기록된다.

관리계획 (Plan of Care)

관리계획은 양쪽 노트 양식 모두에서 이용된다. 이것은 2개의 주요 영역을 가진다. 첫째, 기대효과와 예상 목표로서, 어떤 시설에서는 장기목표와 단기목표로 목록되고 있다. 두 번째는 환자, 가족, 간병인 및 주요 인물에 대한 교육 계획을 포함한 중재이다.

환자/고객 관리노트의 4가지 유형: 최초 노트, 일상 노트, 진전/재평가 노트 및 퇴원노트

환자의 첫 방문시 치료사는 환자를 처음 평가하고, 이때 수집된 정보는 진단, 예후와 관리계획을 위해 사용된다. 치료사는 환자를 지속적으로 검사와 평가를 계속 수행하고, 추후 치료기간동안 관리계획을 수립한다. 환자가 치료 목표를 충족하기 전에 퇴원하거나 더 이상 관리를 유지할 수 없을 때, 치료사는 마지막으로 환자를 검사와 평가를 한다.

이들 검진과 평가는 환자관리노트의 특정 양식에 맞게 기록된다. **최초 노트**(initial note)는 최초 환자검진과 평가를 실시한 후 기록되고, 검진, 평가, 진단, 예후, 그리고 관리계획을 기록한다. 최초 노트, 진전/재평가 노트 및 퇴원노트를 작성하지 않는 한, 환자를 치료할 때마다 **일상 노트**를 작성한다. **진전/재평가 노트**는 재검진과 재평가, 예후의 변화와 관리계획의 변화를 기록하기 위해 주기적으로 작성되어야 한다. **퇴원노트**(discharge note)는 치료가 종료되었을 때나 최종의 검진과 평가후 환자가 퇴원할 때 작성된다. 퇴원노트는 최종검진과 평가결과를 알려주며, 치료결과와 성취 목표, 제공받은 중재에 대한 요약, 그리고 환자의 최종 처결 등을 기록한다.

보조물리치료사 또는 보조작업치료사에 의한 기록 문서화

물리치료사와 보조물리치료사는 환자관리계획을 기록할 때 보조물리치료사의 가치를 기억해야 한다. 보조물리치료사는 그들이 환자 관리를 수행하는 것만큼 환자 관리를 기록하는 능력을 개발해야 한다. 건강관리가 지속적으로 변하기 때문에, 보조물리치료사가 기록을 도와주는 것도 매우 중요하다. 기록 문서화의 스킬은 물리치료사만큼 보조물리치료사에게 있어서도 중요하다. 비록 클리닉에서 보조물리치료사가 최초 노트를 작성하지 않지만, 최초 노트를 작성하는데 이용되는 동일한 스킬이 진전/재평가 노트에도 이용된다. 또한 보조물리치료사는 물리치료사의 최초 노트에서 필요한 정보를 찾을 수 있어야 한다.

시설마다 작업치료와 물리치료에서 보조치료사를 사용하는 것이 다를 수 있다. 그러나, 보조치료사의 역할이 무엇이든간에, 명확한 것은 보조치료사가 좋은 기록 문서화 스킬을 필요로 한다는 점이다.

보조물리치료사나 보조작업치료사는 검진, 평가, 진단, 예후, 기대효과와 예상목표, 그리고 중재 계획에 대한 최초 기록을 읽고, 치료사들이 윤곽을 잡아주는 관리계획을 수행하게 된다. 환자들과 면담한 후(소요시간은 각 의료시설이나 건강관리 신체조직, 그리고 주의 법에 따라 다르다), 보조물리치료사나 또는 보조작업치료사는 치료사들이 최초 노트작성 이후에 발생한 환자 상태의 변화들에 대해 진전/재평가 노트를 작성해야 한다. 이것은 시설의 정책과 주 법률에 따른다. 또한 진단과 예후, 기대효과, 예상목표, 그리고 치료적 중재에 관해 치료사와 상의한 후, 보조치료사는 이미 작성된 예상목표를 다시 작성하거나 반응할 수 있고, 경우에 따라 관리계획을 수정할 수도 있다(어떤 주에서는 이것을 치료사만이 하도록 하고 있다). 궁극적으로 평가 과정과 예상목표 수정을 통한 관리 계획의 수정은 1차적으로 치료사의 책임이다. 중요한 것은 치료사에 의해서만 재평가가 이루어진다는 보험회사와 Medicare의 지침을 아는 것이다.

이런 점에서, 보조물리치료과 학생과 보조작업치료과 학생들도 본 책에서 배울 수 있는 스킬의 이점을 완전히 공부하는 것이 중요하다.

작성지에 작성된 노트의 일부가 최초 노트의 예이다. 보조물리치료과 학생들도 모든 작성지에 있는 모든 샘플 노트를 작성할 기회를 가져야 한다. 만약 최초 노트가 도움이 된다면, 치료사와 치료보조사가 특정의 검진을 수행하고, 평가, 진단, 예후 및 관리계획의 예상목표와 중재를 논의할 때, 이런 최초 노트를 진전/재평가 노트처럼 생각해도 된다.

요약과 목표 (Summary and Objective)

본 책은 환자/고객 관리 노트 양식과 SOAP 노트 양식에 대해 설명했다. 2 종류의 노트 양식은 환자관리에 대한 기록법이며, 두 가지 의료기록 모두 물리치료사 직무지침서(Guide to Physical Therapist Practice)에 기술되어 있는 환자/고객 관리 과정을 따르고 있다.

환자/고객 관리노트와 SOAP 노트 양식은 같은 정보를 다룬다. 그 정보는 각 노트에 따라 다르게 구성이 되는데, 특히 환자의 검진이 다르게 기록된다. 평가, 진단, 예후, 그리고 관리계획 단락은 두 가지 노트 양식이 유사하게 구성된다. 환자/고객 관리 과정의 정보를 요약하는 표와 각 노트 양식을 기록하는 방법이 본책의 앞쪽 표지 안쪽면에 수록되어 있다. 환자/고객 관리에 관한 정보는 부록 A에 수록되어 있고, SOAP 노트의 정보는 부록 B에 수록되어 있다.

기록 문서화는 질적 관리, 의사소통, 퇴원 계획 등을 포함하는, 많은 목적을 가지고 있다. 기록 문서화는 소송뿐만 아니라, 명확하고 정확한 정보를 얻고자 하는 제 3 지불자(third-party payers)의 요구, 그리고 재활에 사용되는 중재결과에 대한 연구와 같은 건강관리 환경에 있어 매우 중요한 요소이다. 이들 두 종류의 노트작성법은 임상의사결정, 질적인 환자관리에 대한 책임성, 그리고 환자관리에 대한 기록을 위한 지침으로 제공하고 있다.

참고문헌 (References)

1. Principles of physical therapist patient and client management. Guide to Physical Therapist Practice. American Physical Therapy Association, Alexandria, VA, 1997. Accessed online at http://ptjournal.apta.org/content/77/11/1163.full.pdf+html?sid=d738dd96-0af8-4804-a680-ba1b7c05186e on October 20, 2015.
2. Guide to Physical Therapist Practice, ed. 2, and CD-ROM. American Physical Therapy Association, Alexandria, VA, 2003.
3. Feitelberg, SB: The Problem Oriented Record System in Physical Therapy. University of Vermont, Burlington, 1975.
4. Berni, R, and Ready, H: Problem-Oriented Medical Record Implementation. Allied Health Peer Review. Mosby, St. Louis, 1978.
5. Hill, JR: The Problem-Oriented Approach to Physical Therapy Care. American Physical Therapy Association, Washington, DC, 1977.
6. Hurst, JW, and Walker, HK (eds): The Problem-Oriented System. Medcom Press, 1972.
7. Wakefield, JS, and Yarnall, SR (eds): Implementing the Problem-Oriented Medical Record. MCSA, Seattle, 1976.
8. Weed, LL: Medical Records, Medical Education, and Patient Care. Year Book Medical Publishers, Inc., Chicago, 1971.
9. Weed, LL. Medical records that guide and teach. New England Journal of Medicine. 278(11):593-600, 1968.
10. Weed, LL: Medical Records, Patient care and medical education. Irish Journal of Medical Science 17:271-282, 1964.
11. Principles of phy sical therapist patient and client management. Guide to Physical Therapist Practice 3.0. American Physical Therapy Association, Alexandria, VA, 2014. Accessed online at http://guidetoptpractice.apta.org/content/1/SEC2.body on March 10, 2015.
12. Rothstein, JM, Echternach, JL, and Riddle, DL: The Hypothesis-Oriented Algorithm for Clinicians II (HOAC II): A guide for patient management. Physical Therapy 83(5):455-470, 2003.

8장 의학용어

Medical Terminology

건강관리전문가로서, 여러분은 의료기록을 읽거나 작성하기 전에, 의료기록 작성에 사용되는 용어에 친숙해야 한다. 대부분의 의학용어는 그리스어 또는 라틴어에서 유래된 접두사, 접미사, 어근을 가지고 있다. 만약 접두사, 접미사, 어근들을 잘 알면, 특정 용어의 의미를 파악하는데 훨씬 수월해질 것이다.

의학용어, 접두사, 접미사, 또는 어근에 대한 내용을 이 책에서 다루지 않을 것이다.

다음의 작성지는 의학용어에 대한 여러분의 지식을 평가한다. 이 작성지에서 사용된 의학용어들은 여러분이 물리치료사와 보조물리치료사로서 자주 접하게 되는 용어들이다. 만약 여러분이 작성지에 사용된 용어의 정의와 용어에 친숙하지 않다면, 이 책을 공부하기에 앞서 의학용어를 다시 공부하기 바란다.

용어 = 접두사 + 어근	예: Scleroderma
또는	
용어 = 어근 + 접미사	예: Osteoporosis
또는	
용어 = 접두사 + 어근 + 접미사	예: Syndactylism

요약과 목표 (Summary and Objective)

임상가들은 직무의 기능을 위해 의학용어에 대한 지식을 필요로 한다. 이 책은 의학용어를 교육하지 않는다. 연습 단락을 풀어보면, 여러분은 의학용어를 더 공부해야 할 것인지를 알게 될 것이다.

참고문헌 (Reference)

1. Gylys, BA, and Masters, RM: Medical Terminology: A Systems Approach, ed 5. F.A. Davis Company, Philadelphia, 2014.

의학 용어 (Medical Terminology)

파트 I. 다음 내용을 설명하고 있는 의학용어를 적으시오.

1. Building of bone ______________________
2. Abnormally high blood sugar ______________________
3. Beneath the skin ______________________
4. Inflammation of the gallbladder ______________________
5. A tumor or abnormal growth of tissue ______________________
6. Increased white blood cell count ______________________
7. Disease or damage to a nerve ______________________
8. Between the ribs ______________________
9. Front of the body ______________________ 또는

   ____
10. Fusion of a joint ______________________

파트 II. 아래 용어의 정의를 쓰시오.

1. Oophorectomy ______________________________
2. Cardiomegaly ______________________________
3. Cachexia ______________________________
4. Chondromalacia ______________________________
5. Osteotomy ______________________________
6. Oncology ______________________________
7. Gastritis ______________________________
8. Endocrinology ______________________________
9. Phlebitis ______________________________
10. Hypotension ______________________________

의학 용어 (Medical Terminology)

파트 I. 다음 내용을 설명하고 있는 의학용어를 적으시오.

1. The study of elderly persons ______________________
2. Inspection of joint with a scope ______________________
3. Disease of a muscle ______________________
4. Difficult or bad breathing ______________________
5. Lack of saliva or dry mouth ______________________
6. Nosebleed ______________________
7. Inflammation of the meninges ______________________
8. Rapid breathing ______________________
9. The study of mental disorders ______________________
10. Beneath the clavicle ______________________

파트 II. 아래 용어의 정의를 쓰시오.

1. Bradycardia ______________________________

2. Atherosclerosis ______________________________

3. Ipsilateral ______________________________

4. Hemiplegia ______________________________

5. Tendinitis ______________________________

6. Anaphylaxis ______________________________

7. Dysphagia ______________________________

8. Arthralgia ______________________________

9. Cyanosis ______________________________

10. Polydactyly ______________________________

9장 약어 사용

Using Abbreviations

약어사용은 노트를 작성할 때, 시간과 공간을 절약하기 위해 사용하지만, 제한적으로 사용되어야 한다. 광범위한 약어 사용은 혼동의 주 원인이며, 환자관리에 의사소통을 방해할 수 있다. 불명확한 약어 사용은 치료사의 안전을 위협할 수 있다. 이런 이유 때문에, Joint Commission은 사용해서는 안 되는 약어의 목록을 유지한다. 너무 많은 약어 사용이나 불명확한 약어 사용은 지급 에이전시들로 하여금 물리치료나 작업치료시 무엇을 했는지를 알 수 없게 만들어 비용 지급에 불이익을 초래할 수 있다. 제 3 지불자가 요청하면, 흔히 사용되는 약어의 목록을 첨부해야 한다.

다른 사람이 건강기록지에 작성한 내용을 환자 관리에 참여하는 모든 사람들이 알 수 있도록 하기 위해, 대부분의 시설들은 약어 목록을 가지고 있다. 만약 그들이 그렇게 했다면, 그 약어는 그 시설에서만 사용되어야 하는 약어 목록일 것이다. 각 시설의 위원회는 이런 약어 목록을 승인한다. 약어 목록은 시설마다 다를 것이고, 많은 건강관리전문가들이 사용하는 약어를 사용할 것이다. 이들 목록은 물리치료와 작업치료에서 사용되는 약어들로 포함해야 한다.

다음의 약어 목록은 본 책의 모든 작성지를 위한 승인된 목록으로 사용될 것이다. 본 목록에 없는 약어는 본 책의 작성지에 사용될 수 없다. 여러분이 근무지를 로테이션하거나 새로운 근무지에서 일을 시작할 때, 그 시설에서 사용되는 약어를 사용해야 할 것이다. 여러분이 근무할 시설의 오리엔테이션 기간 동안, 승인된 약어목록의 위치를 질문해야 하고, 그 시설에서 자주 사용되는 약어에 익숙해져야 한다.

XYZ 병원에서 사용하는 약어와 기호

(Approved Abbreviations and Symbols for Healthcare Facility XYZ)

A:	SOAP의 사정 단락
AAROM	능동보조관절가동범위운동(active assistive range of motion)
ABI	후천성 뇌손상(acquired brain injury)
a-fib	심방잔떨림(atrial fibrillation)
A-line	동맥선(arterial line)
A-V	동정맥의(arteriovenous)
AAA	배대동맥자루(abdominal aortic aneurysm)
Abd or abd	벌림(abduction)
ABG	동맥혈액가스(arterial blood gases)
ac	식사 전(before meals)
AC joint	봉우리빗장관절(acromioclavicular joint)
ACL	앞십자인대(anterior cruciate ligament)
ACTH	부신겉질호르몬(adrenocorticotrophic hormone)
Add or add	모음(adduction)
ADL	일상생활동작(activities of daily living)
ad lib	임의로, 마음대로, 재량껏(at discretion)
adm	입원(admission, admitted)
AE	팔꿉관절 위(above elbow)
AFO	발목관절 보조기(ankle foot orthosis)
AIDS	후천성 면역결핍증후군(acquired immune deficiency syndrome)
AIIS	앞아래엉덩뼈가시(anterior inferior iliac spine)
AKA	무릎관절위 절단(above knee amputation)
ALS	근육위축가쪽경화증(amyotrophic lateral sclerosis)
a.m.	오전(morning)
AMA	의료적인 조언에 반대하는(against medical advice)
amb	보행(ambulation,ambulating,ambulated,ambulate,ambulates)
ANS	자율신경계(autonomic nervous system)
ant.	앞(anterior)
AP	앞–뒤(anterior–posterior)
ARDS	성인 호흡곤란증(adult respiratory distress syndrome)
ARF	급성 콩팥기능상실(acute renal failure)
AROM	능동관절가동범위(active range of motion)
ASA	아스피린(aspirin)
ASAP or asap	가능한 빨리(as soon as possible)
ASCVD	동맥경화 심혈관질환(arterioscleotic cardiovascular

disease)

ASHD 동맥경화심장병(arteriosclerotic heart disease)

ASIS 앞위엉덩뼈가시(anterior superior iliac spine)

assist. 보조, 도움(assistance)

AVM 동정맥기형(arteriovenous malformation)

BADL 기본 일상생활동작(basic activities of daily living)

B/S 침대 옆(bedside)

BBB 다발갈래차단(bundle branch block)

BE 팔꿉관절 아래(below elbow)

BID or bid 하루에 두 번(twice a day)

bilat. or Ⓑ 양측의(bilateral, bilaterally)

BKA 무릎관절 아래 절단(below knee amputation)

BM 장 운동(bowel movement)

BOS 기저면(base of support)

BP 혈압(blood pressure)

bpm 분당맥박수(beats per minute)

BR 침상안정(bed rest)

BRP 특수한 화장실, 개인욕실(bathroom privileges)

BS 숨소리, 장소리(breath sounds, or bowel sounds)

BSC 침상 용변기(bedside commode)

BUN 혈액검사 시의 혈액내 질소(blood urea nitrogen(blood test))

C 백분도, 섭씨 온도(Centigrade)

C & S 배양과 감수 (culture and sensitivity)

c/o 불평, 주호소(complains of)

CA 암(carcinoma, cancer)

CABG 관상동맥 우회술(coronary artery bypass graft)

CAD 관상동맥병(coronary artery disease)

cal 칼로리(calories)

CAT 전산화된 단층 촬영술(computerized axial tomography)

CBC 완전 혈액수(complete blood count)

C/C 주호소(chief complaint)

CF 낭성섬유증(cystic fibrosis)

CHF 선천성 심장기능상실(congestive heart failure)

cm 센치미터(centimeter)

CMV 거대세포바이러스(cytomegalovirus)

CNS 중추신경계(central nervous system)

CO 심박출량(cardiac output)

CO_2 이산화탄소(carbon dioxide)

cont. 계속적으로(continue)

COPD 만성 폐쇄성 폐질환(chronic obstructive pulmonary disease)

COTA 인정된 보조작업치료사(certified occupational therapy assistant)

CP 뇌성마비(cerebral palsy)

CPAP 지속성 기도양압, 인공호흡(continuous positive airway pressure)

CPR 심장허파 소생기, 심장허파 회복기(cardiopulmonary resuscitation)

CRF 만성 콩팥기능상실(chronic renal failure)

CSF 뇌척수액(cerebral spinal fluid)

CV 심혈관(cardiovascular)

CXR 가슴 방사선(chest x-ray)

Cysto 방광경 검사(cystoscopic examination)

D/C 중단, 퇴원(discontinued or discharged)

dept. 분야, 진료과(department)

DIP 먼쪽 손가락사이관절(distal interphalangeal(joint))

DJD 퇴행성 관절질환(degenerate joint disease)

DM 당뇨병(diabetes mellitus)

DME 치료용 의료장비(durable medical equipment)

DNR 소생처치를 원치않음(do not resuscitate)

DO 정골의사(doctor of osteopathy)

DOB 출생일(date of birth)

DOE 운동시 호흡곤란(dyspnea on exertion)

DPT 물리치료박사(degree of physical therapy)

DTR 깊은힘줄반사(deep tendon reflex)

DVT 깊은 정맥혈전증(deep vein thrombosis)

Dx 진단(diagnosis)

ECF 후속 관리기관, 연장된 관리기관(extended care facility)

ECG, EKG 심전도(electrocardiogram)

ED 응급의학과(emergency department)

EEG 뇌전도(electroencephalogram)

EENT 귀, 눈, 코, 목(인후)(ear, eyes, nose, throat)

EMG 근전도(electromyogram, electromyography)

eval. 평가(evaluation)

ext. 폄(extension)

FBS 단식 혈당(fasting blood sugar)

FEV 강제 날숨량(force expiratory volume)

FH	가족력(family history)
flex.	굽힘(flexion)
FRC	기능적 잔기량(functional residual capacity)
ft.	발, 피트(길이의 단위)(foot, feet(the measurement, not the body part)
FUO	열, 알려지지않은 원인(fever, unknown origin)
FVC	강제폐활량(forced vital capacity)
FWB	완전체중부하(full weight bearing)
Fx	골절(fracture)
GI	위의(gastrointestinal)
g	그램(gram)
GSW	총상(gunshot wound)
GYN	부인과학(gynecology)
h, hr.	시간(hour)
H & H, H/H	헤마토크릿과 헤모글로빈(hematocrit and hemoglobin)
H & P	병력과 신체(history and physical)
h/o	병력의(history of)
HA, H/A	두통(headache)
Hb, Hgb	헤모글로빈(hemoglobin)
Hct	적혈구수(hematocrit)
HCVD	고혈압성 심혈관병(hypertensive cardiovascular disease)
HEENT	머리, 귀, 눈, 코, 목(인후)(head, ear, eyes, nose, throat)
HEP	가정운동프로그램(home exercise program)
HIV	인간면역결핍바이러스(human immunodeficiency virus)
HNP	속질핵탈출증(herniated nucleus pulposus)
HOB	침대머리(맡)(head of bed)
HR	심박동수(heart rate)
hs.	시간(hour)
hs	취침시각(at bedtime)
ht.	키, 신장(height)
Ht	헤마토크릿(hematocrit)
Htn or HTN	고혈압(hypertension)
Hx, hx	병력(history)
I & O	섭취량과 박출량(intake and output)
IADL	도구적 일상생활동작(instrumental activities of daily living)
ICU	중환자실(intensive care unite)
IDDM	인슐린의존형당뇨병(insulin dependent diabetes mellitus)
IM	근육내(intramuscular)
imp.	흔적, 인상, 생각, 의견(impression)
in.	인치(길이 단위)(inches)
indep	독립적(independent)
IMV	간헐적 강제환기(intermittent mandatory ventilation)
inf	아래쪽(inferior)
IRDS	영아 호흡곤란증후군(infant respiratory distress syndrome)
IS	유발성 호흡측정기(incentive spirometry)
IV	정맥내(intravenous)
KAFO	무릎발목발보조기(knee ankle foot orthosis)
kcal	킬로칼로리(kilocalories)
kg	킬로그램(kilogram)
KUB	콩팥, 요관 방광(kidney, ureter, bladder)
L or I.	리터(liter)
Ⓛ	왼쪽, 좌측(left)
lat	외측(lateral)
Ib.	파운드(pound)
LBBB	왼쪽 다발갈래차단(left bundle branch block)
LBP	요통(허리통증)(low back pain)
LE	다리(lower extremity)
LOC	의식상실(loss of consciousness, leve of consciousness)
LMN	아래운동신경세포(lower motor neuron)
LOS	입원기간(length of stay)
LP	허리 천자(lumbar puncture)
m	미터(길이)(meter)
MAP	평균 동맥압(mean arterial pressure)
MAR	의료행정기록지(medical administration record)
max	최대의(maximal)
MCC	자동차 사고(motor cycle collision)
MD	의사(medical doctor ; doctor of medicine)
MED	최소홍반량(minimal erythemal dose)
Meds.	투약(medications)
mg	밀리그램(무게)(milligram)
MI	심근경색(myocardial infarction)
min.	최소의, 분(minimal)
ml	밀리리터(부피)(milliliter)

mm	밀리미터(길이)(millimeter)
MMT	도수근육검사(manual muscle test)
mo.	달, 개월(month)
mod.	중간의(moderate)
MP, MCP	손허리뼈(metacarpophalangeal)
MRI	자기공명영상(magnetic resonance imaging)
MRSA	메타실린내성 황색포도구균(methicillin resistant staphylococcus aureus)
MVA	자동차 사고(motor vehicle accident)
NDT	신경발달치료(neurodevelopmental treatment)
neg.	음성의(negative)
NG or ng	코위의(nasogastric)
N.H.	가정 간호(nursing home)
NIDDM	비인슐린 의존성 당뇨병(non-insulin-dependent diabets mellitus)
nn	신경(nerve)
noc	밤에(night, at night)
NPO or npo	아무것도 먹지 않는다.(nothing by mouth)
NSR	정상적인 굴 리듬(normal sinus rhythm)
NWB	체중부하하지 않은, 비체중부하(non weight bearing)
O:	객관적 단락 (objective)
OA	뼈관절염(osteoarthritis)
OB	산과학(obstetrics)
OBS	기질성 뇌증후군(organic brain syndrome)
od	하루에 한 번(once daily)
OOB	이상가능, 병상을 떠나도 좋다(out of bed)
O.P.	외래환자(outpatient)
O.R.	수술실(operating room)
ORIF	개방성 정복, 내고정(open reduction, internal fixation)
OT	작업치료, 작업치료사(occupational therapy, occupational therapist)
OTR	작업치료사(작업치료 후 서명하는 자)(occupational therapist(used to follow official signature of the occupational therapist)
oz.	온스(무게)(ounce)
P	근력검사 단위(불량)(poor)
P:	계획 단락(plan(intervention plan))
P.A.	의사 보조(physician's assistant)
PA	뒤/앞(posterior/anterior)
para	하반신마비(paraplegia)
pc	식후(after meals)
PCL	뒤십자인대(posterior cruciate ligament)
PE	폐색전증(pulmonary embolus)
PEEP	날숨끝양압(positive end expiratory pressure)
PET	양전자방출단층촬영(positive emission tomography)
per	~으로 통해(by/through)
PO or p.o.	입으로(by mouth)
PERRLA	동공, 동등한, 둥근, 빛에 반응과 조절(pupils equal, round, reactive to light, and accommodations)
P.H.	과거력(past history)
p.m.	오후(afternoon)
PMH	과거력(past medical history)
PNF	고유수용성 신경근 촉진법(proprioceptive neuromuscular facilitation)
PNI	말초신경손상(peripheral nerve injury)
POMR	문제에 근거한 의료기록지(problem-oriented medical record)
pos.	긍정적인(positive)
post	뒤(posterior)
post-op	수술후(after surgery(operation))
PRE	점진적 저항운동(progress resistive exercise)
pre-op	수술전(before surgery(operation))
PRN or prn	필요에 따라(whenever necessary, as often as necessary)
PROM	수동관절가동범위(passive range of motion)
PSF	뒤쪽 척추유합술(posterior spinal fusion)
PSIS	뒤위엉덩뼈가시(posterior superior iliac spine)
PT	물리치료, 물리치료사(서명후 사용함)(physical therapy, physical therapist(used after therapist's signature)
PT/PTT	프로트롬빈 시간(prothrombin time/partial thromboplastin time)
Pt., pt.	환자(patient)
PTA	보조물리치료사, 입원전(physical therapist assistant)
PTB	무릎뼈힘줄 부하(patellar tendon bearing)
PVD	말초혈관질환(peripheral vascular disease)
PWB	부분체중부하(partial weight bearing)

qt. 1/4(quart)
Ⓡ 오른쪽, 우측(right)
RA 류마티스성 관절염(rheumatoid arthritis)
RBBB 오른쪽 다발갈래차단(right bundle branch block)
RBC 적혈구수(red blood cell count)
R.D. 영양사(registered dietician)
re: ~관하여(regarding)
rehab 재활(rehabilitation)
reps 반복(repetitions)
resp 호흡(respiratory, respiration)
RN 간호사(registered nurse)
R/O or ro 추정, 확실하지 않은 진단(rule out)
ROM 관절가동범위(range of motion)
ROS 신체조직 재조명(review of systems)
RR 호흡율(respiratory rate)
RROM 저항관절가동범위(resistive range of motion)
RT 호흡치료사(respiratory therapist, respiratory therapy)
Rx 중재계획, 처방, 치료(intervention plan, prescription, therapy)
S: 주관적 단락
s/s 징후와 증상(sign & symptoms)
SACH 견고한 발목관절 쿠션 뒷축(solid ankle cushion heel)
SCI 척수손상(spinal cord injury)
SC joint 복장견쇄관절(sternoclavicular joint)
sec. 초(seconds)
SED 홍반하용량(suberythemal dose)
sig 사용하는 방법 제시, 다음과 같이 주어진다. 표시하라(이름을 붙이시오)(directions for use, give as follows, let it be labeled)
SI(J) 엉치엉덩관절(sacroiliac(joint))
SLE 전신성 홍반성 낭창(systemic lupus erythematosus)
SLP 음성언어병리학(speech-language pathologist)
SLR 무릎을 신전한 채 다리를 들어 올리는 것 (straight leg raise)
SNF 간호 수련기관(skilled nursing facility)
SOAP 주관적, 객관적, 평가, 계획(subjective, objective, assessment, plan)
SOB 짧은 호흡, 단심(shortness of breath)
S/P 상태 후(status post(e.g.,"S/P ? hip fx" means "Pt. fx her hip in the recent past."))
spec 견본, 시험물, 검사물(specimen)
SpO_2 or SPO2 동맥혈내의 산소포화도 %로 표혐됨(saturation of oxygen in the arterial blood)
stat. 즉시, 곧(immediately, at once)
sup 위쪽(superior)
Sx 증상(symptoms)
tab 알약, 타블렛(뜯어낼 수 있는 종이첩)(tablet)
TB 결핵(tuberculosis)
TBI 외상성 뇌손상(traumatic brain injury)
tbsp. 식탁용 큰 스푼(tablespoon)
TENS, TNS 경피신경전기자극기(transcutaneous electrical nerve stimulator or transcutaneous electrical nerve stimulation)
THA 완전엉덩관절 성형술(total hip arthroplasty)
ther ex 치료적 운동(therapeutic exercise)
TIA 일시적인 허혈성 발작(transient ischemic attack)
tid 하루에 세번(three times daily)
TKA 완전무릎관절 성형술(total knee arthroplasty)
TM(J) 관자아래턱관절(temporomandibular(joint))
TNR 긴장성 목반사(ATNR, STNR)(tonic neck reflex(also ATNR, STNR))
t.o. 전화 의뢰(telephone order)
TPR 온도, 맥박 그리고 호흡(temperature, pulse & respiration)
tsp. 차 스푼(teaspoon)
TUR/TURP 경요도 절제술(transurethral resection)
Tx 견인(traction)
TV 일회호흡량(tidal volume)
UA 오줌검사, 오줌 분석(urine analysis)
UE 팔(upper extremity)
UMN 위운동신경세포(upper motor neuron)
URI 위호흡감염(upper respiratory infection)
US 초음파(ultrasound)
UTI 요도감염(urinary tract infection)
UV 자외선(ultraviolet)
VC 폐활량(vital capacity)
VD 성병, 성질환(venereal disease)
v.o. or VO 구두의뢰(예:담당의사의 구두 주문)(verbal orders(e.g., v.o. Dr. Smith/assistant's signature))
vol. 부피, 체적(volume)

VS	생체 징후(맥박, 호흡, 온도, 혈압)(vital signs)
w/c	휠체어(wheelchair)
W/cm²	센치미터 면적당 와트(watts per square centimeter)
WBC	백혈구수(white blood cell (count))
wk.	주(week)
WNL	정상제한범위내, 정상범위(within normal limits)
wt.	체중, 무게(weight)
x	수행된 횟수(X2 = 두 번, X3 = 세 번)(number of times performed(e.g., X2 is twice; X3 is 3times))
y/o or y.o.	연령, 나이(years old)
yd.	야드(거리)(yard)
yr.	해, 년(year)
+1(+2 등등)	보조(주어진 한사람의 보조) assistance(assistance of 1 person given; also written "assistance of 1." Examples:amb...c min + 1 assist., or amb...c+1 min assist, or amb... c min assist. of 1)
♂	남성(male)
♀	여성(female)
↓	감소, 하강, 감소(down, downward, decrease, diminished)
↑	상, 증가, 상승, 증가된(up, upward, increase, augmented)
//	평행한, 평행봉(또한//bars로 쓰인다)(parallel or parallel bars(also written // bars))
c̄	…과 동반한, 함께, 동시에(with)
s̄	…를 동반하지 않고, …없이(without)
p̄	…을 한 후에(after)
ā	…을 하기 전에(before)
~ or ≈	약, 대략(approximately)
Δ	변화, 변화량(change)
=	동등한, 똑같다(equals)
+ or (+)	더하기, 긍정적인(약어 "pos."와 같은 의미)(plus, positive(positive also abbreviated "pos."))
- or (-)	빼기, 부정적인(약어 "neg."와 같은 의미)(minus, negative(negative also abbreviated "neg."))
#	숫자(#1=번호 1), 파운드(5# wt.=5파운드) 무게: 또한 약어 "lb."와 같은 의미
/	…당(per)
%	백분율(percent)
+, &, et.	그리고, 즉 "and"의 의미(and)
↔	~에서 …로 다시 …에서 ~로, 왕복하는 의미(to and from)
→	진전의 의미, 접근의 의미(to progressing forward, approaching)
1°	일차적인(primary)
2°	이차적인, …에 의해 일어난(secondary, secondary to)

약어 사용: 예 (Using Abbreviations: Examples)

다양한 건강기록지에 사용되는 약어 사용의 예가 **표 9.1**에 제공되어 있다.

표 9.1 약어 사용	
In the physician's notes: Pt. has hx of Htn, ASHD, CHF, MI in 2014, TIA in 2015.	**Translation**: The patient has a history of hypertension, arteriosclerotic heart disease, congestive heart failure, myocardial infarction in 2014, transient ischemic attack in 2015.
Orders written in the patient's health record: Up ad lib ASA every 4 hr. BRP prn NPO $\bar{p}$ midnight v.o. Dr. Smith/Janice Jones, OTR	**Translation**: Up at discretion (patient's discretion) Aspirin every 4 hours Bathroom privileges when necessary Nothing by mouth after midnight Verbal order given by Dr. Smith to Janice Jones, occupational therapist
In the physical therapist's note: **Rx**: AROM Ⓡ ankle BID	**Translation: Treatment intervention**: Active range of motion right ankle two times per day.
In health record in doctor's initial note: **imp**: COPD; R/O lung CA	**Translation: Impression**: Chronic obstructive pulmonary disease; rule out lung cancer.
Physician's orders: Record I&O all meds per IV transfer Pt. to ICU	**Translation**: Record intake and output. All medications through intravenous tube. Transfer patient to the intensive care unit.

요약과 목표 (Summary and Objective)

여러분은 건강기록지의 약어를 해석하고 사용할 수 있게 될 것이다. 여러분은 여러분의 클리닉에서 일할 때 본 장에 있는 약어들을 접하게 될 것이다. 여러분이 노트를 작성할 때, 약어를 적절하게 사용할 수 있게 될 것이다. 본 책과 작성지를 완전히 공부하면, 사용된 약어를 인지할 수 있고, 또 물리치료와 작업치료와 관련된 약어를 사용할 수 있을 것이다.

참고문헌 (References)

1. The Joint Commission: Official “Do Not Use” list. Accessed at http://www.jointcommission.org/assets/1/18/dnu_list.pdf on October 20, 2015.
2. American Physical Therapy Association: Additional topics in documentation of patient/client care (.pdf) in Defensible Documentation for Patient/Client Management. Accessed at http://www.apta.org/Documentation/DefensibleDocumentation/ on October 20, 2015.

약어 사용 (Using Abbreviations)

영어로 작성된 문장이나 문구를 약어로 작성되는 문장이나 문구로 번역하시오.

1. In the physician's note:
Translation: Medical Diagnosis: arteriosclerotic cardiovascular disease.

번역: ____________________

2. You must write in the following:
The patient may be 50 percent partial weight bearing left lower extremity per verbal order of Dr. Patel.

번역: ____________________

3. In the OT note:
Intervention plan: occupational therapy treatment twice per day, for basic activities of daily living training, therapeutic exercises, and ultrasound at 1.5 watts per centimeter squared to anterior superior aspect of right shoulder for 8 minutes.

번역: ____________________

4. In the PT note:
The patient has a right below-the-knee amputation. Has used a patellar tendon bearing prosthesis with a solid ankle cushion heel foot for 15 years.

번역: ____________________

5. In the OT note:
Patient's respiratory rate increased 12 breaths per minute after completing only 3 minutes of basic activities of daily living.

번역: ____________________

6. <u>In the PT note:</u>
The patient ambulated in the parallel bars, full weight bearing right lower extremity, for approximately 10 feet for two repetitions with minimal assistance of one person for balance

번역:

7. <u>In the PT or OT note:</u>
Anticipated Goal: decrease dependence with transfer wheelchair to bedside commode to moderate assistance of 1 person within 1 week.

번역:

8. <u>From the health record:</u>
Past medical history: abdominal aortic aneurysm, hypertension, and amyotrophic lateral sclerosis.

번역:

9. <u>From the health record:</u>
X-ray examination reveals fracture of the left third metacarpal immediately proximal to the metacarpophalangeal joint

번역:

10. <u>An order for you to write:</u>
Speech language pathologist for swallow & cognitive evaluation per verbal order of Dr. Martin.

번역:

약어 사용 (Using Abbreviations)

약어로 작성된 문장이나 문구를 영어로 작성되는 문장이나 문구로 번역하시오.

1. Physician's orders:
   NPO p̄ midnight for PET scan
   at 0900.

   번역: ______________________________

2. From the Pt. care note:
   Pt. c/o ↑ Ⓛ hip pain p̄amb 150 ft. x 1
   c̄ a walker FWB Ⓛ LE c̄min assist +1
   for balance & verbal cues for
   sequencing c̄ device.

   번역: ______________________________

3. In the health record:
   Dx: DOE; R/O PE

   번역: ______________________________

4. Order written in the health record:
   D/C US in area of Ⓛ SC joint.

   번역: ______________________________

5. Medical Dx:
   Fx Ⓡ clavicle & grade III subluxation
   R AC joint s/p fall

   번역: ______________________________

6. In the physician's note:
   Pt's FBS is 450.

   번역: ______________________________

7. In the health record:
   Dx: MRSA bacteremia.

   번역: ______________________________

8. In the physician's orders:
   Repeat CBC in 4 hrs. to check Hgb
   & Hct p̄ 2 units RBC given

   번역: ______________________________

9. In OT or PT note:
c/o SOB p̄ bilat. UE PNF exercises

번역:

____

____

10. In the physician's orders:
Head CT scan to eval for TBI s/p MCC

번역:

____

____

10장 ICF 시스템을 이용한 기록 문서화의 소개

경험이 많은 임상가들은 왼쪽 편마비 뇌졸중 환자들도 각기 서로 다른 임상적 특성과 기능 능력을 가졌음을 알고 있다. 이런 관점에서 보면, 물리치료사는 다중 접근법(전통적인 객관적 측정 이외에 환자의 환경 접근성, 재정 상태, 사회적 지지 시스템 등을 포함한)으로 각 환자를 살펴봐야 한다. 이들 모든 요소는 환자의 회복과 기능적 결과에 심오한 영향을 줄 수 있다. 환자의 현재 기능 상태와 회복 가능성에 대한 가장 정확한 전체 그림을 그리기 위해서는, 물리치료사는 자신 앞에 있는 환자에 대해 가능한 많은 정보를 공유해야 한다.

ICF의 배경 (Background on ICF)

수년 동안, 대부분의 의학적 사고는 분류에 대한 기초로서 장애로 초점을 맞추어 온 의학적 모델을 기반으로 이루어졌다. 이것은 여러 분야에서 의학적 상태의 기록 문서화로 반영되어 왔다. 그러나 새로운 기술과 의학적 진단과 치료의 후속 발달이 임상가로서 우리가 환자와 진단을 어떻게 살펴보는가에 문화적 이동을 일으켰다. 결과적으로, 초점은 사람의 기능과 장애의 분류로서 세계보건기구(WHO)의 ICF(International Classification of Functioning, Disability and Health)를 채택하는 것이다.

ICIDH(International Classification of Impairment, Disability and Handicaps)는 시범의 목적을 위해 WHO에 의해 1980년에 최초로 제안되었고, 그 다음 2001년 54회 World Health Assembly에서 모든 WHO 멤버들에 의해 만장일치로 채택되었다. ICF는 포괄적 건강 측정에 대한 구성 체계를 설정하도록 설계되었다.

ICF의 구성 체제는 개인의 건강 경험을 보다 정확하게 묘사하기 위해 생물적, 사회적 및 개인적 요소의 상호관련성을 다루는 건강의 생물심리사회적 모형을 이용한다. 건강이 악화하고 어떤 장애를 경험하게 될 모든 사람을 인정함으로써, ICF 모델은 장애를 "사람이면 누구나 경험할 수 있는 것"으로 바라본다.

ICF의 모델과 용어 (The ICF Model and Terminology)

ICF를 이용한 사/람의 건강 상태에 대한 묘사와 분류는 **그림 10.1**에 있는 다중 요소 체계를 기반으로 한다.

모든 요소나 분류는 "활동(activity)"이란 요소를 둘러싸고 있으며, 활동은 과제나 행위를 하는 환자의 수행으로 정의된다. 활동을 수행하는 사람의 능력은 활동을 둘러싸는 모든 요소에 의해 영향을 받는다. "참여(participation)"는 활동과 구별되는 요소이며, 삶과 관련되는 활동으로 정의된다. 그러나 임상 직무와 진화된 ICF 문헌은 하나의 요소로서 활동과 참여를 보여 준다: 활동과 참여. 이들 두 요소를 구분하기 하기 위해서는 직무 유용성과 요구에 대해 몇 가지 관련성이 있다. ICF 문서는 운동 요소와 과제를 설명하는 여러 장들을 통해 수 백개의 활동과 참여의 예를 제공하고 있다. 운동 과제의 설명은 앉기나 무릎꿇기와 같은 신체 자세 유지에서부터 달리기, 수영하기, 식사 준비하기 등과 같은 높은 수준까지 매우 다양하게 이루어지고 있다. 두 요소인 활동과 참여의 구분이 학술적으로 논란이 있음에도 불구하고, Center of Medicare & Medicaid Services(CMS)는 11개의 기능 제한 범주를 만들 때 이들 두 요소를 채택했다 (22장에서 자세히 설명될 것임).

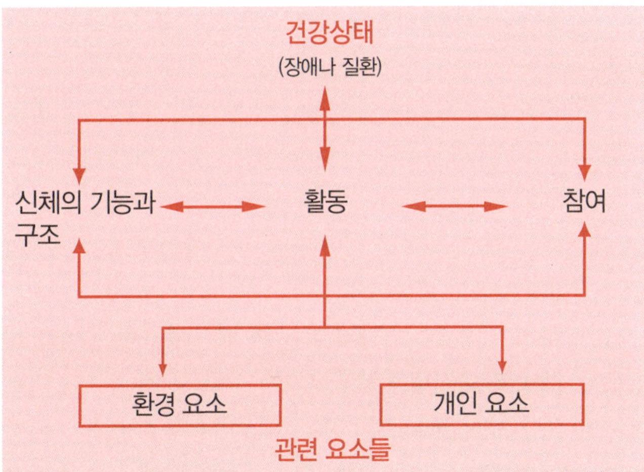

그림 10.1 ICF의 장애 모델

건강 상태(health condition)는 질병이나 의학적 질환을 의미한다. 신체의 기능과 구조는 사람의 생리적 상태와 해부적 생태로 간주된다. 신체의 기능은 생리적 상태이며, 모든 신체 체계를 포함한다. 다시 말해, 신체 기능을 폭넓게 설명하면, 심리운동조절, 시각공각 인지, 통증인지, 전정기능, 심혈관 기능 및 호흡기능 이외에, 특정 뼈의 가동성, 특정 근육의 근력과 지구력, 반사 상태, 또는 안정시의 근육긴장 등과 같은 근육과 관절의 기능 등이다. 신체의 구조는 모든 기관계의 해부학적 상태를 나타내는 것이며, 뇌, 척수, 심장, 호흡계, 피부계, 뼈, 관절, 인대 등의 독특한 구조물을 다룬다.

2 종류의 상황 요소가 있다: 외적인 환경 요소와 내적인 개인 요소. 상황 요소는 환자가 장애와 전반적인 건강을 경험하는 방법에 영향을 준다.

환경 요소로는 환자의 물리적 환경(예, 음식, 약, 생산물 등의 이용도와 개인 사용에 대한 테크놀러지). 사회적 태도, 법적 장벽 및 사회적 장벽(예, 사회적 오명), 건축학적 특성(예, 건물의 디자인), 개인 사용을 보조용품(예, 보조기, 의수족, 원격조정기, 휠체어), 그리고 재정적 재산 등이 있다. 또한 환경 요소는 사회적 기대와 태도를 포함하는데, 이것은 건강전문가가 공식적으로 기록을 알아낼 수 없는 요소들이다. 건강 상태에 부정적으로 영향을 줄 수 있는 사회적 기대와 관련된 환경 요소의 한 예는 휠체어를 사용하는 아동의 부모가 그 아들이 스포츠 활동에 참여하는 것을 기대하지 않는 것이다. 이것은 유산소 훈련과 근력 향상 운동과 같이, 건강 상태를 향상시키는 운동을 허락하지 않기 때문에, 결과적으로 아동의 건강 상태를 더욱 나쁘게 만드는 것이다.

환경 요소는 재활 결과에 영향을 주는 요소들의 폭과 영역(scope)을 고려하는 물리치료사에게 유용하다. 환경적 제한은 반드시 물체로부터 발생하는 것은 아니고, 사람으로부터 발생할 수도 있다.

개인 요소도 건강 상태에 영향을 줄 수 있는 상황 요소이다. 비록 사회적 변수와 문화적 변수 때문에, 현재 ICF가 개인 요소를 분류하지 못하고 있지만, 연령, 성별, 사회적 배경, 교육 수준, 과거와 현재의 경험 및 행동 양상 등의 개인 요소가 자신의 건강 상태에 영향을 줄 수 있다.

ICF 구성 체제에 나타나지 않은 몇 개의 중요한 용어와 개념들은 그 상황 내에서 이해될 필요가 있다. 신체 구조와 기능에서의 손상(impairment)은 신체 기능이나 구조가 갖는 문제이다. 활동의 문제는 활동 제한이고, 참여의 문제는 참여 제한이다. 환경 요소에서 긍정적으로 건강 상태를 촉진하는 것들을 "촉진자(facilitator)"라 하고, 건강 상태를 방해하는 것들을 "방해자(barrier)"라 한다. ICF에서, 장애(disability)는 신체 기능과 구조의 손상을 포함할 뿐만 아니라, 활동과 참여의 제한을 포함하고 있다. 신체 기능과 구조의 문제와 활동과 참여의 문제는 일반적 표준 사람으로부터 얼마나 벗어났는지를 의미한다. 명심해야 할 것은 ICF에서 장애는 예측가능한 건강 상태의 악화를 반드시 의미하지도 않고, 직접적으로 유도하지 않는다는 점이다. 환경 요소, 개인 요소, 그리고 장애와 건강 질환의 심각도가 환자의 최종 건강 상태에 영향을 준다.

ICF 코딩에서의 수행 분류자와 능력 분류자 (Performance and Capacity Qualifiers in ICF Coding)

ICF 구성 체계가 기능(functioning)과 장애(disability)를 기술하고 측정하는 국제 기준이 되고 있다. ICF에서, 기능(functioning)이란 용어는 모든 기능, 활동 및 참여를 의미하고, 장애(disability)는 손상(impairment), 활동 제한(activity limitations) 및 참여 제한(participation restriction)을 의미한다. 이들 용어를 아는 것이 핵심인데, 그 이유는 ICF가 이들 용어를 건상 상태(예, 질병, 장애, 손상 등)와 상황 요소사이의 상호작용의 결과로서 보고 있기 때문이다.

ICF는 글자와 숫자로 구성된 코딩 시스템을 이용하여 건강 상태를 다양한 영역으로 분류하고 있다. ICF는 아래와 같이
4 영역으로 분류하고 있고, 이것은 글자로 표현된다.

- 신체 기능(b)
- 신체 구조(s)
- 활동과 참여(d)
- 환경 요소(e)

이들 영역은 다시 2개의 범주로 나누어진다: 수행 분류자(performance qualifier)와 능력 분류자(capacity qualifier).
이들 분류자는 손상의 유무와 심각도를 나타내는데 이용된다.

수행 분류자는 사람이 행하는 것이 무엇이고, 현재의 환경에서 그가 어떻게 작용하는지를 설명하고 있다.

수행에 대한 설명은 항상 사회적 상황을 띠지만, 환자가 기능 과제를 수행하기 위해 보조장비를 사용하는지 아니면, 다른 사람의 도움을 받는지 등의 다른 정보를 포함할 수 있다. 능력 분류자는 과제나 행위를 수행하는 환자의 능력을 말하고, 주어진 순간과 영역에서 그 사람의 가장 높은 기능 수준을 의미한다.

- 신체 기능(b) – 손상의 크기
- 신체 구조(s) – 손상의 크기, 변화의 특성, 위치

- 활동과 참여(d) – 현재 환경에서의 수행, 도움이 없을 때의 능력, 도움이 있을 때의 능력, 도움이 없을 때의 수행.
- 환경 요소(e) – 촉진자 또는 방해자

수행 분류자와 능력 분류자를 분석함으로서, 관련된 환경 요소가 환자의 과제나 활동의 수행을 위한 촉진자인지 아니면 방해자인지를 결정할 수 있다.

이들 정보는 주어진 건강 상태나 장애가 기능의 3가지 레벨(손상, 활동 제한과 참여 제한)에 어떻게 관련되는지를 쉽게 알 수 있도록 만든다. 예를 들어,

건강 상태: 뇌졸중
손상: 마비
활동 제한: 공공운송 시스템에 접근할 수 있는 에스컬레이터를 타거나 계단 위로 올라갈 수 없다. 이것은 참여 제한을 초래한다.
참여 제한: 뇌졸중을 당하기 전에 참여했던 종교 행사에 참여할 수 없다.

이런 포맷은 모든 건강 상태에 적용될 수 있다. 건강관리제공자는 이들 요소를 확인함으로서, 모든 건강 상태의 각 기능 수준을 해결하는데 사용되는 중재를 결정할 수 있고, 환자의 전반적인 건강을 향상시키기 위해 건강 상태의 발생이나 재발을 예방할 수 있는 예방적 조치를 할 수 있다.

ICF 분류법에서는, 영역의 글자 다음에, 그 영역내의 손상을 의미하는 항목 코드가 뒤따른다. 각 항목 코드는 특정 상태를 나타내기 위해 WHO와 ICF 분류법에 의해 정의되었듯이, 4개의 숫자로 구성된다. 항목코드 숫자 다음에 소수점을 찍은 다음, 물리치료사는 개별 환자의 개별 항목코드를 위해, 분류자의 심각도를 의미하는 숫자를 할당한다. 이 숫자는 다음과 같은 비율척도에 근거된다.

0	문제 없음
1	약간의 문제
2	중등도의 문제
3	심각한 문제
4	완전한 문제
8	명시되지 않음
9	적용되지 않음

예를 들어, 환자의 어깨뼈 ROM에 대한 코딩은 b7200으로 표기된다. 여기에서 "b"는 신체 기능의 영역을 의미하고, "7200"은 어깨뼈 가동성의 특정 범주를 의미한다. 만약 우리의 예에서 환자의 어깨뼈 가동범위가 완전히 소실되었다면, 코딩은 b7200.4가 될 것이다.

선택된 척도뿐만 아니라, 소수점 이하의 분류자의 숫자는 환자의 특성을 바탕으로 치료사의 재량으로 코딩의 목적에 맞게 재단될 수 있다.

부가적인 분류자는 코딩된 요소에 따라 다른 의미를 가진다. 예를 들어, 활동과 참여에 대한 두 번째 분류자는 표준 환경에서 수행할 수 있는 환자의 능력을 의미한다. 그러나 신체 구조에 대한 두 번째 분류자는 해부학적 변화의 특성을 나타낸다. 활동과 참여의 분류자는 클리닉에서 스킬을 수행하는 환자의 능력과 자연 환경에서 동일한 스킬을 수행하는 환자의 능력을 구분하는 것이다. 이런 구분은 실제 환자의 기능 능력에 대한 중요한 정보를 제공한다. 예를 들어, **그림 10.2**는 활동과 참여의 영역이 보조장비를 사용하지 않을 때 균형의 어려움을 갖는 파킨슨병 환자를 위해 어떻게 적절한 분류자로 분해되는지를 보여주고 있다.

ICF의 더 쉬운 사용과 수행을 촉진하기 위해, WHO ICF 위원회의 멤버들은 기록 문서화에 사용할 수 있는 분류자의 표준 세트를 만들고 있다. ICF의 양식도 건강관리가 진화함에 따라 건강 관련 정보에 대한 미래의 요구를 충족시킬 수 있는 새로운 그룹의 분류자를 허용하고 있다.

ICF 코딩을 사용할 때, 모든 영역과 범주는 항목코드 뒤에 오는 분류자를 포함해야 한다. 분류자는 그 범주의 실제 상태를 나타낸다. 코드에 분류자를 사용하지 않으면, 환자가 달릴 수 있음을 명시할 수 있지만, 그가 얼마나 빨리 달리는지를 명시할 수 없다; 또는 정강뼈가 골절되었음을 명시할 수 있지만, 골절의 종류와 심각도를 명시할 수 없다; 환자가 그 지역에 거주하고 있음을 명시할 수 있지만, 그가 노숙자를 위한 장소에서 살고 있는지 아니면 아단원에 살고 있는지를 명시할 수 없다. 이런 점에서, 코딩은 환자의 검진과 평가의 임상적 관계를 가지고 있다.

코딩 직무를 가르치는데 도움을 주기 위해, ICF 커뮤니티는 ICF 교재를 보충하는 임상 교재를 모으고 있다. 표준 ICF 교재와 아동 버전인 이들 교재는 다음과 같은 타이틀로 되어 있다: Procedural Manual and Guide for Standardized Application of the ICF: A Manual for Health Professionals. ICF 범주는 코어 세트로 불리는 친사용자 중심의 코드의 세부 세트로 나누

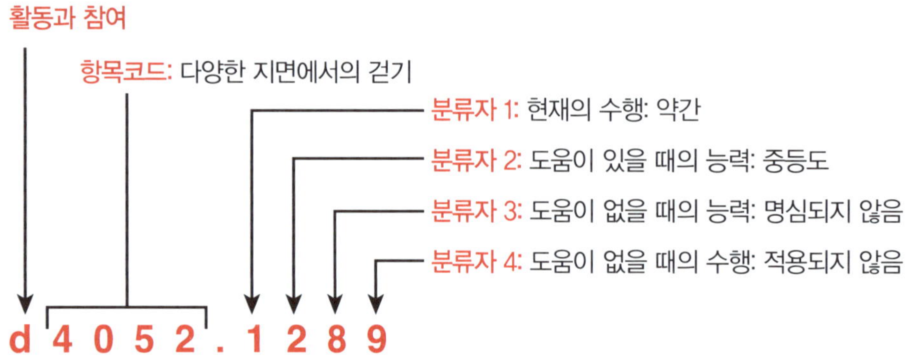

그림 10.2 항목코드와 분류자로 기재된 활동과 참여

어질 수 있다. 이 코어 세트는 특정 전문분야나 특정 건강상태를 가진 환자를 기술하기 위해 고안되었다. 코어 세트(core set)는 뇌졸중, 류마티스 관절염, 요통, 유방암 등을 포함한 다양한 건강 상태를 위해 발달되었다. WHO는 물리치료사가 일상 직무에서 가장 많이 사용할 것 같은 코드 세트와 같이, 특정 전문 분야에 가장 타당한 코드를 제공하기 위해 다른 코어 세트를 만들 수 있다.

ICF 코드의 국내적 이행과 국제적 이행 (National and International Implementation of ICF Codes)

ICF 언어는 환자의 건강 상태를 만들기 위해 수렴하는 모든 요소를 포함하는 통합 모델을 만든다. ICF는 장애를 가진 사람과 건강관리의 제공과 관련된 사람을 대표하는 첫 번째 건강 모델이다. 경우에 따라서는 환경 요소에 관한 환자의 건강기록지에서 수집된 정보가 의료 진단 만큼 환자의 건강 상태를 잘 알 수 있다고 ICF는 강조했다.

WHO가 질병의 원인, 죽음 및 장애에 대한 통계를 비교하는 목표를 가지고 있기 때문에, 국가를 서로 이어주고, 시설 기관을 서로 연결하는 용어의 표준화가 필요하다.

건강 상태를 기술하는 장점 이외에, ICF는 국내적으로나 국제적으로 의료 연구를 통합하는 역할을 하고 있다. The National Committee on Vital and Health Statistics(NCVHS)는 Consolidated Health Informatics(CHI)의 일부처럼, 전자정보교환에 대한 공통 언어로써 ICF의 용어, 분류시스템, 개념을 추천하고 있다. 이런 분류법의 사용은 연방 정부의 연구에서 지지되어 왔다. 이런 추천은 Department of Health and Human Services(DHHS)의 지지를 받았는데, 그 의미는 ICF 언어가 U.S National Library of Medicine's Unified Medical Language System으로 통합된다는 것이다. DHHS는 Social Security Administration(SSA), Veteran's Ad ministration(VA), Center for Disease Control and Prevention(CDC), National Center for Health Statistics(NCHS), National Institutes of Health(NIH), National Center for Medical Rehabilitation Reasearch(NCMRR), 그리고 Center for Medicare and Medicaid Servies(CMS)와 같은 다양한 연방 기구에 연결되어 있다.

ICF는 의료 진단을 위한 분류시스템인 International Classification of Disease(ICD)와 ICF를 연결하는 WHO의 노력 일환으로서 전 세계적으로 이행되고 있다.

현재의 10번째 반복(ICD−10)에서는, ICD가 역학, 건강 경영, 임상 목적을 위한 표준 진단 도구이다. 이것은 질병과 다른 건강 문제의 유병률과 이환률을 모니터하는데 이용되고, 국가와 인구집단의 일반적인 건강 상황을 알려준다. 의사, 간호사, 기타 건강관리제공자, 연구원, 건강정보 매니저, 코딩 기입자, 건강정보 기술자, 정책입안자, 보험업자 및 환자의 조직 등이 다양한 건강기록지(사망증명서, 건강기록지 등)에 기록된 질병과 기타 의료 상태를 분류하기 위해 ICD를 사용한다. 임상, 인적 및 질적 목적을 위해 진단적 정보를 저장하고 회수하는 것 이외에, 이들 건강기록지는 WHO member states에 의해 편집된 국가 사망률과 이환률 통계의 토대가 된다. 끝으로, 많은 주들이 지급과 자원배분을 결정하기 위해 ICD를 사용하고 있다.

미래의 11번째 ICD 반복(ICD−11)은 ICF 분류시스템과 ICD−11을 제휴하는 것이다. 그런 연결들은 ICF에서 발견되는 건강 상태의 구성 요소가 ICD 진단적 범주의 기술에 포함되도록 권장할 것이고, 또 진단적 범주와 관련된 건강 상태 이슈의 폭넓은 범위에 대한 정보 처리를 촉진할 것이다. ICF와 ICD 사이의 뚜렷한 관계는 특히 공중보건 목적과 다른 형태의 건강 관련 연구를 위해 전자기록 적용 안에서 건강 관련 정보의 변화를 권장할 것이다. ICD-11은 2018년 5월에 완성될 것이고, WHO Executive Board와 World Health Assembly(WHA)이 그것을 지지할 것이다.

현재 사용되는 기록 직무와 ICF의 통합 (Integrating ICF Into Current Documentation Practices)

ICF의 제한된 수용에도 불구하고, 임상 직무 안에 ICF를 합병시키는 가장 좋은 방법에 대해 몇 가지 의문이 남는다. 비록 ICF 템플릿이 데이터 수집을 촉진할지라도, 템플릿이 무엇을 포함해야 할지에 대해 임상 직무의 여러 영역 간에 의견 합치가 없다; 각 전문 분야는 자신만의 독특한 분류자를 가지고, 모든 전문 분야가 동일한 분류자를 가지는 것은 아니다. 어느 정도 분류자들이 중첩될 수 있지만, 환자 상황에 대해 몇 가지 주요 분류자에서 차이가 있을 수 있다. 예를 들어, 오른쪽 편마비를 가진 왼쪽 뇌졸중 환자와 같은 신경학적 질환을 가진 사람은 먼쪽 노뼈 골절과 같은 정형외과적 질환을 가진 환자와는 다른 분류자를 가질 수 있다.

아직 폭넓게 채택되지 않은 구성 체계로 이루어진 기록 문서화는 성공을 보장하기 어렵다. 이런 문제를 해결하는 하나의 방법은 ICF의 구성 체계를 학생 교육에 편입시키고, 임상 추론 스킬의 폭넓은 사용을 촉진하는 것이다. 그러나 ICF가 생산성이 중요한 일상 임상 직무의 주류되기 위해서는, ICF가 시간을 절약해야 하고, 또 지급의 증가와 같은 이점을 이끌어내야 한다.

하나의 관심사는 ICF가 보험회사와 지불기관의 현재 지급과 양립할 수 없다는 것이다. ICF 구성 체계는 건강관리(시설기관과 개별 제공자)의 데이터 분야로서 어떻게 기능 상태를 코딩하는지에 대해 검증과 검사를 받을 필요가 있다. ICD-10의 채택과 미래의 ICD-11 추진으로, 이들의 양립이 진화할 수 있고, 5-10년이 지난 후에는 더욱 잘 정렬될 것이다.

ICF를 직무에 즉각 편입시키는 방법에 관해, SOAP 노트와 환자/고객 관리노트에서 ICF 언어를 사용하는 가장 논리적인 방법은 ICF를 SOAP 노트의 사정과 계획 단락과 환자/고객 관리노트의 평가, 기대 성과 및 예상 목표 단락 안에 편입시키는 것이다.

ICF와 기대 성과 (ICF and Expected Outcomes)

물리치료사 직무지침서는 기대 성과를 기능적 측면에서 작성하도록 권장한다. 활동과 참여의 분류 아래에 있는 ICF의 범주는 물리치료사가 운동수행과 관련된 기능적 결과에 대한 생각을 이끌어낼 수 있는 자원을 포함하고 있다. 이들 장(chapter)들은 이동, 앉기와 서기의 자세유지, 보행, 휠체어 사용, 물체 운반, 식사 준비하기, 다양한 자조활동 및 집일 등과 같은 재활의 기대 성과로 자주 나타나는 활동을 포함한다. 물체를 밀고 당기기, 등반하기, 자전거 타기, 자동차 운전하기, 상품과 서비스, 집안 물건(차, 식물, 동물 등) 관리하기 등과 같이, 기대 성과로 자주 인식되지 않는 다른 활동들이 존재한다. 활동 수행을 필요로 하는 사람에게 맞는 범주도 존재한다. 다른 주요 영역에는 교육시설과 고용시설을 위한 활동, 종교활동 참여, 그리고 여가 활동 등이 존재한다. 기능적 결과에 대한 물리치료사의 생각을 확장시키기 위해, 활동과 참여의 분류는 물리치료사에게 풍부한 자원을 제공한다.

역으로, 현재 ICF 범주에 포함되지 않은 활동의 기대 성과를 설정하는 치료사는 다른 특정 범주 중의 하나를 이용하여 기대 성과를 작성해야 한다. 흥미를 가진 사람들에 국한된 기대 성과는 그 기대 성과에 대한 자료를 수집할 수 있다. 그리고 높은 이용도의 잠재성을 가진 새로운 아이디어는 최근의 ICF 버전에 소개될 수 있다.

기대 성과는 활동과 참여에 이용되는 코딩 시스템을 통해, 그리고 부분적으로 분류자의 이용을 통해 ICF와 다른 관련성을 가진다. 활동과 참여를 위한 첫 4개의 분류자는 다양한 질환의 환자 능력을 기술한다. "수행"이라는 용어를 사용하는 분류자는 전형적인 상황(집 또는 이웃)의 일상 생활에서 사람이 얼마나 잘 수행하는지를 설명한다. "능력"이라는 용어를 사용하는 분류자는 임상 시설과 같은 표준 환경에서 수행할 수 있는 환자의 최고 능력 수준을 의미한다. 표준 환경에서의 환자 능력에 대한 기술은 환자의 수행 능력을 방해하는 환경 요소를 제거하는 것이다.

그림 10.3은 활동과 참여 영역에서 단거리 보행의 범주에 이용되는 코드의 모형을 보여 준다. 본 사례에서, 첫 번째 분류자(수행)는 평상시 환경에서 환자가 얼마나 잘 걷는지를 나타낸다. 두 번째 분류자(도움이 없을 때의 능력)는 클리닉과 같은 표준 환경에서 환자가 얼마나 잘 걷는지를 나타내지만, 이것은 다른 사람이나 장비의 도움 없이 이루어진다. 세 번째 분류자(도움이 있을 때의 능력)는 동일한 표준 환경에서 다른 사람이나 장비의 도움을 받고 환자가 얼마나 잘 걷는지를 나타낸다. 네 번째 분류자(도움이 없을 때의 수행)는 평상시 환경에서 환자가 얼마나 잘 걷는지를 나타내지만, 이것은 다른 사람이나 장

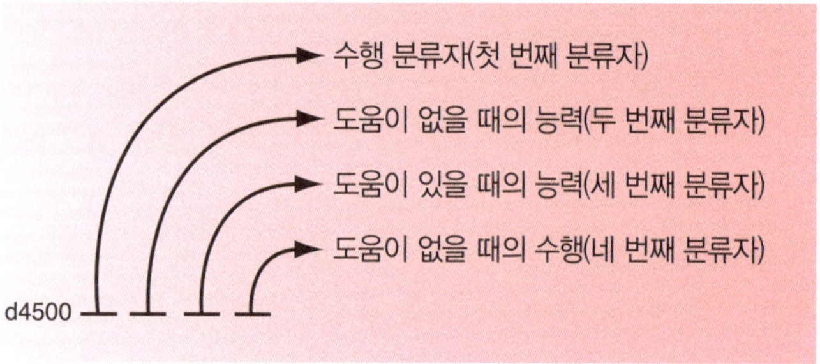

그림 10.3 분류자를 확인하는 활동과 참여 코드의 유형

비의 도움이 없는 경우이다.

단거리 보행에 어려움을 겪는 사람이 있다고 생각해 보자. 평가하는 물리치료사는 환자가 다양한 조건 아래에서 이들 활동(보행)을 어떻게 수행하는지를 의미하는 수행 분류자와 능력 분류자를 사용할 수 있다. 아래의 것은 단거리 보행의 활동에 사용되는 분류자의 요약된 척도이다.

d4500: 단거리 보행

0	제한 없음 (0–4%, 없음)
1	약간 제한 (5–24%, 약간)
2	중등도 제한 (25–49% 중간)
3	심한 제한 (50–95%, 높음)
4	완전 제한 (96–100%, 전체)

예를 들어, 만약 어떤 사람이 보조장비 없이 카펫이 깔린 집에서 혼자 살고 있다면, 그녀의 수행 분류자는 4점이 될 것인데, 그 이유는 자신의 집에서 보행할 수 없기 때문이다. 만약 그녀가 카펫이 깔리지 않은 임상 시설에서 걸을 수 있지만, 장비의 도움 없이 걷기 위해서는 다른 사람의 도움을 필요로 한다면, 그녀의 두 번째 분류자(도움이 없을 때의 능력)는 4점이 될 것이다. 그러나 만약 카펫이 깔리지 않는 임상시설에서 네발 지팡이를 가지고 걷도록 주문을 받았을 때 그녀가 혼자 힘으로 10피트를 걸었다면, 이것은 도움이 있을 때의 능력이기 때문에, 세 번째 분류자에는 2점이 부여될 것이다. 그녀의 보행 능력을 향상시키는데 있어 보조장비가 매우 중요하기 때문에, 그녀는 도움이 없을 때의 수행(네 번째) 분류자에서 4점을 부여받을 것이다. 그 이유는 그녀가 네발 지팡이 없이는 집에서 전혀 걸을 수 없기 때문이다. 그녀의 보행 활동 상태에 대한 4개 시나리오의 모든 정보는 다음과 같은 코드: d4500.4424에 의해 요약될 수 있다.

이들 네 가지 분류자 사이의 점수 차이는 보조장비나 다른 사람의 도움을 첨가시키거나, 환경적 방해요소를 수정시키면 바뀔 수 있고, 임상가는 이를 통해 환자의 단거리 보행 능력을 향상시킬 수 있다. 활동과 참여의 범주에 분류자를 코딩함으로써, 환자 상태가 향상되었음을 보여주는 정보는 환자의 평상시 환경에서도 긍정의 성과 달성을 강화시킨다(만약 적절한 보조장비, 다른 사람의 도움 및 환경적 변화가 제공되었다면). ICF 코딩을 통해 건강상태의 변화를 보여주는 방법은 기대 성과를 향상하고, 환자의 참여를 강화하는 중재의 필요성을 더욱 강화시킬 것이다.

ICF와 예상목표
(ICF and Anticipated Goals)

물리치료사 직무지침서는 기능, 손상 또는 양쪽 모두를 포함하듯이 예상목표를 기술한다. 기능 결과를 성취하는 단계로서 작용하는 목표는 기대성과에 대해 언급했던 ICF의 활동과 참여의 장들에서 동일한 자원을 사용할 수 있다. 손상 중심의 목표는 신체의 구조와 기능에 관련된 장들의 기준이 될 수 있다. 비록 신체 기능의 대다수 범주들이 여러 측면에서 운동수행과 직간접적으로 관련된다하더라도, 감각 기능과 통증, 심혈관계과 호흡계, 신경근육뼈대계, 기능과 관련된 운동, 그리고 피부의 기능과 관련 구조물을 다루는 장(chapter)에 목록된 신체 기능의 범주들이 주로 물리치료사들이 사용하는 범주이다.

신체 구조의 상태가 재활의 성공적인 목표를 위한 예후에 분명히 영향을 주더라도, 신체 구조의 손상을 기술하는 범주는 임상적으로 재활의 목표와 덜 연관될 것이다. 목표에 도움을 줄 수 있는 몇몇 신체 구조는 특정 근육과 다른 물렁조직, 특정 관절 및 피부계의 범주에 속한다. 예상목표를 설정하는 물리치료사는 ICF 범주의 목록에 존재하지 않는 신체 기능이나 신체 구조를 위해, 다른 범주 중의 하나를 이용하여 목표를 작성해야 한다. 예상목표는 자료를 분석하는 방법을 가지고 있어야 하고, 또 이용도가 높은 새로운 아이디어가 ICF의 최근 버전에 소개해야 한다.

기대성과와 비슷하게, 신체 기능이나 신체 구조에 대한 손상의 해결을 기술하는 목표는 ICF의 코딩에 의해 기록이 더욱 잘 이루어질 수 있다. 아래의 예는 "신체 한쪽 측면에 대한 근육의 일률"을 나타내는 신체 기능의 코드인 "b7302"의 이용과 손상의 심각도를 나타내는 첫 번째 분류자에 대한 척도를 보여주고 있다.

b7302.0 = 손상 없음
b7302.1 = 신체 한쪽면의 파워에 경미한 손상이 있음(5–24%)
b7302.2 = 신체 한쪽면의 파워에 중등도 손상이 있음(25–49%)
b7302.3 = 신체 한쪽면의 파워에 심한 손상이 있음(50–95%)
b7302.4 = 신체 한쪽면의 파워에 완전한 손상이 있음(96–100%)

경미한 손상보다 더 낮은 "손상 없음"은 첫 번째 분류자에서 "0"으로 표기될 것이다.

다른 날짜의 근육 일률에 대한 ICF 코드의 기록은 첫 번째 분류자에서 변화를 통해 근육 일률을 일으키는 환자 능력의 진전을 보여주고, 목표달성을 더 잘 기록할 수 있다.

예를 들어, 신체 왼쪽에 대한 근육 일률은 재활의 경과에 따라 점차 향상되고 있다. 최초 평가에서 b7302.3(심각한 손상) 코드를 받았던 사람은 3주 후의 평가에서 b7302.1(경미한 손상) 코드를 받았다. 신체 구조에서 손상의 코딩도 또한 목표 달성을 위한 기록 문서화를 강화할 수 있다.

요약과 목표 (Summary and Objective)

ICF는 사람의 건강 상태에 영향을 주는 다요소(multiple factors)를 묘사하는 기회를 물리치료사에게 제공한다. ICF는 그들이 제공하는 서비스를 지역사회, 주, 연방 및 국제보건 준비시스템(international health provision system) 안에 편입시킨다. 그리고 ICF는 공중보건 분야와 다양한 연구 형태를 통해 물리치료 서비스의 장점을 기술하는 방법을 제공한다. 물리치료사는 ICF와 친숙해야 하고, 만약 건강과 웰니스의 서비스에 효율적으로 참여하고 있다면, 지속적인 발전에 참여해야 한다. 본 장은 ICF 구성 체계의 기록 문서화에 대한 기본적인 정보를 소개하고 있다. 본 장의 개념을 공부한 후에, 여러분은 다음의 연습 사례를 작성할 수 있어야 한다.

참고문헌 (References)

1. ICF: International Classification of Functioning, Disability and Health. World Health Organization, Geneva, 2001.
2. Towards a Common Language for Functioning, Disability, and Health. Accessed at http://www.who.int/classifications/icf/training/icfbegininnersguide.pdf on September 25, 2015.
3. Jette, AM, Tao, W, and Haley, SM: Blending activity and participation sub-domains in ICF. Disability and Rehabilitation 29(22):1742–1750, 2007.
4. Schuntermann, M: The implementation of the International Classification of Functioning, Disability and Health in Germany: Experiences and problems. International Journal of Rehabilitation Research 28(2):93–102, 2005.
5. American Physical Therapy Association: Functional Limitation Reporting Under Medicare. Accessed at http://www.apta.org/Payment/Medicare/CodingBilling/Functional Limitation/FAQs/General/ on February 24, 2015.
6. Classifying and Reporting Functional Status. Subcommittee on Populations. National Committee on Vital and Health Statistics (NCVHS). Accessed at http://www.ncvhs.hhs.gov/010617rp.pdf on December 30, 2013.
7. Centers for Disease Control and Prevention: Classification of Diseases, Functioning, and Disability. Accessed at http://www.cdc.gov/nchs/icd.htm on September 24, 2015.
8. Board on Health Science Policy, Institute of Medicine: The Future of Disability in America. National Academies Press, Washington, DC, 2007.
9. Peterson, DB, & Rosenthal, DR: The International Classification of Functioning, Disability and Health (ICF) as an allegory for history and systems in rehabilitation education. Rehabilitation Education 19:75–80, 2005.
10. Moriyama, I, Loy, R, and Robb-Smith, AHT: Related health classifications. History of the Statistical Classification of Diseases and Causes of Death. Centers for Disease Control and Prevention, Hyattsville, MD, 2011. Accessed at http://www.cdc.gov/nchs/data/misc/classification_diseases2011.pdf on February 25, 2015.
11. Mpofu, E, and Oakland, T: Rehabilitation and Health Assessment: Applying ICF Guidelines. Springer, New York, 2010.
12. International Classification of Diseases. Accessed at http://www.who.int/classifications/icd/en/index.html on September 24, 2015.
13. How to Use the ICF: A Practical Manual for Using the International Classification of Functioning, Disability, and Health. World Health Organization, Geneva, 2013. Accessed at http://www.who.int/classifications/drafticfpracticalmanual.pdf on September 23, 2015.

14. ICF Core Set Project. Accessed at http://www.icf-research-branch. org/download/category/4-icf-core-sets on September 24, 2015.
15. DPI Posi tion Paper on Definition of Disability. Accessed at http://sid.usal.es/idocs/F8/FDO7029/position_paper.pdf on September 24, 2015.
16. National Committee on Vital and Health Statistics, Consolidated Health Informatics: Standards Adoption Recommendations. Accessed at http://www.ncvhs.hhs.gov/wp-content/uploads/2014/05/061128lt.pdf on September 24, 2015.
17. Consolidated Health Informatics. Accessed at http://www.ncvhs.hhs.gov/wp-content/uploads/2014/05/031209p6.pdf on September 26, 2015.
18. North American Collaborating Center ICF newsletter: November 2007. Accessed at http://www.cdc.gov/nchs/data/icd9/icfnov07newsltr.pdf on September 24, 2015.
19. Letter from Secretary of Health and Human Services: July 31, 2007. Accessed at http://www.ncvhs.hhs.gov/070731lt.pdf on December 30, 2011.
20. Production of ICD-11: The Overall Revision Process. Accessed at http://www.who.int/classifications/icd/ICDRevision.pdf on September 25, 2015.
21. External Review of ICD 11 Revision. Accessed at http://www.who.int/classifications/icd/externalreview/en/ on September 25, 2015. 3820_Ch10_047-058 31/03/16 12:29 PM Page 53
22. ICD-11 Joint Linearization for Mortality and Morbidity Statistics: Project Plan 2015-2018. Accessed at http://www.who.int/classifications/icd/revision/icdprojectplan2015to2018.pdf?ua=1 on September 25, 2015.
23. Escorpizo, R, Stucki, G, Cieza, A, Davis, K, Stumbo, T, and Riddle, DL: Creating an interface between the International Classification of Functioning, Disability and Health and physical therapist practice. Journal of Physical Therapy 90(7):1053–1063, 2010. doi: 10.2522/ptj.20090326.
24. American Physical Therapy Association: Guide to Physical Therapist Practice, ed. 3. American Physical Therapy Association, Alexandria, VA, 2015. Accessed at http://guidetoptpractice.apta.org/

ICF 연습 사례 (ICF practice case)

여러분은 외래물리치료실에서 근무하는 물리치료사이다. 여러분은 의사로부터 어깨 통증을 호소하는 Sophia 라는 환자를 평가하고 치료하도록 의뢰를 받았다. 그녀는 의사로부터 돌림근띠 충돌증후군이라는 진단을 받았다. 몇 가지 의료 검진 후, 의사는 가시위근힘줄의 부분 파열이라고 보고했다. Sophia는 자신의 팔을 어깨높이 위로 들어올렸을 때 심한 어깨 통증을 호소했다. 그녀는 머리를 빗고 창문을 닦는 등의 자신과 집의 관리에 점차 어려움을 호소했다. 그녀는 부엌 선반 위의 물건으로 팔을 뻗을 수 없었지만, 클리닉의 선반 위로 팔을 뻗을 수 있었는데, 그 이유는 클리닉의 선반이 부엌의 선반보다 높이가 낮기 때문이다.

Sophia는 공장 노동자로서 직장에서 지난 몇 달 동안 일을 하지 못했고, 현재 직장에서 나온 상태이다. 그녀의 고용주는 그녀가 "산업재해보상보험"지불을 받고 있다고 분개한다. 그의 고용주는 그녀가 단원타임으로 직장 복귀하는 것을 거부했는데, 그 이유는 그녀의 어깨 통증이 악화되고 있음을 그 고용주가 느꼈기 때문이다. 만약 고용주가 그녀의 작업대를 낮추는 것에 동의한다면, Sophia는 풀–타임으로 직장에 복귀할 수 있다고 생각한다. 현재 그녀의 작업대는 어깨 통증 없이 뻗을 수 없을 만큼 너무 높은 편이다.

여러분이 그녀의 팔을 수동으로 머리 위로 올릴 때, Sophia의 오목위팔관절이 수동 굽힘 가동성에 문제가 있는지를 확인한다. 도수근력검사를 할 때, 여러분은 오목위팔관절의 모든 벌림근과 가쪽돌림근에서 일률의 소실을 체크한다. 몇 가지 중재 기법을 이용해, Sophia를 완전히 회복시켰다. 사실, 그녀의 어깨는 많이 좋아졌고, 그녀는 공장 노동자의 일을 그만 두고, 프로 테니스선수로서 이전의 포기한 경력을 다시 재개한다. Sophia는 Wimbledon에서 명성과 재물을 얻고 있고, 여러분의 스킬에 감사하고 있다.

아래에 목록된 ICF 용어를 이용해 위의 사례와 관련된 다음 질문에 답하시오.

활동과 참여
활동제한/참여제한
b
신체 기능
신체 구조
능력 분류자
d
장애
c
환경 방해자
환경 촉진자
환경 요소
건강 상태
수행 분류자
s

1a. 만약 여러분이 머리 빗기와 창문 닦기의 코딩을 하기 위해 ICF 코딩 시스템을 사용한다면, 어느 영역에서 이들 코드를 찾을 수 있는가?

___

___

___

1b. 무슨 글자가 코드의 이 영역(domain)을 나타내는가?

2. 그녀는 공장 노동자로서 그녀의 직장에서 지난 몇 달간 일을 하지 못했다. 이태릭체 글자는 다음을 나타낸다:

3a. 만약 오목위팔관절의 벌림근과 가쪽돌림근의 일률 소실을 코드하기 위해 ICF 코딩 시스템을 사용한다면, 어느 영역에서 코드를 찾을 수 있는가?

3b. 무슨 글자가 코드의 이 영역을 나타내는가?

4a. 가시위근힘줄의 부분 파열은 어떤 영역 아래에서 코딩될 수 있는가?

4b. 무슨 글자가 코드의 이 영역을 나타내는가?

5. 오목위팔관절의 수동 굽힘 가동성 소실, 모든 벌림근과 가쪽돌림근의 일률 소실, 심한 어깨 통증, 그리고 가시위근힘줄의 부분 파열이 다음의 모든 예이다:

6a. 만약 어깨 통증의 악화 때문에 직장으로 복귀하는 것을 고용주가 거부한다는 사실을 코드하기 위해 ICF 코딩 시스템을 사용한다면, 어느 영역에서 코드를 찾을 수 있는가?

6b. 무슨 글자가 코드의 이 영역을 나타내는가?

7. 현재 그녀의 작업대는 어깨 통증 없이 닿을 수 없을 만큼 너무 높다. 이태릭체 문구는 예이다:

8. 고용주가 작업대를 낮추는 것에 동의할 것이라고 Sophia는 생각했다 이태릭체 문구는 예이다:

9. 부엌 선반 위의 물건에 닿을 수 있는 그녀의 능력을 코딩하기 위해 여러분이 ICF를 사용했다면, 여러분이 사용할 분류자의 종류는 무엇인가?

10. 클리닉 선반 위의 물건에 닿을 수 있는 그녀의 능력을 코딩하기 위해 여러분이 ICF를 사용했다면, 여러분이 사용할 분류자의 종류는 무엇인가?

11. 오목위팔관절의 모든 벌림근과 가쪽돌림근의 일률 소실, 가시위근힘줄의 부분 파열, 머리 빗기와 창문 닦기의 어려움은 모든 예이다:

12. 돌림근띠 충돌증후군과 가시위근힘줄 부분 파열은 ICF 구성 체계에서 어떤 요소를 나타내는가?

단 원

III 검진을 기록하기

Documenting the Examination

환자를 처음 치료할 때, 치료사는 포괄적인 환자의 검진을 수행한다. 검진에서 수집된 정보들은 임상적 판단과 함께 결합하여 치료사로 하여금 환자의 진단, 예후 및 관리 계획을 결정하도록 만든다. 이런 검진 결과의 기록은 환자 관리의 중요한 부분이다.

7장에서 언급되었듯이, 환자/고객 관리노트의 검진 결과 기록과 SOAP노트의 검진 결과 기록이 약간 다를 것이다. 환자/고객 관리노트는 환자관리시 발생하는 환자/고객 관리 과정의 정보를 기록하거나 데이터의 특성을 기록하는 것이다. SOAP 노트는 정보를 근거로 기록한다.

단원 Ⅲ은 환자와의 면담에서 수집된 정보와 환자 검진의 결과를 어떻게 기록할 것인지를 다룬다. 환자/고객 관리노트의 이력, 신체계통 리뷰 및 검사와 측정의 단락은 11장과 12장에서 설명될 것이다. SOAP 노트의 문제 단락, 주관적 단락 및 객관적 단락은 13장에서 15장에 걸쳐 설명될 것이다. 각 장의 끝 부분에 있는 작성지는 여러분으로 하여금 이들 두 노트 양식의 이들 단락을 기록하도록 연습하게 하여 기록 문서화를 하는데 자신감을 얻도록 하는 것이다. 환자/고객 관리노트를 위한 작성지는 본 책의 전반에 걸쳐 있는 한 그룹의 사례연구 환자들을 다루고 있다.

미국물리치료사협회(APTA)는 물리치료사 직무지침서에서 언급했듯이, 매우 비슷한 직무를 가진 노트 양식의 사용을 권장하고 있다. 환자/고객 관리노트 양식은 APTA가 권장하는 노트 양식과 매우 비슷하다. 그러나 물리치료사가 사용하는 특정 노트 양식은 고용주(특히, 큰 시설)에 의해 결정될 수 있다. 그런 경우라면, SOAP 노트를 사용해 왔던 물리치료사들의 유일한 선택은 물리치료사 직무지침서에서 언급되었듯이 SOAP 노트 양식을 비슷한 직무로 변화시키는 것이다. 본 책은 물리치료사 직무지침서와 특정 임상 환경에서 만날 수 있는 기록 문서화에 있는 환자/고객 관리 과정에 친숙한 노트 양식을 사용할 수 있도록 물리치료사들에게 2가지 노트 양식을 제공할 것이다.

11장 환자/고객 관리노트 양식: 이력의 작성(신체계통 리뷰를 포함한)

환자를 치료할 때 물리치료사가 수행하는 첫 번째 과정은 환자의 검진이다. 검진은 환자 면담과 도수 검진으로 구성된다. 환자/고객 관리노트의 경우, 검진은 3 단락으로 기록된다. 첫째 단락은 **이력**이고, 신체계통 리뷰로 불리는 세부 단락을 포함하고 있다. 두 번째 단락은 **신체계통 리뷰**이고, 세 번째 단락은 **검사와 측정**이다.

계속하기 전에, 신체계통 리뷰(아래에 기술된)와 신체계통 리뷰(12장에서 설명될) 사이의 혼동을 피하는 것이 중요하다. 신체계통 리뷰는 현재 의학 상태에 대한 리뷰이다. 신체계통 리뷰는 검진의 미래를 결정하기 위해 수행된 도수 검진과 측정이다.

다음의 정보 유형은 이력 단락에 포함되는 것들이다:

- **환자에 대한 인적 정보:** 환자의 이름, 주호소, 입원일, 출생일, 성별, 우성 손, 인종, 민족, 언어, 교육수준, 의뢰 기관, 그리고 의료진단과 같은 치료 의뢰의 이유 등.
- **현재 상태/주호소:** 어떤 시설의 경우에는 주호소로서 이것을 볼 수 있을 것이다. 이것은 문제 발생 시작 일자, 문제를 일으키는 요소, 유사 문제의 과거력, 문제해결을 위한 치료 방법, 어떤 것이 문제를 악화시키는지 또는 호전시키는지, 어떤 치료를 받았는지, 무엇이 문제를 호전시키거나 악화시키는지 등이 포함된다.
- **이전 기능 수준과 현재 기능 수준:** 환자의 기능 수준에 대한 정보(활동과 참여, 현재의 상태나 주호소의 최근 시작이 일어나기 전). 만약 환자가 만성 질환을 가지고 있다면, 이 정보는 가장 최근의 증상 발생 이전이나 증상이 악화되기 이전의 기능 수준을 포함한다. 이력 단락도 환자의 현재 기능 수준(활동 제한과 참여 제한)과 환자의 현재 상황이나 상태에 적용하는 모든 것(침상 가동성, 이동, 보행, 자가관리 및 집 관리에서 지역사회와 직장의 활동에 이르기 까지)에 대한 정보를 포함하고 있다.
- **환자 목표:** 치료사에게 말하는 치료에 대한 환자의 목표(가끔 가족 구성원의 목표). 만약 환자가 말할 수 없는 경우에는 가족이나 간병인이 대신 치료사에게 전하는 환자의 목표가 여기에 수록된다.
- **사회적 이력:** 관리에 영향을 줄 수 있는 문화적 믿음과 종교적 믿음, 입원 이전과 퇴원 이후에 환자와 함께 사는 사람, 현재 환자가 이용할 수 있는 사회적 지지와 퇴원 이후에 이용할 수 있는 사회적 지지 등.
- **고용 상태:** 환자가 풀-타임으로 일하는지 아니면 단원-타임으로 일하는지, 집 안에서 일하는지 아니면 집 밖에서 일하는지, 은퇴자인지 아니면 학생인지, 그리고 직장으로 복귀할 때 반드시 필요한 특별한 직업 요청(적어도 100 파운드를 들 수 있는지 등과 같은).
- **물리적 환경과 이용가능한 자원:** 환자가 사용하거나 자신의 것인 보조장비나 보조 기구, 환자가 살고/일하고/학교에 가는 거주지나 빌딩의 유형, 계단이나 경사로와 같은 환경, 그리고 지역사회 서비스의 과거 이용 등. 지역사회 서비스에는 주간 서비스 또는 주간 프로그램, 가정 건강 서비스, 가정도우미 서비스, 호스피스, 식사 가정배달서비스, 정신건강서비스, 호흡치료 또는 재활치료(물리치료, 작업치료, 언어병리 등) 등. 이것은 퇴원 이후의 간병인의 이용도와 신뢰도를 포함할 수 있다.
- **일반적인 건강 상태:** 환자가 매기는 자신의 건강 수준과 지난 몇 년 동안 경험했던 중대한 생활 변화
- **과거와 현재의 사회적 습관/건강 습관:** 흡연, 음주, 기타 여가 약물 사용 및 운동 습관
- **성장과 발달적 이력:** 이것은 성인 보다는 아동에게 주로 적용되는 부분이다.
- **가족력:** 심장질환, 고혈압, 뇌졸중, 당뇨병, 암, 정신질환, 관절염, 골다공증 등과 같은, 중요한 만성 질환에 대한 가족력의 일반적인 정보 수집
- **현재 약물 목록:** 현재의 질환이나 기타 건강 상태를 위해 환자가 복용하는 모든 약물
- **신체계통 리뷰:** 환자의 의료적/수술적 이력에 대한 리뷰. 여기에 대해서는 아래 단락에서 자세히 설명될 것이다.
- **다른 진단 검사(환자가 경험했던):** 병리검사, 방사선 검사(MRI, CT 스캔), 그리고 이들 검사의 날자와 결과

비록 치료사들이 환자의 완전한 검진을 수행하려고 매번 시

도하지만, 이력의 모든 항목을 모든 환자에게서 얻어낼 수 없다. 예를 들어, 발달과 관련된 항목은 뇌졸중 환자의 성인에게 적용되지 않고, 아동이나 발달장애를 가진 성인에게만 적용되는 것이다.

신체계통 리뷰(The Review of Systems, ROS)

신체계통 리뷰(ROS)는 환자 면담의 한 부분으로서, 물리치료사 중재를 잘 받아들이는 질환과 의학적 상태, 그리고 약물 부작용과 관련된 증상을 확인하기 사용하는 체크리스트나 연속 질문에 대한 답을 보고한다. ROS에서 얻어진 정보는 나머지 전반적인 평가 동안 물리치료사의 임상의사결정에 중요한 역할을 한다.

물리치료사는 몇 가지 목적 때문에 ROS의 정보를 사용한다. 1 번째 목적은 숙련된 치료 서비스를 환자가 받아들이는데 적합한지를 확인하는 것이다. 몇몇 경우에서, ROS를 통해 의사의 진료를 받지 않은 환자의 심각한 의료 문제를 찾아냈을 때, 물리치료사는 의사가 환자와 새로운 정보를 리뷰할 때까지 물리치료를 진행하지 않고 지연할 수 있다. 경우에 따라, 물리치료사는 환자를 응급실로 보낼 수 있는데, 그 이유는 환자의 상태가 매우 심각하거나 즉각적인 중재를 필요로 할 수 있기 때문이다. 응급실로 의뢰하는 사례의 한 예는 본 장의 후반부에 포함되어 있다.

ROS를 완성하는 2 번째 목적은 환자가 치료에 참여할 수 있는 의학적 상태인지를 체크하는 것이다. 만성 폐쇄성 폐질환(COPD) 환자가 하나의 예이다. 허파의 질환은 환자가 빈번한 휴식을 필요로 하고, 팔의 활동으로도 쉽게 피로해질 수 있다. 궁극적으로, ROS를 통해 환자가 COPD를 앓고 있음을 알았다면, 치료사는 평상시보다 환자를 더 치밀하게 모니터링해야 하고, 운동시 호흡곤란이 있는지를 관찰해야 하고, 산소포화도와 같은 생체징후를 체크해야 한다.

끝으로, ROS는 다른 건강관리전문가(예, 당뇨병 환자가 자신의 높은 혈당수준을 잘 관리할 수 있도록 돕기 위해 영양사에게 의뢰한다로의 의뢰가 필요한지를 알려준다.

다양한 직무 시설에서 신체계통 리뷰를 수행하기

물리치료사는 모든 종류의 시설에서 신체계통 리뷰(ROS)를 수행한다. 입원환자 시설에서의 ROS는 건강기록지의 리뷰와 환자 면담을 포함한다. 입원환자 시설의 경우에서는, 물리치료사가 ROS에 속하는 정보로서 건강기록지(종이 형식이든 전자 형식이든)에 접근할 수 있다. 대부분의 경우, 치료사는 환자와 의사소통하기 전에 환자의 정보를 리뷰한다. 그러나 전자식 건강기록지의 확장과 테크놀러지의 발달로, 건강기록지와 ROS에 속하는 정보의 리뷰는 침상 옆에서 환자와 더 자주 이루어지고, 또 리뷰에서 신체적 측면과 정신적 측면에 참여할 수 있다. 치료사는 치료가 안전하게 수행될 수 있도록 건강기록지에서 잘못되거나 불완전하게 이루어진 정보를 확인하여 환자와 다른 건강관리전문가에게 알려줄 수 있다. 가끔 치료사는 치료를 수행하는 동안, 치료 과정에 영향을 줄 수 있거나 주의가 필요한 정보를 체크한다. 건강기록지 리뷰에 대한 정보를 더 많이 알고 싶으면, 5장을 참고하기 바란다.

의사나 다른 제공자가 치료사에게 제공하는 제한된 정보(MRI 결과, 수술 보고서 등과 같은) 이외에, 외래시설에서의 환자 건강 이력도 ROS가 없다면 치료사에게 완전하게 알려지지 않을 것이다. 이것은 가정 건강관리시설의 치료에서도 마찬가지다. 물리치료사는 환자의 건강기록지에 접근하는 이점이 없더라도, ROS를 수행해야 한다.

신체계통 리뷰의 구성 (Organization of the Review of Systems)

ROS는 신체 계통에 의해 구성되고, 각 신체계통에 대한 환자의 현재와 과거의 병력을 포함해야 한다. 이들 단락의 특정 정보는 본 장에서 더 자세히 다루어질 것이다.

- 환자 건강에 대한 일반적인/합법적인 정보
- 머리, 눈, 귀, 코 및 목구멍(HEENT)
- 심혈관계
- 호흡계
- 위장계
- 비뇨생식계
- 근육뼈대계
- 피부계와 유방
- 신경계
- 정신의학계
- 내분비계
- 혈액/림프계
- 알러지/면역계

위에 목록된 ROS의 각 세부 단락은 치료사가 환자에게 요구하는 몇 가지 질문을 기록한다. 여러분은 여러분의 전문 교육을 배울 때 이들 질문을 어떻게 해야 할지를 배울 것이다. 치료사는 다음에 대해 요구한다:

- 일반적인/합법적인 정보: 고열/오한, 피곤 또는 피로감, 설명할 수 없는 5 파운드 이상의 체중감소, 식욕 변화, 온도 불내인성, 수면 문제 등을 포함한 환자의 건강에 대한 정보.
- 머리, 눈, 귀, 코 및 목구멍(HEENT):
  - 눈: 통증, 발적, 시야 소실, 복시, 흐릿한 시야, 섬광, 건조, 눈 안에 이물질이 있는 느낌, 안경이나 콘택트 렌즈사용
  - 귀: 이명, 청력소실, 보청기 사용
  - 코, 입, 목구멍: 코피, 후각소실, 콧구멍 건조, 부비동염, 혀 통증, 잇몸 출혈, 입안의 통증, 미각소실, 입 건조, 의치, 목구멍 통증, 쉰 목소리, 삼킬 때 음식물이 목구멍에 걸리는 경우, 목구멍을 깨끗이 하고 싶은 느낌, 삼킬 때 통증 등
- 심혈관계: 가슴 통증, 불규칙한 심박동, 갑작스런 심박동 변화나 가슴 떨림, 야간에 호흡곤란, 심장잡음, 높은 혈압(고혈압), 보행시 다리 경련, 야간에 발과 발가락 통증, 정맥류, 실신, 팔과 다리의 부종, 무호흡.
- 호흡계: 만성 마른 기침, 기침시 가래 생성, 기침시 객혈 생성, 기침이나 숨가쁨으로 잠을 깸, 반복성 폐렴, 야간 발한, 운동을 하지 않아도 쌕쌕거림, 호흡시 가슴 통증, 운동 시 짧은 호흡(무호흡), 천식
- 위장계: 메스꺼움, 구토, 커피색의 구토물, 속쓰림, 역류, 빈번한 트림, 삼킴 곤란, 복부 통증/곧은창자 부위의 통증, 음식물에 의한 위장통, 황달(눈과 피부), 설사, 변비, 과도한 가스, 혈변, 검은색 분변, 변실금 등.
- 비뇨생식계: 배뇨 장애, 배뇨시 통증, 혈뇨, 혼탁뇨, 빈번한 배뇨, 야간뇨, 뇨 멈춤 장애, 콩팥결석, 성기 부위의 발진 및 궤양, 성장애, 성적 접촉으로 전파되는 질환(여성에서만): 외음 분비물, 비정상 주기(남성에서만): 통증성 사정, 음경 분비물, 좋지 못한 오줌 흐름.
- 근육뼈대계: 팔, 엉덩이, 허벅지 및 장딴지 등의 경련; 관절 통증과 근육 염증, 근육 약증이나 압통, 관절부종, 목 통증이나 등 통증, 주요 정형외과적 손상.
- 피부계와 유방: 피부/털의 변화, 멍 자국, 피부 발적, 피부 발진, 두드러기, 햇빛 노출 민감, 피부 당김, 결절 또는 혹, 탈모, 냉에 의한 손이나 발의 색깔 변화, 지속적인 병변, 사마귀, 손톱 변화, 유방 몽우리, 유방 통증, 젖꼭지 분비물.
- 신경계: 두통, 어지럼, 근경련, 의식소실, 손과 발의 예민성이나 통증, 기억 상실, 균형 문제, 보행 문제, 팔다리 약증
- 정신의학계: 우울증, 자살 충동, 환청/환각, 이상한 식사습관, 강박 습관, 조울증, 과도한 걱정, 기억 문제, 집중 문제, 사고 문제, 타인에 의한 학대 경험.
- 내분비계: 열과 냉에 대한 내성, 홍조, 갈증 증가, 소금 섭취 증가, 성욕 감소 등
- 혈액/림프계: 빈혈, 출혈소인, 혈액응고소인
- 알레르기/면역계: 비염, 피부 민감성, 라텍스 알레르기 또는 민감성

참고사항: 위에 목록된 ROS는 성인 환자를 위한 것이다. 소아 환자를 위한 ROS는 성인에 국한되는 이들 질문과 토픽을 생략하고, 소아에 해당되는 질문과 토픽을 포함한다.

신체계통 리뷰의 기록
(Documenting the Review of Systems)

물리치료사는 신체계통 리뷰(ROS)를 어떻게 작성할지를 결정할 때, 환자로부터 정보를 수집하기 위해 전체 ROS를 작성하거나 양식을 사용할 수 있고, 또 양식의 아래쪽 부분에 중요한 소견을 요약할 수 있다. 양식은 **그림 11.1**의 양식과 비슷한 형태를 띤다.

대부분의 경우, 첫 번째 물리치료를 하기 전에 환자는 양식의 앞쪽면을 작성한다. 만약 환자가 읽거나 쓸 수 없거나, 사용된 용어를 잘 이해할 수 없거나, 양식의 작성 방법을 모른다면, 물리치료사나 다른 직원이 환자가 양식을 작성할 수 있도록 도와주어야 한다. 의료시설은 영어로 된 양식을 제공해야 하고, 만약 환자가 영어를 사용할 수 없다면, 자격을 갖춘 통역자를 제공해야 한다. 환자가 혼자 힘으로 양식을 작성할 수 있던 아니면 없던 간에, 물리치료사는 다음 사항을 완성하기 위해 환자나 보호자와 함께 전체 양식을 리뷰해야 한다: (1) 양식에 사용된 용어를 환자가 완전히 이해했는지를 확인하기 위해, (2) 양식에 적힌 양성 소견의 표시를 리뷰하기 위해, (3) 양식의 뒷면에 있는 소견에 대한 정보를 더 많이 기록하기 위해.

ROS의 데이터를 수집하는 양식을 사용할 때, 물리치료사는 항상 노트의 양식을 참조해야 한다.

양식의 사용에 관계없이, ROS 작성의 예는 다음과 같다.

HYZ HEALTHCARE FACILITY

Name: ______________________ Record # ______________________

Review of Systems

HEENT	Yes	No
Eyes:		
Pain	☐	☐
Redness	☐	☐
Loss of vision	☐	☐
Double vision	☐	☐
Blurred vision	☐	☐
Flashing spots	☐	☐
Dryness	☐	☐
Change of vision	☐	☐
Glasses/contacts	☐	☐
Ears:		
Ringing in ears	☐	☐
Loss of hearing	☐	☐
Hearing aids	☐	☐
Nose/Mouth/Throat:		
Nose bleeds	☐	☐
Loss of smell	☐	☐
Dry sinuses	☐	☐
Sinusitis	☐	☐
Sore tongue	☐	☐
Bleeding gums	☐	☐
Mouth sores	☐	☐
Hoarseness	☐	☐
Acid /bitter taste	☐	☐
Trouble swallowing	☐	☐
Cardiovascular:		
Chest pain	☐	☐
Heart palpitation	☐	☐
Heart murmurs	☐	☐
High blood pressure	☐	☐
Cramping-legs	☐	☐
Varicose veins	☐	☐
Swelling in arms/legs	☐	☐
Respiratory:		
Chronic dry cough	☐	☐
Cough with mucus	☐	☐
Coughing up blood	☐	☐
Pneumonia	☐	☐
Night sweats	☐	☐
Wheezing	☐	☐
Chest pain w/breathing	☐	☐
Shortness of breath	☐	☐
Asthma	☐	☐

Gastrointestinal (GI):	Yes	No
Nausea	☐	☐
Vomiting food	☐	☐
Heartburn	☐	☐
Regurgitation/wet burp	☐	☐
Belching	☐	☐
Yellow skin	☐	☐
Diarrhea	☐	☐
Constipation	☐	☐
Excessive gas	☐	☐
Blood in stool	☐	☐
Hemorrhoids	☐	☐
Gastrourinary (GU):		
Trouble urinating	☐	☐
Pain with urinating	☐	☐
Blood in urine	☐	☐
Cloudy urine	☐	☐
Urgency	☐	☐
Frequent urination at night	☐	☐
Incontinence	☐	☐
Kidney stones	☐	☐
Rash in genitals	☐	☐
Sexual problems	☐	☐
Sexually transmitted diseases	☐	☐
Women only:		
Vaginal discharge	☐	☐
Abnormal period	☐	☐
Pregnant	☐	☐
Men only:		
Painful ejaculations	☐	☐
Penile discharge	☐	☐
Poor urinary stream	☐	☐
Musculoskeletal:		
Muscle cramps	☐	☐
Joint pain	☐	☐
Weak muscles	☐	☐
Joint swelling	☐	☐
Neck pain	☐	☐
Back pain	☐	☐
Joint replacement	☐	☐
Fractures	☐	☐
Hematology/Lymphatics:		
Anemia	☐	☐
Easily bleed	☐	☐
Easily clot	☐	☐

Integumentary/Breasts:	Yes	No
Change in skin	☐	☐
Change in hair	☐	☐
Easy bruising	☐	☐
Skin redness	☐	☐
Hives	☐	☐
Sensitive to sun	☐	☐
Skin tightness	☐	☐
Nodules/bumps	☐	☐
Hair loss	☐	☐
Color change of hands/feet with cold	☐	☐
Persistent sores	☐	☐
Change in moles	☐	☐
Change in nails	☐	☐
Breast lumps	☐	☐
Breast pain	☐	☐
Nipple discharge	☐	☐
Neurologic:		
Chronic headache	☐	☐
Dizziness	☐	☐
Numbness (hands/feet)	☐	☐
Tingling (hands/feet)	☐	☐
Unconsciousness	☐	☐
Memory loss	☐	☐
Balance problems	☐	☐
Endocrine:		
Sensitive to cold	☐	☐
Sensitive to heat	☐	☐
Increased thirst	☐	☐
Decreased sex drive	☐	☐
Immunology/Allergy:		
Rhinitis	☐	☐
Seasonal allergies	☐	☐
Latex allergy	☐	☐
Food allergy	☐	☐
Medication allergy	☐	☐
Psychiatric:		
Depression	☐	☐
Anxiety	☐	☐
Hearing voices	☐	☐
Thoughts of suicide	☐	☐
Obsessive/compulsive habits	☐	☐
Problems concentrating	☐	☐
History of abuse	☐	☐

그림 11.1 신체계통 리뷰의 양식

기타 질병, 수술 및 모든 "예" 반응에 대한 설명

그림 11.1 (계속) 신체계통 리뷰의 양식

예

병력: 신체계통 리뷰:

일반적인/합법적인 정보: 환자는 고열/오한, 피로, 약증, 10파운드 이상의 체중 변화, 식욕 변화, 온도 불내인성, 또는 수면 문제 등을 부인한다. HEENT: 눈 통증, 발적, 시야 소실, 복시 또는 흐릿한 시야, 섬광, 건조, 눈 안에 이물질이 있는 느낌 등을 부인한다. 낮에는 콘택트 렌즈를 착용하고 밤에는 근시 교정하기 위해 안경을 착용한다. 귀울림, 청각 소실, 보청기 사용을 부인한다. 코피, 건조한 부비동, 후각소실, 혀 통증, 잇몸 출혈, 입안의 통증, 미각소실, 입 건조, 의치, 빈번한 목구멍 통증, 쉰 목소리, 목구멍을 깨끗이 하고 싶은 느낌 등을 부인한다. 잠을 깼을 때 입이나 목구멍 안의 시고 쓴 물질이 있음을 부인한다. 삼키길 때의 어려움이나 통증을 부인한다. 만성 부비동염과 후비루의 병력을 부인한다. 심혈관계: 가슴 통증, 불규칙한 심박동, 갑작스런 심박동 변화나 가슴 떨림, 야간에 호흡곤란, 심장잡음, 높은 혈압, 부종, 보행시 다리 경련, 야간에 발과 발가락 통증이나 정맥류, 실신, 무호흡 등을 부인한다. 호흡계: 만성 마른 기침, 기침시 객혈 생성, 기침이나 숨가쁨으로 잠을 깸, 반복성 폐렴, 야간 발한, 운동을 하지 않아도 쌕쌕거림, 호흡시 가슴 통증, 운동시 짧은호흡 등을 부인한다. 천식 병력을 체크한다. 위장계: 메스꺼움, 구토, 커피색의 구토물, 속쓰림, 역류, 빈번한 트림, 삼킴 곤란, 복부 통증/곧은창자 부위의 통증, 음식물에 의한 위장통, 황달(눈과 피부), 설사, 변비, 과도한 가스, 혈변, 검은색 분변, 치질, 변실금 등을 부인한다. 비뇨생식계: 배뇨장애, 배뇨시 통증, 혈뇨, 혼탁뇨, 빈번한 배뇨, 야간뇨, 요실금, 콩팥결석, 성기 부위의 발진 및 궤양, 성장애, 성적 접촉으로 전파되는 질환 등을 부인한다. 외음 분비물을 부인하고, 5년 전의 자궁절제술을 받았다. 근육뼈대계: 양쪽 팔다리의 경련, 관절 통증과 근육 통증, 관절부종, 목 통증이나 등 통증 등을 부인한다. 2009년에 오른쪽 발목에 안쪽번짐 염좌를 당했다. 피부계와 유방: 피부/털의 변화, 멍 자국, 피부 발적, 피부 발진, 두드러기, 햇빛 노출 민감, 피부 당김, 결절 또는 혹 등을 부인한다. 탈모, 냉에 의한 손이나 발의 색깔 변화, 지속적인 병변, 사마귀, 손톱 변화, 유방 몽우리, 유방 통증, 젖꼭지 분비물 등을 부인한다. 신경계: 두통, 어지럼, 근경련, 의식소실, 손과 발의 예민성이나 통증, 기억 상실, 균형과 보행의 어려움, 복시 등을 부인한다. 정신의학계: 우울증, 자살 충동, 환청/환각, 이상한 식사습관, 강박 습관, 조울증, 과도한 걱정, 기억 문제, 집중 문제, 사고 문제, 타인에 의한 학대 경험 등을 부인한다. 내분비계: 열과 냉에 대한 내성, 홍조, 갈증 증가, 소금 섭취 증가, 성욕 감소 등을 부인한다. 부신 기능부전과 갑상선 기능저하 등의 병력을 말한다. 혈액/림프계: 빈혈, 출혈소인, 혈액응고소인 등을 부인한다. 알레르기/면역계: 비염의 병력을 말한다. 4–12세때 주사에 의한 알레르기 면역 치료를 받았다. 피부 민감성, 라텍스 알레르기 또는 민감성 등을 부인한다.

ROS의 작성은 길고 시간을 낭비하는 기록의 과정이다. 대부분의 시설은 이런 ROS 기록 방법을 사용하지 않는다. **그림 11.1**과 같은 양식의 사용은 물리치료사의 입장에서 볼 때 쉽고 시간을 절약하는 방법이다. 위에 기록된 내레이션식 ROS에서 나온 동일한 정보가 **그림 11.2**의 샘플 양식에 반복되었다.

본 책의 목적에 맞게, 여러분은 정보를 기록할 수 있는 샘플 양식을 사용하게 되거나, 부분 작성된 샘플 양식을 제공받거나, 또는 샘플 양식에 부가적인 정보를 기록하는 방법을 배우게 될 것이다. 여러분은 위의 예제에서처럼 여러분의 환자관리노트에서도 그 양식을 참고하게 될 것이다.

전자식 건강기록지에서의 ROS 기록은 환자의 데이터를 수집하는 샘플과 비슷한 양식을 이용한다. 물리치료사나 보조물리치료사는 전자 건강기록지의 양식 안에 날짜를 직접 기입한다. 위에 주어진 양식과 비슷한 방법으로 목록된 병력에 "yes"나 "no"를 표시한다. 종이 기록지와 마찬가지로, 물리치료사는 전자 건강기록지 안에 그들의 설명을 기록하기 위해 환자에게 추후 질문을 하게 될 것이다.

응급실 의뢰의 필요성에 대한 예: 환자의 검진에서 인용

우리는 환자 안전성에 대한 신체계통 리뷰의 중요성을 강조하기 위해 예를 포함시켜 왔다. 본 예에서, 환자는 신체계통 리뷰(ROS)의 앞쪽면과 뒤쪽면을 작성했다. 물리치료사는 작성된 환자의 양식을 리뷰함으로서, 환자의 징후와 증상을 일으키는 심각한 의학적 상태를 찾는다.

HYZ HEALTHCARE FACILITY

Name: ______________________ Record # ______________________

Review of Systems

HEENT	Yes	No
Eyes:		
Pain	☐	☒
Redness	☐	☒
Loss of vision	☐	☒
Double vision	☐	☒
Blurred vision	☐	☒
Flashing spots	☐	☒
Dryness	☐	☒
Change of vision	☐	☒
Glasses/contacts	☒	☐
Ears:		
Ringing in ears	☐	☒
Loss of hearing	☐	☒
Hearing aids	☐	☒
Nose/Mouth/Throat:		
Nose bleeds	☐	☒
Loss of smell	☐	☒
Dry sinuses	☐	☒
Sinusitis	☒	☐
Sore tongue	☐	☒
Bleeding gums	☐	☒
Mouth sores	☐	☒
Hoarseness	☐	☒
Acid /bitter taste	☐	☒
Trouble swallowing	☐	☒
Cardiovascular:		
Chest pain	☐	☒
Heart palpitation	☐	☒
Heart murmurs	☐	☒
High blood pressure	☐	☒
Cramping-legs	☐	☒
Varicose veins	☐	☒
Swelling in arms/legs	☐	☒
Respiratory:		
Chronic dry cough	☐	☒
Cough with mucus	☐	☒
Coughing up blood	☐	☒
Pneumonia	☐	☒
Night sweats	☐	☒
Wheezing	☐	☒
Chest pain w/breathing	☐	☒
Shortness of breath	☐	☒
Asthma	☒	☐

Gastrointestinal (GI):	Yes	No
Nausea	☐	☒
Vomiting food	☐	☒
Heartburn	☐	☒
Regurgitation/wet burp	☐	☒
Belching	☐	☒
Yellow skin	☐	☒
Diarrhea	☐	☒
Constipation	☐	☒
Excessive gas	☐	☒
Blood in stool	☐	☒
Hemorrhoids	☐	☒
Gastrourinary (GU):		
Trouble urinating	☐	☒
Pain with urinating	☐	☒
Blood in urine	☐	☒
Cloudy urine	☐	☒
Urgency	☐	☒
Frequent urination at night	☐	☒
Incontinence	☐	☒
Kidney stones	☐	☒
Rash in genitals	☐	☒
Sexual problems	☐	☒
Sexually transmitted diseases	☐	☒
Women only:		
Vaginal discharge	☐	☒
Abnormal period	☐	☒
Pregnant	☐	☒
Men only:		
Painful ejaculations	☐	☐
Penile discharge	☐	☐
Poor urinary stream	☐	☐
Musculoskeletal:		
Muscle cramps	☐	☒
Joint pain	☐	☒
Weak muscles	☐	☒
Joint swelling	☐	☒
Neck pain	☐	☒
Back pain	☐	☒
Joint replacement	☐	☒
Fractures	☐	☒
Hematology/Lymphatics:		
Anemia	☐	☒
Easily bleed	☐	☒
Easily clot	☐	☒

Integumentary/Breasts:	Yes	No
Change in skin	☐	☒
Change in hair	☐	☒
Easy bruising	☐	☒
Skin redness	☐	☒
Hives	☐	☒
Sensitive to sun	☐	☒
Skin tightness	☐	☒
Nodules/bumps	☐	☒
Hair loss	☐	☒
Color change of hands/feet with cold	☐	☒
Persistent sores	☐	☒
Change in moles	☐	☒
Change in nails	☐	☒
Breast lumps	☐	☒
Breast pain	☐	☒
Nipple discharge	☐	☒
Neurologic:		
Chronic headache	☐	☒
Dizziness	☐	☒
Numbness (hands/feet)	☐	☒
Tingling (hands/feet)	☐	☒
Unconsciousness	☐	☒
Memory loss	☐	☒
Balance problems	☐	☒
Endocrine:		
Sensitive to cold	☐	☒
Sensitive to heat	☐	☒
Increased thirst	☐	☒
Decreased sex drive	☐	☒
Immunology/Allergy:		
Rhinitis	☒	☐
Seasonal allergies	☐	☒
Latex allergy	☐	☒
Food allergy	☐	☒
Medication allergy	☐	☒
Psychiatric:		
Depression	☐	☒
Anxiety	☐	☒
Hearing voices	☐	☒
Thoughts of suicide	☐	☒
Obsessive/compulsive habits	☐	☒
Problems concentrating	☐	☒
History of abuse	☐	☒

그림 11.2 작성된 신체계통 리뷰 양식

기타 질병, 수술 및 모든 "예" 반응에 대한 설명

낮 동안에는 콘택트 렌즈를 착용하고, 밤에는 근시용 안경을 착용한다.

Hx: 만성 부비동염과 후비루

Hx: 천식

s/p 2009년 자궁절제술

Hx: 부신기능부전과 갑상선기능저하증

그림 11.2 (계속) 신체계통 리뷰 양식

HYZ HEALTHCARE FACILITY

Name: ____________________ Record #____________________

Review of Systems

HEENT	Yes	No
Eyes:		
Pain	☐	☒
Redness	☐	☒
Loss of vision	☐	☒
Double vision	☐	☒
Blurred vision	☐	☒
Flashing spots	☐	☒
Dryness	☐	☒
Change of vision	☐	☒
Glasses/contacts	☒	☐
Ears:		
Ringing in ears	☐	☒
Loss of hearing	☐	☒
Hearing aids	☐	☒
Nose/Mouth/Throat:		
Nose bleeds	☐	☒
Loss of smell	☐	☒
Dry sinuses	☐	☒
Sinusitis	☐	☒
Sore tongue	☐	☒
Bleeding gums	☐	☒
Mouth sores	☐	☒
Hoarseness	☐	☒
Acid /bitter taste	☐	☒
Trouble swallowing	☐	☒
Cardiovascular:		
Chest pain	☐	☒
Heart palpitation	☐	☒
Heart murmurs	☐	☒
High blood pressure	☐	☒
Cramping-legs	☐	☒
Varicose veins	☐	☒
Swelling in arms/legs	☐	☒
Respiratory:		
Chronic dry cough	☐	☒
Cough with mucus	☐	☒
Coughing up blood	☐	☒
Pneumonia	☐	☒
Night sweats	☐	☒
Wheezing	☐	☒
Chest pain w/breathing	☐	☒
Shortness of breath	☐	☒
Asthma	☐	☒

Gastrointestinal (GI):	Yes	No
Nausea	☐	☒
Vomiting food	☐	☒
Heartburn	☐	☒
Regurgitation/wet burp	☐	☒
Belching	☐	☒
Yellow skin	☐	☒
Diarrhea	☐	☒
Constipation	☐	☒
Excessive gas	☐	☒
Blood in stool	☐	☒
Hemorrhoids	☐	☒
Gastrourinary (GU):		
Trouble urinating	☒	☐
Pain with urinating	☐	☒
Blood in urine	☐	☒
Cloudy urine	☐	☒
Urgency	☐	☒
Frequent urination at night	☐	☒
Incontinence	☒	☐
Kidney stones	☐	☒
Rash in genitals	☐	☒
Sexual problems	☐	☒
Sexually transmitted diseases	☐	☒
Women only:		
Vaginal discharge	☐	☒
Abnormal period	☐	☒
Pregnant	☐	☒
Men only:		
Painful ejaculations	☐	☐
Penile discharge	☐	☐
Poor urinary stream	☐	☐
Musculoskeletal:		
Muscle cramps	☐	☒
Joint pain	☐	☒
Weak muscles	☒	☐
Joint swelling	☐	☒
Neck pain	☐	☒
Back pain	☒	☐
Joint replacement	☐	☒
Fractures	☐	☒
Hematology/Lymphatics:		
Anemia	☐	☒
Easily bleed	☐	☒
Easily clot	☐	☒

Integumentary/Breasts:	Yes	No
Change in skin	☐	☒
Change in hair	☐	☒
Easy bruising	☐	☒
Skin redness	☐	☒
Hives	☐	☒
Sensitive to sun	☐	☒
Skin tightness	☐	☒
Nodules/bumps	☐	☒
Hair loss	☐	☒
Color change of hands/feet with cold	☐	☒
Persistent sores	☐	☒
Change in moles	☐	☒
Change in nails	☐	☒
Breast lumps	☐	☒
Breast pain	☐	☒
Nipple discharge	☐	☒
Neurologic:		
Chronic headache	☐	☒
Dizziness	☐	☒
Numbness (hands/feet)	☒	☐
Tingling (hands/feet)	☒	☐
Unconsciousness	☐	☒
Memory loss	☐	☒
Balance problems	☒	☐
Endocrine:		
Sensitive to cold	☐	☒
Sensitive to heat	☐	☒
Increased thirst	☐	☒
Decreased sex drive	☐	☒
Immunology/Allergy:		
Rhinitis	☐	☒
Seasonal allergies	☒	☐
Latex allergy	☐	☒
Food allergy	☐	☒
Medication allergy	☒	☐
Psychiatric:		
Depression	☐	☒
Anxiety	☐	☒
Hearing voices	☐	☒
Thoughts of suicide	☐	☒
Obsessive/compulsive habits	☐	☒
Problems concentrating	☐	☒
History of abuse	☐	☒

그림 11.3 작성된 신체계통 리뷰 양식

기타 질병, 수술 및 모든 "예" 반응에 대한 설명

나는 낮 동안에는 콘택트 렌즈를 착용하고, 밤에는 먼 곳을 보기 위해 안경을 착용한다.

3일 전부터 힘들게 욕실을 가기 시작했다. 처음에는 욕실에서 일을 보기 어려웠지만,

지금에는 근 하루 동안 오줌을 누지 않았다.

나의 다리는 더 약해졌고, 지난 달에는 둔감과 저림 현상이 있었다.

약 3주 동안 등이 아팠다.

꽃가루, 곰팡이 및 설파제(sulfa drug)에 알레르기가 있다.

그림 11.3 (계속) 신체계통 리뷰 양식

예

2015년 2월 10일: 병력
현재 상태/주호소: 환자는 약 3주 전 잠행적으로 발생했던 간헐적 허리통증을 호소하고 있다. 현재 통증 수준은 VAS로 4/10점이다. 그는 또한 갑작스럽게 시작해 진행하는 양쪽 다리의 둔감/저림, 근력 감소, 오줌과 변의 실금, 이동과 보행의 어려움을 호소한다. 그는 집에서 보행에 도움을 주기 위해 10일전부터 바퀴가 달린 워커를 친구로부터 빌렸지만, 4일 전부터는 워커로도 보행을 할 수 없어서 휠체어를 빌렸다. 통증이 시작되어서 3주 전에 지역 관리 시설에 갔고, 허리 좌상의 진단을 받고 집으로 퇴원했다. 2015년 2월 8일에 1차 의사로부터 관리를 받았고, 평가를 위해 물리치료사에게 의뢰되었다. 기타 검사: 그날까지 이루어진 영상검사는 없었다. 신체계통 리뷰: 그날 물리치료 평가 없이, 환자에 의해 작성된 첨부 양식을 참고한다. 환자는 유방암 진단을 받았고, 이로 인해 Ⓡ(유방 절제술과 방사선치료를 받았다. 허리나 다리의 근육뼈대계 손상의 병력을 가지고 있지 않았다.
신체계통 리뷰: 작성된 양식을 참고하고, 양식의 정보를 환자와 함께 리뷰했다.
검사와 측정: 생체징후: 체온−97.4℉, 혈압−122/75, 심박동수−95, 실내에서의 산소포화도−99%. 피부계: 양쪽 발목에 부종에 있음. 다리의 먼쪽 부분이 차갑지만 핑크색을 띰. 감각(T10−S2): Ⓡ 보다 Ⓛ 다리의 감각이 더 떨어짐. 순환계: 양쪽 다리의 발등동맥과 뒤정강동맥의 맥박이 정상임. 특수검사: 반사: 무릎반사− Ⓡ 무릎 1+, Ⓛ 무릎−없음; 양쪽 뒤넙다리근검사 −1+; 발목반사: 양쪽 모두 없음; Ⓛ 다리의 (+) 3비트의 간대성경련과 Babinski의 양성 징후, 근육톤: 양쪽 다리의 저긴장증, 곧은창자 긴장은 없음.
평가: 환자의 주호소와 징후/증상 때문에, 이날 까지 더 이상의 평가가 이루어지지 않았음.
관리계획: 추가적인 관리를 위해 환자의 주치의와 접촉했고, 환자를 응급실로 의뢰했다. 환자는 숙련된 물리치료 서비스를 받을 것이고, 만약 숙련된 물리치료 서비스를 다시 받기 위해서는 새로운 의사의 의뢰를 요구할 것이다.

"환자" 라는 용어의 사용
(Use of the Term Patient)

환자관리노트의 병력 단락에 있는 많은 정보들은 환자나 그의 가족, 친구 및 간병인과 인터뷰할 때 얻어진다. 따라서 노트의 병력 단락에 있는 많은 진술들은 "환자"를 언급할 것이다. 만약 환자가 노트의 병력 단락의 단독 정보원이라면, "환자"라는 주어를 넣어서 문장을 만들 필요가 없다. 만약 정보가 명확하게 환자의 의견이나 믿음이라면, "환자"라는 주어를 넣어서 문장을 만드는 것이 매우 중요하다. 만약 환자와 다른 사람에서 나온 정보가 혼동되면, 정보의 근원을 체크해야 한다.

예

과거와 현재의 기능수준: 환자는 그녀가 모든 이동을 독립적이고 안전하게 수행할 수 있다고 진술한다. 환자의 딸은 환자가 자주 넘어지고 이동시 도움을 필요로하기 때문에, 가끔 보조를 받으면서 살고 있다고 말한다.

약어와 의학용어
(Abbreviations and Medical Terminology)

적절한 약어와 의학용어의 사용이 필요하다. 물리치료사는 전문가로서 환자의 상태를 정확하게 표현하기 위해, 정확한 철자를 사용해야 하고, 또 간단한 단어를 사용해야 한다. 아이디어가 완벽하다면, 굳이 완전한 문장을 사용할 필요가 없다. 그러나 이런 스타일은 기관에 따라 다르다.

예

진술: 환자의 딸은 그녀가 어머니와 함께 이야기했고, 병원에서 퇴원한 후 딸의 집에 살 것이라고 진술했다.
보다 간결한 문장: 환자는 퇴원후 딸의 집에서 살게 될 것이다.

구성 (Organization)

다른 건강관리전문가들은 여러분의 노트에서 정보를 얻기 위해 여러분의 노트를 읽을 것이다. 그래서, 여러분의 노트에 표제(heading)와 하부 표제를 사용하는 것이 중요하다. 사용된 표제는 노트의 병력 단락에 포함된 정보의 종류와 같다. 만약 여러분이 특정한 정보를 찾는다고 가정했을 때, 다음의 두 가지 예문 중에서 어느 것이 더 마음에 드는가?

예

HISTORY: Works full time inside of the home doing data entry. Lives in a house c̄ 4 stairs to enter. Pt. rates general health as fair. No railings on the stairs. Denies major life changes during past yr. Sidewalk between garage & house is uneven surface. Lives alone.

HISTORY: Pt. General Health Status: Rates as fair. Denies major life changes during past yr. Social History: Lives alone. Physical Environment: Lives in a house c̄ 4 stairs s̄ railings to enter. Uneven sidewalk between garage & house. Employment Status: Works full-time in data entry in home.

첫 번째 예문은 환자의 가정 상태, 직업상태, 그리고 건강 상태를 유추하기 어렵지만, 두 번째 예문은 첫 번째 예문 보다 읽고 이해하기가 훨씬 쉽다.

모든 초기노트는 본 장의 앞 부분에 목록된 모든 하부 표제를 이용하여 환자의 건강 정보를 포함해야 한다. 정보의 목적은 노트의 길이를 길게 만드는 것이 아니라, 환자 병력의 필요한 기록을 제공하는 것이다.

진전노트 (Progress Notes)

환자/고객 관리노트의 진전노트 양식은 다양하다. 어떤 시설에서는, 진전노트의 병력 단락은 현재 상태와 같이, 추가될 내용이 있을 때만 사용된다. 다른 시설들은 환자의 진전을 기록하기 위해 SOAP 노트 양식을 사용한다. 모든 개별 건강관리기관은 환자의 병력 단락에 어떻게 정보를 추가할 지에 대한 정책을 가지고 있다. 각 임상가들은 자신들이 근무하는 시설의 정책을 알아야 한다.

퇴원요약 (Discharge Summaries)

어떤 건강관리기관에서는, 퇴원요약의 병력 단락을 관리 과정 동안에 발생한 특정 영역의 진전이나 변화를 포함하는 환자 병력의 요약으로서 사용한다. 병력 아래에 있는 몇몇 하부 단락은 초기노트로부터 변화되지 않은 채로 남겨진다(만약 정보가 수정되지 않았을 경우). 현재 상태/주요 관심을 포함하는 다른 하부 단락은 치료 동안에 발생한 변화를 요약한다. 다음의 예는 병력 단락의 단독 하부 표제에서 나온 것이다.

예

Current Conditions/Chief Concern: Pt. initially c/o low back pain of an intensity of 8 on a 0–10 scale using the numeric visual analog scale. Was pain-free upon D/C from P.T. Stated she learned she had to complete her exercises daily to remain pain-free.

어떤 건강관리기관의 퇴원요약은 병력 단락을 생략하기도 한다. 환자의 현재 상태/주된 관심사의 변화를 업데이트하거나 체크하는 것이 법적 목적과 지급 목적을 위해 진전을 증명할 수 있기 때문에, 이런 연습을 권장하지 않는다.

요약과 목표 (Summary and Objective)

병력은 환자/고객 관리노트 검진 단락의 첫 번째 단락에 해당한다. 여기에는 환자의 인적 정보, 현재 상태/주된 관심사, 과거와 현재의 기능 수준, 환자의 목표, 사회적 이력, 고용 상태, 물리적 환경과 이용가능한 리소스, 일반적인 건강상태, 사회적/건강관련 습관, 가족력, 약물복용, 신체계통 리뷰, 기타 진단검사와 성장 발달(아동의 경우) 등을 포함해야 한다. 병력 단락은 반드시 적절한 약어와 스펠링을 사용하여 간략하게 기록되어야 한다. 신체계통 리뷰는 양식이나 컴퓨터 프로그램에서 매우 효율적으로 기록된다.

다음의 작성지는 환자/고객 관리노트의 병력 단락을 연습하도록 만들 것이다. 본장의 내용을 공부하고, 연습문제와 작성지를 작성해 보고, 제공된 답안지를 이용해 작성지를 수정해 보면, 여러분은 환자/고객 관리노트의 병력 단락을 작성할 수 있게 될 것이다.

참고문헌 (References)

1. Principles of physical therapist patient and client management. Guide to Physical Therapist Practice 3.0. American Physical Therapy Association, Alexandria, VA, 2014. Accessed at http://guidetoptpractice.apta.org/content/1/SEC2.body on March 10, 2015.
2. American Physical Therapy Association: Comp(onents of Documentation Within the Patient/Client Management Model (.pdf). Defensible Documentation for Patient/Client Management. 2009. Accessed at http://www.apta.org/Documentation/DefensibleDocumentation/ on March 10, 2015.

연습단락 : 신체계통 리뷰

(Exercise: Review of System)

본 연습 단락의 끝에 제공된 빈칸 신체계통 리뷰를 이용하여, 여러분 스스로 신체계통 리뷰를 작성해 본다. 이것을 작성한 후에는, 작성된 내용을 학급 친구와 서로 교환한다. 학급 친구가 작성된 양식을 리뷰한다. 여러분이 학습 친구의 신체계통 리뷰를 읽어본 다음에는, 학급 친구의 양식 2번째 페이지 밑부분에 학급친구의 양식에 여러분의 사인과 날짜를 적는다. 그런 다음, 아래의 질문에 답을 한다.

1. 양식의 1 페이지에 체크된 "yes"반응이 있는가? 만약 있다면, 이들 각각을 목록해 보고, 이들 "yes"반응 중 어느 것이 물리치료 중재의 금기증이 될 수 있는지를 표시해 본다.

____

____

____

____

2. 1 페이지에 체크된 "yes"반응이 있다면, 학급 친구에 의해 작성된 것처럼 이들 반응에 대한 각각의 설명이 2 페이지에 있을 것이다. 만약 "yes"반응이 없다면, 학급 친구로부터 각 yes"반응의 설명을 얻는다.

____

____

____

____

3. 학급 친구가 체크 상자와 관련이 없는 신체계통 리뷰 양식 끝부분의 자유 단락에 기타 질병을 목록했는가? 만약 그렇다면, 밑에 그들을 목록하고, 이들 반응 중 어느 것이 물리치료 중재의 금기증이 될 수 있는지를 표시해 본다.

____

____

____

____

4. 학급 친구가 겪었던 수술이 무엇인지를 아래쪽에 목록해 본다. 이들 수술중, 물리치료 서비스의 금기증이 있는가? 만약 목록된 수술이 없다면, 답을 쓰는 라인에 "none"이라고 적는다.

____

____

____

____

HYZ HEALTHCARE FACILITY

Name: ______________________________ Record # ______________________________

Review of Systems

HEENT

Eyes:

	Yes	No
Pain	☐	☐
Redness	☐	☐
Loss of vision	☐	☐
Double vision	☐	☐
Blurred vision	☐	☐
Flashing spots	☐	☐
Dryness	☐	☐
Change of vision	☐	☐
Glasses/contacts	☐	☐

Ears:

	Yes	No
Ringing in ears	☐	☐
Loss of hearing	☐	☐
Hearing aids	☐	☐

Nose/Mouth/Throat:

	Yes	No
Nose bleeds	☐	☐
Loss of smell	☐	☐
Dry sinuses	☐	☐
Sinusitis	☐	☐
Sore tongue	☐	☐
Bleeding gums	☐	☐
Mouth sores	☐	☐
Hoarseness	☐	☐
Acid /bitter taste	☐	☐
Trouble swallowing	☐	☐

Cardiovascular:

	Yes	No
Chest pain	☐	☐
Heart palpitation	☐	☐
Heart murmurs	☐	☐
High blood pressure	☐	☐
Cramping-legs	☐	☐
Varicose veins	☐	☐
Swelling in arms/legs	☐	☐

Respiratory:

	Yes	No
Chronic dry cough	☐	☐
Cough with mucus	☐	☐
Coughing up blood	☐	☐
Pneumonia	☐	☐
Night sweats	☐	☐
Wheezing	☐	☐
Chest pain w/breathing	☐	☐
Shortness of breath	☐	☐
Asthma	☐	☐

Gastrointestinal (GI):

	Yes	No
Nausea	☐	☐
Vomiting food	☐	☐
Heartburn	☐	☐
Regurgitation/wet burp	☐	☐
Belching	☐	☐
Yellow skin	☐	☐
Diarrhea	☐	☐
Constipation	☐	☐
Excessive gas	☐	☐
Blood in stool	☐	☐
Hemorrhoids	☐	☐

Gastrourinary (GU):

	Yes	No
Trouble urinating	☐	☐
Pain with urinating	☐	☐
Blood in urine	☐	☐
Cloudy urine	☐	☐
Urgency	☐	☐
Frequent urination at night	☐	☐
Incontinence	☐	☐
Kidney stones	☐	☐
Rash in genitals	☐	☐
Sexual problems	☐	☐
Sexually transmitted diseases	☐	☐

Women only:

	Yes	No
Vaginal discharge	☐	☐
Abnormal period	☐	☐
Pregnant	☐	☐

Men only:

	Yes	No
Painful ejaculations	☐	☐
Penile discharge	☐	☐
Poor urinary stream	☐	☐

Musculoskeletal:

	Yes	No
Muscle cramps	☐	☐
Joint pain	☐	☐
Weak muscles	☐	☐
Joint swelling	☐	☐
Neck pain	☐	☐
Back pain	☐	☐
Joint replacement	☐	☐
Fractures	☐	☐

Hematology/Lymphatics:

	Yes	No
Anemia	☐	☐
Easily bleed	☐	☐
Easily clot	☐	☐

Integumentary/Breasts:

	Yes	No
Change in skin	☐	☐
Change in hair	☐	☐
Easy bruising	☐	☐
Skin redness	☐	☐
Hives	☐	☐
Sensitive to sun	☐	☐
Skin tightness	☐	☐
Nodules/bumps	☐	☐
Hair loss	☐	☐
Color change of hands/feet with cold	☐	☐
Persistent sores	☐	☐
Change in moles	☐	☐
Change in nails	☐	☐
Breast lumps	☐	☐
Breast pain	☐	☐
Nipple discharge	☐	☐

Neurologic:

	Yes	No
Chronic headache	☐	☐
Dizziness	☐	☐
Numbness (hands/feet)	☐	☐
Tingling (hands/feet)	☐	☐
Unconsciousness	☐	☐
Memory loss	☐	☐
Balance problems	☐	☐

Endocrine:

	Yes	No
Sensitive to cold	☐	☐
Sensitive to heat	☐	☐
Increased thirst	☐	☐
Decreased sex drive	☐	☐

Immunology/Allergy:

	Yes	No
Rhinitis	☐	☐
Seasonal allergies	☐	☐
Latex allergy	☐	☐
Food allergy	☐	☐
Medication allergy	☐	☐

Psychiatric:

	Yes	No
Depression	☐	☐
Anxiety	☐	☐
Hearing voices	☐	☐
Thoughts of suicide	☐	☐
Obsessive/compulsive habits	☐	☐
Problems concentrating	☐	☐
History of abuse	☐	☐

기타 질병, 수술 및 모든 "예" 반응에 대한 설명

병력 작성하기 (Writing History)

파트 I. 환자/고객 관리노트의 병력 단락에 배치되어야 할 각 진술 앞의 밑줄 부분에 "Hx" 를 표기하시오.

Patient: Rachael F.
Setting: Outpatient Orthopedic Clinic

1. ________ 54 y/o ♀ pt of Dr. Clare Milner
2. ________ (+) tenderness to palpation over Ⓡ long head of biceps tendon insertion & Ⓡ supraspinatus muscle belly
3. ________ ↓ Ⓡ shoulder inf & post capsular mobility
4. ________ Medical Dx: Ⓡ shoulder adhesive capsulitis s/p Ⓡ shoulder open acromioplasty, distal clavicle resection, resection of coracoacromial ligament, manipulation under anesthesia, & application of pain pump catheter on 10/05/15
5. ________ Follows 100% of 2-step commands during eval.
6. ________ Allergies: none.
7. ________ Works as a medical biller for local hospital. Was indep c̄ job duties of typing at computer, answering phone, & carrying files up to 20#
8. ________ No formal strength testing of Ⓡ shoulder 2° to surgical precautions per MD protocol.
9. ________ Muscle Tone: WNL throughout Ⓡ UE
10. ________ Ⓡ handed
11. ________ Reported intermittent numbness/tingling in Ⓡ UE in radial nn distribution preoperatively, but denies any neuro signs & symptoms post-operatively
12. ________ Prior to surgery was indep c̄ all functional mobility, BADLs, & IADLs, including driving.
13. ________ 1° person responsible for household chores of cooking, cleaning, & laundry, but spouse is able to provide assistance in evenings prn until pt is able to complete activities
14. ________ Enjoys bowling, playing horseshoes, & singing in her church choir
15. ________ Seated bilat scapula retraction c̄ 5 sec holds c̄ max tactile cues, x10 reps

파트 II. 아래의 것은 노트의 병력 단락에서 토의되는 표제(heading)이다. 각 표제에는 5개의 빈칸이 뒤따른다(연습을 위해 더 많은 빈칸이 필요할 수도 있다). 표제의 아래 부분에는 노트에 포함되는 30개의 문장이 있다. 표제의 빈칸에 적절한 숫자를 표기한다. 논리적으로 노트에 나타날 수 있는 것을 순서대로 표제의 빈칸에 숫자로 표기한다. 여러분은 이 과제를 수행할 때 보다 효율적인 방법으로서 별도의 종이에다 노트 작성을 원할 수도 있다.

Patient: Bonnie A.
Setting: Home Health

A. Demographics: ________, ________, ________, ________,________
B. Current Condition(s)/Chief Concerns: ________, ________, ________, ________,________
C. Prior & Current Level of Function: ________, ________, ________, ________,________
D. Pt Goals: ________, ________, ________, ________,________
E. Social Hx: ________, ________, ________, ________,________
F. Employment Status: ________, ________, ________, ________,________
G. Physical Environment & Available Resources: ________, ________, ________, ________,________
H. General Health Status: ________, ________, ________, ________,________
I. Social/Health Habits: ________, ________, ________, ________,________
J. Growth & Development: ________, ________, ________, ________,________
K. Family Health Hx: ________, ________, ________, ________,________
L. Meds: ________, ________, ________, ________,________
M. Review of Systems: ________, ________, ________, ________,________
N. Other Clinical/Diagnostic Tests: ________, ________, ________, ________,________

1. CT scan of Ⓛ hip dated 05/23/16 revealed "non-displaced fx of the distal sup pubic rami & mid ischium"
2. Ⓡ handed
3. c/o inability to complete IADLs of: cooking, cleaning, laundry, driving.
4. Lives in 1-floor house s̄ steps to enter c̄ walk-in shower
5. c/o difficulty sleeping "because I can't get comfortable in bed" since fx
6. Spouse reports pt was a limited ambulator ā this fall & has become non-ambulatory since fall 2° to pain & inability to tolerate bearing wt. through Ⓛ LE
7. Pt reports symptoms are worse when tired & "if I move too fast"
8. 78 y/o
9. Referred by Melvin Bean, MD
10. Other meds: 81mg ASA PO once daily, hydrochlorothiazide 25mg PO once daily, lisinopril 20mg PO once daily, Synthroid 12.5mcg PO once daily
11. Was indep c̄ bed mobility, transfers & household amb c̄ use of Ⓡ UE small base quad cane, ā fall.
12. Spouse able to provide up to 24 hr supervision &/or assist

13. c/o pain & ↓ strength & AROM in hip & pelvic region Ⓛ LE
14. Perceives general health as fair.
15. Enjoys going to the casinos c̄ her husband & playing cards c̄ friends
16. c/o difficulty c̄ BADLs of bathing & dressing in standing c̄ use of small base quad cane & assist from spouse
17. Fell out of her manual w/c at home while trying to open a sliding door on 05/23/16
18. c/o ↑ pain Ⓛ hip & pelvis c̄ standing for greater than 1 min
19. Mother died at age 58 from a stroke, Father had HTN & CAD & died at age 72 in MVA
20. Retired insurance agency secretary from Boston, MA
21. Significant medical change in past yr: ischemic Ⓡ frontal lobe infarct on 12/01/15. Underwent inpatient acute rehab at local rehab center from 12/05–29/15, was then d/c to home c̄ assist from spouse & home health PT.
22. Current Ⓛ pelvic pain of 0/10 at rest in sitting & 5/10 in standing & c̄ amb
23. Caucasian ♀
24. Pt has never used tobacco or recreational drugs. Does report enjoying 1/2 glass of wine when playing cards c̄ friends.
25. Lives in retirement community c̄ spouse
26. Reports, "my balance is better when I take my time when I try to get up."
27. DME owned: small base quad cane, manual w/c, wheeled walker, shower chair, grab bars in bathroom toilet & shower area, BSC
28. "I want to walk c̄ my cane again."
29. Has 3 adult sons who live out of town, all of whom have HTN
30. Currently takes 325mg Tylenol PO prn for pain

파트 III. 아래에 목록된 것은 환자/고객 관리노트의 병력 단락에 속하는 진술들이다. 아래의 병력 진술에는 노트의 병력 단락에 사용된 표제가 있다. 각 진술의 앞쪽에 있는 빈칸에다 적절한 표제의 글자를 기입한다. 표제는 이 연습 단락에서 여러 번 사용될 수도 있다.

Patient: Donnie C.
Setting: Outpatient Orthopedic Clinic

1. ________ Reports he is modified indep c̄ BADLs c̄ use of ADL equipment
2. ________ Patient of Dr. Ben Lemon
3. ________ Wore lumbosacral orthosis p̄ surgery "for a few wks" & used wheeled walker for amb ā weaning himself from wheeled walker to no device
4. ________ c/o loss of balance c̄ change of direction
5. ________ Ⓡ handed

6. ________ Currently unable to carry or lift groceries or household items greater than 10#
7. ________ Used external bone stimulator p̄ surgery x3 mo per MD orders
8. ________ Lives c̄ spouse
9. ________ Hx of HTN & hypercholesterolemia
10. ________ 68 y/o Caucasian ♂
11. ________ Denies any new onset numbness/tingling & neuro signs & symptoms into LE since surgery c̄ exception of long-standing bilat peripheral neuropathy plantar surface of feet
12. ________ Self-reported long-standing hx of LBP c̄ progressive muscle weakness & onset of radicular signs & symptoms into Ⓛ LE beginning 3 yrs ago
13. ________ Denies hx of falls
14. ________ Owns equipment of: tall wheeled walker, ADL hip kit
15. ________ Retired from aerospace engineering firm
16. ________ Current signs & symptoms ↓ in severity c̄ rest
17. ________ Takes 1 med for BP & 1 for cholesterol daily; cannot recall med names
18. ________ Enjoys playing golf, hiking, & racquetball
19. ________ Presents for skilled OP PT eval on 05/08/15
20. ________ s/p Ⓛ THA 2 yrs ago 2° to OA
21. ________ Lives in 1-floor ranch-style house c̄ steps to enter from garage, 1 step from front door s̄ handrail, or 8+4 steps to enter from backyard entrance c̄ 1 handrail
22. ________ Currently unable to exercise by walking & working out at local gym as Pt was doing up until 6 mo ā surgery
23. ________ Denies tobacco & alcohol abuse, but does "like to have a beer c̄ the neighborhood guys at cookouts once in awhile during the summer"
24. ________ c/o ↑ "feeling of weakness" & fatigue in Ⓛ greater than Ⓡ LE c̄ prolonged standing & ambulation
25. ________ Current signs & symptoms worse c̄ standing or amb greater than 3 min at a time
26. ________ s/p scheduled L3-4 & L4-5 discectomy & post spinal fusion on 01/18/15
27. ________ Reports inability to amb greater than 300' at a time due to pain for 6 mo prior to surgery
28. ________ c/o 1/10 generalized lumbar spine pain at present time at rest
29. ________ c/o ↓ generalized activity tolerance versus prior level of function ā initial onset of s/s 3 yrs ago; feels he is at 50% of his prior level of function
30. ________ Reports no imaging completed since surgery

A. Demographics
B. Current Condition(s)/Chief Concerns
C. Prior & Current Level of Function
D. Pt Goals
E. Social Hx
F. Employment Status
G. Physical Environment & Available Resources
H. General Health Status

I. Social/Health Habits
J. Growth & Development
K. Family Health Hx
L. Meds
M. Review of Systems
N. Other Clinical/Diagnostic Tests

파트 Ⅳ. 아래의 것은 차트 리뷰를 위해 의료기록지를 읽고, 초기 평가의 주관적 단락 동안 환자와의 대화를 통해 여러분이 만든 노트이다. 여러분이 환자/고객 관리노트를 작용했을 때 것처럼, 잘 구성된 방법으로 정보를 배치한다.

Patient: Mary B.
Setting: Acute rehabilitation hospital

Information from your health record review:

- type I DM since age 9 c̄ implanted insulin pump
- 64 y/o
- s/p ORIF Ⓡ femur at off site hospital on 01/15/15
- Takes lisinopril 20 mg PO daily for HTN
- Ⓡ -handed
- x-rays at outside hospital showed "2cm ant displacement of distal segment of femur at fx site approximately 15cm from head of femur"
- Was scheduled to have surgery on 02/13/15 for removal of Ⓡ knee Baker's cyst c̄ repair of partially torn Ⓡ medial meniscus; surgery canceled since fall's c̄ new fx
- Needed min assist of 1 person for transferring supine to/from sitting at edge of bed & for transfers bed to/from b/s chair c̄ use of wheeled walker at acute care outside hospital per their PT notes
- Stroke 6 mo ago 2° to HTN c̄ resultant "mild Ⓡ hemiparesis"
- Fell at a hotel while out-of-town for a follow up MD appt c̄ cardiologist, 3 hrs away from home on 01/15/15
- Caucasian ♀
- Dx c̄ Ⓡ femur fx
- Was requiring mod assist of 1 person for amb 40'x1 at acute care outside hospital

Information from the subjective portion of the initial evaluation:

- Retired grade school special education teacher
- Reports pain ↑ to 8/10 c̄ any mobility of Ⓡ LE
- Lives c̄ spouse in a 1 level house c̄ 1 step to enter s̄ railing
- Reports pain & stiffness "actually get better p̄ I do the exercises for some reason"
- Prior to fall, fx, & surgery, patient had returned to being indep c̄ BADLs, IADLs, & ambulation s̄ device since stroke 6 mo ago but reports "walking c̄ a limp"
- c/o ↑ pain in Ⓡ LE at night c̄ intermittent muscle spasms
- Enjoys walking greater than 3 mi/day & exercising at local gym 3 days/wk
- c/o 4/10 pain at rest from Ⓡ hip distally to Ⓡ knee
- Patient's goal: "I want to be able to walk for exercise again because I was just getting back to that p̄ the stroke when this happened."
- c/o intermittent sharp pain in post Ⓡ knee
- Equipment owned: toilet rises, wheeled walker, shower bench, rollator
- c/o inability to lift Ⓡ LE in/out of bed since injury
- Review of systems form completed by patient & reviewed by PT during eval (not included here)
- Spouse is able to assist her up to 24 hrs/day as he is currently not working
- Reports she is unable to don/doff Ⓡ sock or shoe, as well as pants & undergarments since injury
- c/o "pretty constant" dull, achy pain c̄ mod stiffness in Ⓡ hip & knee
- Pt. adopted and unsure of family hx

위의 정보를 이용하여 노트의 병력 단락을 작성해 보자:

12장 환자/고객 관리노트: 신체계통 리뷰의 작성과 검사와 측정의 작성

신체계통 리뷰는 검진의 시작이다. 신체계통 리뷰는 물리치료사가 보다 자세한 검사와 측정을 계획하기 위해 사용하는 검사와 측정의 한정 세트이다.

검사와 측정은 수행된 자세한 검사와 측정의 결과와 환자의 관찰을 기록하는 환자/고객 관리노토의 단락이다. 검사와 측정은 측정가능하거나 관찰할 수 있는 것이고, 환자의 평가와 진단, 예후 및 관리계획의 결정에 영향을 준다. 좋은 검사와 측정은 타당하고 신뢰할 수 있어야 한다. 검사와 측정은 선택된 치료적 중재의 효율성을 결정하기 위해 미래의 검사와 측정과 비교될 수 있을 있을 만큼 반복 가능해야 한다. 검사와 측정은 환자의 진전을 모니터링하고 재평가할 때 비교 데이터로 작용한다.

신체계통 리뷰 (The Systems Review)

신체계통 리뷰는 심혈관계/호흡계, 피부계, 근육뼈대계, 신경근육계, 그리고 환자의 의사소통, 감정, 인지, 학습 스타일, 및 교육 욕구 등을 간단하게 검진하는 검사와 측정의 한 부분이다. 이것은 검진의 시작이다. 신체계통 리뷰의 정보는 병력 단락과 검사와 측정 단락사이에 위치하는 별도의 단락으로 구성된다. 어떤 시설에서는, 신체계통 정보가 검사와 측정의 단락에 포함된다. 종종 이들 정보는 양식으로 기록된다. 본 책의 목적에 맞게, 여러분은 노트 양식에 정보를 기록하는 것이다. 여러분이 노트 양식에 정보를 기록할 때, 검사와 측정의 단락에 앞서 분리된 신체계통 리뷰를 작성할 필요가 있다.

예

History: . . .
SYSTEMS REVIEW: See attached form.
Tests & Measures: . . .

신체계통 리뷰는 다음의 정보를 포함해야 한다:

- 심혈관계/호흡계: 다음의 모든 사항은 휴식 상태에서 작성된다: 심박동수, 호흡률, 혈압, 부종의 유무
- 피부계: 피부 유연성 또는 피부결, 피부 손상 유무, 흉터, 피부색
- 근육뼈대계: 선 자세, 앉은 자세 및 활동 동안의 육안적 대칭성; 육안적 가동범위; 근력; 신장과 체중
- 신경근육계: 대단위 협응 운동(균형, 보행, 로코모션, 이동, 전환), 대단위 운동 기능(운동조절, 운동학습)
- 의사소통과 언어: 알려진 요구를 만드는 능력
- 감정: 환자는 예상되는 정서적/행동적으로 반응한다.
- 인지: 의식, 지남력(사람, 장소 및 시간)
- 학습 스타일: 학습 선호(듣기, 읽기, 그림, 시범, 기타), 학습 장벽, 교육 욕구

그림 12.1은 신체계통 리뷰를 기록하기 위해 사용될 수 있는 양식의 예를 보여주고 있다.

노트 양식의 각 범주에는 코멘트 단락이 있다. 만약 신체계통 리뷰의 어느 부분이 “영향을 받았다(affected)”로 체크되었다면, 물리치료사는 코멘트 부분에 무엇이 영향을 받았는지에 대해 자세한 내용을 설명하고 제공해야 한다. 이들의 코멘트는 물리치료 평가 과정의 일부로서 보다 자세한 검진을 위한 스프링보드처럼 작용할 수 있다. 환자의 상태가 물리치료 직무를 벗어난 것이라면 다른 의학 전문가에게 의뢰는 것이 정당하다. 가끔 신체계통 리뷰가 작성되지 않을 수도 있는데, 그 이유는 환자의 병력 단락과 신체계통 리뷰의 단락 안에 고혈압과 같은 내용을 물리치료사가 기록하기 때문이다. 이것은 환자가 관리를 위해 다른 건강전문가를 만나고 싶은 한다는 것을 의미한다. 또한 신체계통 리뷰는 수행될 필요가 있는 환자 검진의 나머지 부분인 특수 검사와 측정을 계획하는데도 이용된다. 예를 들어, 만약 육안적 근력검사로 왼쪽 팔의 약증과 통증이 있음을 알려냈다면, 왼쪽 팔과 관련 부위의 특수검사가 필요하다.

검사와 측정에 속하는 항목 (Categorizing Items Into Tests and Measures)

각각의 전문가들은 진단을 하기 위해 공통의 검사와 측정을 이용한다. 치료사에 의해 수행된 검사의 결과와 관찰만이 환자/

HYZ HEALTHCARE FACILITY

Name: ______________________ Record #______________________

Systems Review

Cardiovascular/Pulmonary:

				Present	Absent
HR: _______bpm;	RR: _______bpm;	BP: ______/______	Edema	☐	☐

Integumentary:	**Affected**	**Unaffected**	**Comments**
Pliability/texture	☐	☐	
Skin integrity	☐	☐	
Scars	☐	☐	
Skin color	☐	☐	

Musculoskeletal	**Affected**	**Unaffected**	**Comments**
Gross symmetry			
• Standing	☐	☐	
• Sitting	☐	☐	
• During activity	☐	☐	
Gross ROM	☐	☐	
Gross strength	☐	☐	
Height: ______ in.	Weight: _______ lb.		

Neuromuscular	**Affected**	**Unaffected**	**Comments**
Gross movement			
• Balance	☐	☐	
• Gait	☐	☐	
• Locomotion	☐	☐	
• Transfers	☐	☐	
• Transitions	☐	☐	
Gross motor function			
• Motor control	☐	☐	
• Motor learning	☐	☐	

Communication and Language	**Affected**	**Unaffected**	**Comments**
	☐	☐	

Affect	**Affected**	**Unaffected**	**Comments**
	☐	☐	

Cognition	**Affected**	**Unaffected**	**Comments**
Consciousness	☐	☐	
Orientation			
• Person	☐	☐	
• Place	☐	☐	
• Time	☐	☐	

Learning Style/Barriers:	**Learning Needs:**

그림 12.1 체크되지 않은 신체계통 리뷰 양식

고객 관리노트의 검사와 측정에 속한다.

예

AROM: WNL throughout UEs & LEs except 120° Ⓡ shoulder flex. noted.

약어와 의학용어 (Abbreviations and Medical Terminology)

정확한 스펠링의 사용과 마찬가지로 약어와 용어의 정확한 사용이 예상된다. 본 책은 9장의 약어만을 검사와 측정의 작성에 이용하고 있다.

다음의 페이지들은 검사와 측정을 기록하는 몇 가지 방법들을 설명하고 있다. 그들을 기준으로 사용해 보자. 명확성과 간결성이 매우 중요하다.

범주 (Categories)

검사와 측정에 기입되는 정보들은 쉽게 읽고 쉽게 찾을 수 있도록 구성되어야 한다. 검사와 측정으로부터 얻은 자료를 논리적으로 그리고 더 쉽게 읽을 수 있도록 구성하기 위해서는, 범주나 표제 아래에 항목을 목록하는 것이다.

환자에 대한 정보는 **수행된 검사와 측정의 종류**에 의해 구성될 수 있다. 이런 구성의 종류는 환자가 신체 결손이나 문제를 가졌을 때 유용하다. 이런 형태의 구성에 이용되는 표제나 범주의 예는 다음과 같다:

- 보행(Ambulation)
- 이동(Transfers)
- 균형(Balance)
- 관절가동범위(Range of motion(ROM))
- 근력(Strength)
- 감각(sensation)

표제나 범주는 **신체 영역과 기능적 스킬**의 토대가 될 수 있다. 이런 종류의 구성은 환자의 결손이 한 곳이나 두 곳에 존재할 때, 이용될 수 있다. 범주의 예 Ⓛ 는 다음과 같다:

- 보행(Ambulation)
- 일상생활동작(ADLs)
- 수단적 일상생활동작(IADLs)
- 팔(UEs)
- 다리(LEs)
- 몸통(Trunk)

예

Poorly Written TESTS AND MEASURES: UE Strength 5/5 except triceps. Amb c̄ standard walker NWB Ⓡ LE 12 ft. x 1 c̄ mod. assist of 1. Ⓛ LE: Strength 5/5 except for gluteal musculature. Vital signs 3 min. p̄ amb. BP 125/80, HR 85, RR 14. 4/5 triceps strength noted bilat. Able to manage NWB status Ⓡ LE indep. 3+/5 Ⓛ gluteus maximus & gluteus medius strength noted. Ⓡ musculature controlling knee & ankle not tested this date 2° long leg cast. Transfers sit↔stand c̄ min. assist. of 1. Ⓡ LE strength at hip 5/5 except gluteal musculature. Vitals at rest: BP 125/82, HR: 80, RR: 13. Transfers w/c↔bed c̄ mod. assist of 1. Able to wiggle toes Ⓡ LE; further testing deferred 2° recent trimalleolar fx. Transfers supine↔sit c̄ min. assist. of 1. 3+/5 Ⓡ gluteus maximus & gluteus medius strength noted. Vital signs immed. p̄ amb.: BP 140/85, HR 120, RR 20. Transfers on/off toilet c̄ mod. assist of 1.

Properly Written TESTS AND MEASURES: Amb: c̄ standard walker NWB Ⓡ LE 12 ft. × 1 c̄ mod. assist of 1. Transfers: sit↔stand & supine↔sit c̄ min. assist. of 1; w/c↔bed & on/off toilet c̄ mod. assist. of 1. UEs: Strength 5/5 except 4/5 triceps noted. Ⓛ LE: Strength: 5/5 except 3+/5 gluteus maximus & gluteus medius. Ⓡ LE: Strength at hip 5/5 except 3+/5 gluteus maximus & gluteus medius. Musculature controlling knee & ankle not tested this date 2° long leg cast. Able to wiggle toes; further testing deferred 2° recent trimalleolar fx. Able to manage NWB status indep. Aerobic capacity & endurance: Vitals at rest: BP 125/82, HR 80, RR 13; vital signs immediately p̄ amb.: BP 140/85, HR 120, RR 20; vital signs 3 min. p̄ amb.: BP 125/80, HR 85, RR 14.

범주는 신체의 오른쪽과 왼쪽을 구분할 수 있다:

- 보행(Ambulation)
- 일상생활동작(ADLs)
- 수단적 일상생활동작(IADLs)
- 오른쪽 팔다리(Ⓡ Extremities)
- 왼쪽 팔다리(Ⓛ Extremities)
- 몸통(Trunk)

범주의 사용은 임상시설마다 다르다. 어떤 시설은 진단과 손상 사이에 차이가 있음에도 불구하고, 물리치료사가 같은 방법으로 모든 환자에 대한 정보를 범주하길 원한다. 예를 들어, 어떤 시설의 모든 노트는 보행, 이동, ADL, IADL, 균형, 근력, ROM, 및 감각 등의 범주를 사용한다. 시설내의 범주 표준화는 비슷한 사례의 자료를 비교할 수 있는 이점을 가진다. 다른 시설들은 물리치료사로 하여금 범주를 보다 효과적으로 판단하고 구성할 수 있도록 허용한다. 본 책의 목적에 맞게, 여러분은 환자의 특별한 진단이나 결손에 맞는 적절한 범주를 선택할 수 있을 것이다.

노트의 검사와 측정 단락에서는 여러 방법으로 범주가 정렬될 수 있다. 어떤 임상가는 기능적 활동이 매우 중요하다고 믿기 때문에, 그 기능적 활동(보행, 이동, ADL, IADL)을 우선적으로 목록하고 있고, 다른 임상가는 손상에 대한 특별한 정보가 기능적 결손을 이해하는데 필요하다고 믿기 때문에, 손상을 우선적으로 목록하기도 한다. 환자관리노트를 읽는 대다수의 오디언스(의사, 보험평가사, 변호사, 이용조사자 및 사회사업가)들은 활동제한과 참여제한 이후에 목록된 손상 보다, 활동과 참여에 대한 정보의 목록을 선호한다. **본 책의 목적에 맞게, 여러분은 손상을 목록하기에 앞서 활동과 참여에 대한 정보를 기술해야 할 것이다.**

검사와 측정 단락에 있는 개별 범주 내에서, 정보는 가능한 논리적 순차적으로 구성된다. 대개 한번에 한 관절씩 기술하고, 몸쪽 관절에서 먼쪽 관절로 기술된다. 이런 틀 내에서 가능하면 정보를 효율적으로 분류한다.

예

TESTS AND MEASURES: UEs: AROM: WNL except for 80° R shoulder flex. & 90° Ⓡ elbow flex. Strength (gross muscle exam performed): 4–/5 throughout Ⓡ shoulder musculature, 4+/5 biceps, 4/5 triceps, 3/5 musculature controlling the wrist & fingers. Sensation: Intact throughout.

검사와 측정에서 나온 자료를 기록하는 방법

(Methods of Recording Data From Tests and Measures)

많은 시설들은 완벽한 문장으로 데이터를 기록하는 것을 원하지 않는다. 그러나 아이디어를 이해할 만큼 정보는 명확해야 한다.

예

Unclear: AROM: ankle in cast.
Clear: AROM: Ⓛ ankle not tested 2° short leg cast Ⓛ LE.

가끔 도표 형식의 이용이 대부분의 작성 방법에서 정보를 이해하는데 도움이 된다.

예

Strength: Comparison of strength of LEs is as follows:

근조직	Ⓛ 다리	Ⓡ 다리
엉덩관절	5/5 모든 근조직	5/5 모든 근조직
넙다리네갈래근	3/5	5/5
뒤넙다리근	2/5	5/5
발목과 발	0/5 앞정강근(1/5)를 제외한 모든 근조직	5/5 모든 근조직

종종 표준 관절가동범위나 근력검사 차트, 일괄표(flow sheet), 기타 표준화된 도표가 이용될 수 있다(많은 치료실은 이용할 수 있는 도표를 가지고 있다). 물리치료사들은 노트에 상세한 정보를 기록하지 않고, 일괄표나 도표를 선호하고, 노트에 이들 복사본을 부착한다.

예

Strength: LEs: See attached table; limited Ⓛ LE.

도표나 일괄표(flowsheet)에는 항상 날짜와 사인이 적혀 있어야 하고, 환자 이름과 건강기록번호가 기록되어야 한다.

검사와 측정의 데이터를 기록할 때 발생하는 일반적인 실수

검사와 측정의 데이터를 기록할 때 발생하는 가장 흔한 실수들은 다음과 같다:

- 손상된 신체부위를 잘못 명시하는 경우
- 측정가능한 정보를 잘못 명시하는 경우
- 측정하고 관찰하고 있는 것을 잘못 명시하는 경우

예

Correct

- AROM, the type of ROM measured
- Shoulder flexion, the type of movement measured
- Gait deviations, the type of deviations observed
- Sliding board w/c→mat transfers, the type of transfers observed

재평가노트/진전노트 작성하기 (Writing Re-evaluation/Progress Notes)

진전노트의 경우에는 초기노트 때 작성된 모든 범주가 반드시 포함될 필요는 없다. 치료 회기 때 환자를 재검진한 얻어진 정보만을 진전노트에 적는다. 그러나 명심해야 할 것은 초기노트에서 이루어진 활동제한, 참여제한 및 손상을 기술하는 검사와 측정을 재검사해야 하고, 미래의 진전노트에 기술해야 한다.

만약 환자의 상태가 변하지 않았거나 기술된 영역이 매우 중요하다면, 변하지 않은 영역과 상태를 그대로 수용하는 것이 바람직하다. 그러나 노트를 읽는 사람을 위해, 변하지 않은 상태를 간략하게 기술해야 한다.

예

Correct Transfers: Supine→sit still requires mod assist of 1.

환자의 상태가 변하지 않았음을 명시할 때, 사용할 수 있는 모든 검사와 측정을 확인하는 것이 중요하다. 앞의 예에서, 환자에게 필요한 보조의 양이 변하지 않았지만, 환자는 보다 빠르게 이동하고 있다(이동하는데 5분 걸렸던 것이 2분만에 이동한다).

예

Better Transfers: Supine→sit still requires mod assist. of 1 but performance of transfer requires 2 min. on this date (vs. 5 min. initially required). Transfer is becoming more functional.

비교할 목적으로 사용된 데이터도 포함시킬 수 있다. 앞의 예에서, 비교할 데이터가 없다면, 이동 수행이 2분 걸렸다는 것이 노트를 읽는 사람에게 중요한 가치로 인식되지 않을 것이다. 노트를 읽는 사람은 환자의 이전 상태를 알아내는데 필요한 예전에 작성된 노트를 살펴볼 시간이 없을 수도 있고, 또는 이용할 수 있는 이전의 노트를 갖고 있지 않을 수도 있다.

만약 가능하다면, 합당한 기능에 대한 벤치마크를 명시하는 것도 중요하다. 앞의 예에서, "집에서의 기능적 이동은 몇 초 동안의 이동 수행을 원한다"고 명시하는 것이 유용할 수 있다. 만약 벤치마킹으로 이용할 수 있는 전문 문헌이 없다면, 전문가의 의견을 명시하는 것도 도움이 된다. 예를 들어, "집에서의 기능적 이동이 몇 초의 이동 수행을 필요로 한다"고 물리치료사가 의견을 냈다.

진전노트에 기술된 정보는 예상목표의 마지막 부분에 기록되는 영역을 포함해야 한다. 예를 들어, 1주일 이내 독립적으로 바로 누운 자세에서 옆으로 누운 자세로 구르는 것이 목표라면, 환자의 구르기 상태를 진전노트의 검사와 측정 단락에 작성해야 한다.

퇴원노트 작성하기 (Writing Discharge Notes)

퇴원노트의 검사와 측정 단락 작성은 시설에 따라 크게 다를 수 있다. 어떤 시설의 경우에는 퇴원노트가 진전노트와 비슷하고, 또 퇴원노트는 마지막 진전노트가 작성된 이후의 환자 상태를 업데이트한다. 다른 시설의 퇴원노트는 퇴원시 환자의 상태를 보다 완벽하게 요약하여 기록한다. 이들 시설의 검사와 측정 단락은 초기노트에서 작성된 모든 활동제한과 참여제한을 목록하여 퇴원노트까지 그대로 기록한다. 진전 정도에 따라 초기노트 때 작성된 손상이 퇴원시에도 그대로 동일할 수 있다.

노트의 종류도 노트를 읽게 될 사람에 따라 달라질 수 있다. 예를 들어, 너싱홈이나 가정건강시설로 가는 노트는 환자의 상태를 완벽하게 기록하는 반면, 환자의 치료가 중단되어 의료기록 문서보관소로 가는 노트는 마지막 진전노트가 작성된 후의 환자 상태를 간략하게 업데이트만 할 것이다. 가정건강시설의 물리치료사나 너싱홈의 물리치료사는 응급기관이나 재활기관의 퇴원노트만 받기 때문에, 좀 더 완벽한 노트를 필요로 한다. 본 책의 목적에 맞게, 퇴원노트는 퇴원할 때 환자 상태의 완전한 요약을 고려하고, 환자 관리 동안 사용된 모든 검사와 측정을 작성해야 한다.

요약과 목표 (Summary and Objective)

노트의 검사와 측정 단락은 매우 중요한 단락이고, 노트가 초기노트, 진전노트, 또는 퇴원노트인지에 관계없이 모든 노트에 포함되어야 한다. 정보는 표제 아래에서 구성되어야 하고, 명확하고 간결한 방법으로 기록되어야 하며, 물리치료사에 의해 수행된 검사와 측정의 결과를 기록해야 한다.

다음 페이지의 작성지들은 노트의 검사와 측정단락을 작성하는데 필요한 기술들을 연습하는 것이다. 본 장을 리뷰한 후, 다음 페이지의 작성지를 작성하고, 해답지를 이용하여 작성지를 올바르게 교정함으로서, 여러분은 노트의 검사와 측정단락을 정확하게 작성할 수 있어야 한다.

참고문헌 (References)

1. Principles of Physical Therapist Patient and Client Management. Guide to Physical Therapist Practice 3.0. Alexandria, VA: American Physical Therapy Association; 2014. Accessed online at http://guidetoptpractice.apta.org/content/1/SEC2.body on March 10, 2015.
2. Components of Documentation Within the Patient/Client Management Model. Defensible Documentation for Patient/Client Management, 2009. Accessed online at http://www.apta.org/Documentation/DefensibleDocumentation/\

환자/고객 관리노트:
검사와 측정(신체계통 리뷰 포함) 작성하기

파트 I. 제공된 빈줄 안에, 검사와 측정 단락에 배치되어야 할 진술에 대한 "TM"를 적으시오. 부가적으로, 병력 항목에는 "Hx"를 적으시고, 노트의 신계체동 리뷰 안에 가장 적합한 정보에는 "SR"를 적으시오.

Patient: Rachael F.
Setting: Outpatient Orthopedic Clinic

1. ________ 3″ scar over ant aspect of Ⓡ glenohumeral jt closed/dry/intact c̄ 12 steri-strips perpendicularly placed over incision
2. ________ Posture in standing: forward head bilat, protracted Ⓡ shoulder, depressed Ⓡ scapulae, abd Ⓡ greater than Ⓛ scapulae, downward rotation Ⓡ scapulae; preference for maintaining Ⓡ UE guarded against trunk
3. ________ Reports functional limitations of inability to tuck shirt into pants & comb or dry hair c̄ Ⓡ UE since surgery
4. ________ In supine: PROM Ⓡ shoulder flex: 54° c̄ painful end-feel
5. ________ c/o intermittent muscle spasms in Ⓡ biceps muscle belly since surgery
6. ________ Pt reports she is primarily a side-sleeper on her Ⓡ side, but has been sleeping on her back since surgery.
7. ________ Cold pack x20 min p̄ treatment to Ⓡ glenohumeral jt in supported hooklying
8. ________ Pt denies hx of falls in past yr.
9. ________ Pre-operative MRI of Ⓡ shoulder revealed "moderate tendinopathy involving the supraspinatus & infraspinatus tendons"
10. ________ ↓ Ⓡ glenohumeral jt inf & post capsular mobility c̄ slightly ↑ Ⓡ glenohumeral jt ant. capsular mobility
11. ________ Cardiopulmonary: BP: 112/68; HR: 76 bpm; RR: 18 bpm; SpO_2: 99% on room air. No edema noted Ⓛ UE or bilat LE; trace edema localized around surgical incision.
12. ________ Currently unable to work in billing department 2° to inability to type on computer
13. ________ Ht: 5′5″. Wt: 154#
14. ________ Cognition: unaffected; alert & oriented x4. Follows 100% of 2-step commands s̄ difficulty.
15. ________ Expected Outcome: pt to be indep c̄ reaching overhead to comb hair c̄ Ⓡ UE
16. ________ Lives in a 1-story house c̄ 2 steps to enter s̄ handrail c̄ spouse who works as a full-time math teacher at local high school.
17. ________ Transfers: supine ↔sitting on edge of mat, modified indep c̄ use of Ⓛ UE
18. ________ Anticipated goals for strengthening will be written once pt is cleared by MD for AROM & formal strength assessment
19. ________ Sensation: intact to light touch & sharp/dull throughout bilat. UE in radial, median, & ulnar nerve distributions
20. ________ Pt goal: "I want to be able to get back to work & use my arm for everything like I did ā surgery."

파트 II. 적절한 표제를 이용해 각 "검사와 측정"의 진술을 표기하시오. 제공된 첫 번째 빈 줄에 해답을 적으시오. 두 번째 빈 줄에는, 그 진술이 기능(F)을 설명하는지 또는 신체 손상(PI)을 설명하는지를 나타내시오.

Patient: Bonnie A.
Setting: Home Health

A. Amb
B. Transfers
C. Balance
D. ROM
E. Strength
F. Sensation

1. ________ Single Leg Stance Test: Ⓡ LE: 6 sec, 2 sec, 2 sec = 2.67 sec average

____

2. ________ Ⓛ LE AROM: WNL except ankle dorsiflexion –4°, ankle plantar flex. 18°, knee ext. +6°, knee flex. 116°, hip ext. 2°, hip flex. 110°

____

3. ________ Amb 45´ x2 on level, smooth surface c̄ wheeled walker c̄ min assist of 1 person for balance

____

4. ________ Berg Balance Scale Score: 10/56; please see paper form in pt chart for individual item scores.

____

5. ________ Rolling Ⓛ: min assist of 1 person for clearing shoulders c̄ mod verbal cues for correct sequencing c̄ min ↑ time for task

____

6. ________ Ⓡ LE strength: 3+/5 throughout except hip flex. 4–/5, hip ext. 3/5, hip abd 4–/5, hip add 4/5, hip external rotation 3/5

____

7. ________ Sit →stand: close standby assist of 1 person for safety c̄ bilat UE support & min verbal cues for correct technique

____

8. ________ hamstring length in 90/90 position: Ⓡ LE: –46°, Ⓛ LE : –61°

____

9. ________ Supine →sitting: min assist of 1 person for elevation of trunk & maintaining dynamic balance c̄ mod verbal cues for correct sequencing & c̄ mod ↑ time for completion of task

____

10. ________ Ⓡ LE AROM: WNL except ankle dorsiflexion 7°, knee ext. +2°, knee flex. 131°, hip flex. 115°

____

11. ________ Sharp/dull: intact bilat LE in all dermatomal patterns
____

12. ________ Stand →sit: standby assist of 1 person for safety c̄ mod ↓ control c̄ descent c̄ bilat UE support
____

13. ________ Gait deviations: ↓ cadence, ↓ Ⓛ LE stance time, ↓ Ⓛ lateral sway in Ⓛ stance phase, ↓→no Ⓛ heel strike at initial contact (worse c̄ ↑ fatigue), ↓ Ⓛ hip ext. in mid-terminal stance, ↓ Ⓛ hip & knee flex in swing phase c̄ ↑ Ⓛ hip circumduction, ↓ step length bilat, strays from straight path to Ⓛ
____

14. ________ Ⓛ LE strength: 3/5 except hip ext. 2/5, hip add 3–/5, hip external rotation 2+/5, lat. hamstrings 3–/5, ankle dorsiflexion 2–/5
____

15. ________ Sitting →supine: modified indep c̄ min ↑ time for task & ↓ control c̄ descent of trunk
____

16. ________ Edge of bed →chair: min assist of 1 person for dynamic balance & safety c̄ bilat UE support & intermittent verbal cues for correct sequencing c̄ task
____

17. ________ Stairs: not tested at this time 2° to ↑ pt fatigue
____

18. ________ Light touch: intact bilat LE in all dermatomal patterns, except ↓ bilat plantar surface of feet 2° to neuropathy

19. ________ Single Leg Stance Test: Ⓛ LE: 1 sec, 3 sec, 1 sec = 1.67 sec average
____

20. ________ Rolling Ⓡ: standby assist of 1 person for mod verbal cues for correct sequencing c̄ task
____

파트 Ⅲ. 다음은 여러분이 초기 평가 시 신체계통 리뷰와 검사와 측정을 작성할 때 체크한 정보이다. 제공된 공간에 가장 적합한 정보가 어디에 있는지를 알려주기 위해 신체계통 리뷰의 경우에는 "SR"를 표기하고, 검사와 측정의 경우에는 "TM"를 표기하시오. 그런 다음, 제공된 신체계통 리뷰 양식을 작성하기 위해 SR로 여러분이 표기했던 정보를 이용하시오. 끝으로, 제공된 표제를 이용하여 올바른 검사와 측정의 표제 밑에 TM으로 여러분이 표기했던 정보 안을 채워시오.

Patient: Donnie C.
Setting: Outpatient Orthopedic Clinic

1. ________ Ht: 6′2″; Wt: 187#
2. ________ 10.5 cm length, well-healed scar over spinous processes L2-S1; normalized movement of tissue around scar
3. ________ trunk strength: upper abdomen: 2–/5; lower abdomen: trace/5; back ext.: 1/5

4. ________ AROM: prone hip internal rotation: Ⓡ LE: 21°; Ⓛ LE: 14°
5. ________ Sensation: light touch intact bilat UE & LE in all dermatomal patterns to two point discrimination except moderately ↓ in generalized manner on plantar surface of feet 2° to underlying peripheral neuropathy.
6. ________ Alert & Oriented to person, place, time, & situation. Unimpaired.
7. ________ Modified Schoeber's: flex. 2cm c̄ c/o ↑ pain; ext. 0 cm c̄ c/o ↑ pain
8. ________ Coordination intact c̄ heel-shin, reciprocal toe tapping in sitting
9. ________ Supine ←—→sitting at edge of mat: indep
10. ________ Palpation: (+) tenderness to palpation over spinous processes L3-L5; ↑ muscle guarding throughout bilat paraspinal muscles L1-L5
11. ________ Communicates verbally throughout session in English s̄ difficulty.
12. ________ Normal affect. Good eye contact c̄ PT throughout session.
13. ________ Flexibility: prone knee flex/quad length: Ⓡ LE 90° c̄ c/o pain in lumbar spine, Ⓛ LE 86° c̄ c/o pain in lumbar spine
14. ________ Gross strength Ⓡ LE: 4/5 x̄ gluteus maximus 3–/5, hip internal rotation 3+/5, hip external rotation 3/5, ankle dorsiflexion 3+/5
15. ________ Cardiopulmonary: BP: 142/72; HR: 81 bpm; RR: 18 bpm; SpO_2: 98% on room air. No edema noted bilat UE or LE
16. ________ Needs written HEP program c̄ pictures for pt to reference at home.
17. ________ Wears bifocals at all times; unable to read or drive –s them.
18. ________ Flexibility: hamstring 90/90 test: –39° Ⓡ LE; –35° Ⓛ LE
19. ________ Posture in standing: ↓ lower greater than upper lumbar lordosis, post pelvic tilt, forward head, ↑ thoracic spine kyphosis, protracted shoulders bilat, iliac crest height equal.
20. ________ Gross strength Ⓛ LE: 4–/5 for hip flex., quadriceps, hamstrings; 3+/5 hip abd; 3/5 hip internal rotation, hip external rotation, ankle plantar flexion; 3–/5 gluteus maximus, ankle dorsiflexion
21. ________ Prefers to learn by visually seeing demo first & then attempting task. Notes, "I'm a visual guy. That's how I learn things."
22. ________ sit↔standing: indep
23. ________ Follows 1 & 2-step commands 100% s̄ difficulty c̄ good attention to task. Unimpaired
24. ________ Pt reports generalized ↓ hearing x10 years 2° to "old work accident," requiring "people to talk loud so I can hear them clearly."
25. ________ Amb: amb into & throughout OP clinic 100´ x1 on smooth, level surface c̄ turns indep –s device c̄ gait deviations of: ↓ cadence, ↓ step length bilat, ↓ lat weight shift bilat during stance phase, ↓ bilat hip & knee flex during swing phase Ⓛ greater than Ⓡ LE, moderately ↓ Ⓛ heel strike at initial contact, Ⓛ foot slap 2° to ↓ eccentric ant. tibialis strength that is more pronounced c̄ fatigue.
26. ________ Single leg stance test: average of 3 trials: Ⓡ LE: 19 sec; Ⓛ LE: 5 sec
27. ________ SLR test: (–) bilat LE
28. ________ Tone: normalized throughout bilat UE & LE; unimpaired.
29. ________ Skin: integrity & color normal.
30. ________ supine hip flex: Ⓡ LE: 99° c̄ c/o pain on Ⓛ lumbar spine; Ⓛ LE: 94°

HYZ Healthcare Facility

Name: ______________________________ Record #________________________

Systems Review

Cardiovascular/Pulmonary:				Present	Absent
HR: ______bpm;	RR: ______bpm;	BP: ______/ ______	Edema	☐	☐

Integumentary:	Affected	Unaffected	Comments
Pliability/texture	☐	☐	
Skin integrity	☐	☐	
Scars	☐	☐	
Skin color	☐	☐	

Musculoskeletal	Affected	Unaffected	Comments
Gross symmetry			
• Standing	☐	☐	
• Sitting	☐	☐	
• During activity	☐	☐	
Gross ROM	☐	☐	
Gross strength	☐	☐	

Height: _____ in. Weight: ______ lb.

Neuromuscular	Affected	Unaffected	Comments
Gross movement			
• Balance	☐	☐	
• Gait	☐	☐	
• Locomotion	☐	☐	
• Transfers	☐	☐	
• Transitions	☐	☐	
Gross motor function			
• Motor control	☐	☐	
• Motor learning	☐	☐	

Communication and Language	Affected	Unaffected	Comments
	☐	☐	

Affect	Affected	Unaffected	Comments
	☐	☐	

Cognition	Affected	Unaffected	Comments
Consciousness	☐	☐	
Orientation			
• Person	☐	☐	
• Place	☐	☐	
• Time	☐	☐	

Learning Style/Barriers:	Learning Needs:

Tests and Measures:

ROM: ________, ________, ________, ________,________

Strength: ________, ________, ________, ________,________

Bed mobility: ________, ________, ________, ________,________

Transfers: ________, ________, ________, ________,________

Ambulation: ________, ________, ________, ________,________

Sensation: ________, ________, ________, ________,________

Coordination: ________, ________, ________, ________,________

Balance: ________, ________, ________, ________,________

파트 Ⅳ. 여러분은 Mary B의 초기 평가 동안 아래의 정보를 작성했다. 이런 정보를 이용하여, 환자/고객 관리노트의 검사와 측정 부분을 다시 작성해 보시오. 만약 적절할 때 약어를 이용하고, 간결한 작성 스타일을 이용하여 정보를 구성해 보시오.

Patient: Mary B.
Setting: Acute Rehabilitation Hospital

Appearance: Patient found sitting in her manual wheelchair in her room. She is sitting leaning over to her left. Has a right knee over-the-counter brace on her knee "because it's more comfortable." Has right proximal, lateral, & inferior-lateral hip incisions that are open to air but covered with steri-strips. Also has another incision on lateral right knee that is also open to air & covered with steri-strips. Sit →Stand Transfers: min assist of 1 person due to decreased force production with bilateral upper extremity support & use of wheeled walker. Bed mobility: rolling: modified independent with use of bedrail to right with complaint of pain in right hip; minimal assist of 1 person toward left for right lower extremity movement. Minimal assistance of 1 person with use of draw sheet for repositioning in bed. Stand →sit: minimal assistance of 1 person for safety & due to decreased control with descent with bilateral upper extremity support. Bed →manual wheelchair: minimal assist of 1 person for balance for stand-step transfer. Uses bilateral upper extremities on wheeled walker. Ambulation: 22 feet once on level surface with wheeled walker. She is weight bearing as tolerated right lower extremity. Only puts half of her weight through her right leg because of pain. Needs minimal assistance of 1 person for balance. Too tired to ambulate further. Palpation: (+) tenderness over medial aspect of knee joint, inferior patella, lateral proximal half of right leg over femur, by her incisions. Starting to have formation of scar tissue at incision sites. Deviations with ambulation: decreased cadence, decreased step length, decreased stance time right lower extremity; decreased lateral weight shift to right lower extremity in stance phase, decreased right hip & knee flexion during swing phase, flat foot at initial contact right LE; increased forward flexed posture at waist with increased weight bearing through bilateral upper extremities as patient more fatigued. Stairs: ascend one six-inch step with wheeled walker with moderate assistance of 1 person because of decreased strength & balance. Needed maximal verbal cues for correct sequencing with device. Left lower extremity: within normal limits for active range of motion at all joints. Right lower extremity: active-assistive range of motion: hip flexion to 90 degrees with pain, knee flexion in supine to 93 degrees with complaint of pain. Right lower extremity active range of motion: –15 degrees knee extension, 1 degree ankle dorsiflexion, –4 degrees hip adduction, 0 degrees hip extension with patient actively resisting movement because of pain, hip abduction 15 degrees. Patient too painful for formal examination of hip external or internal rotation motion. Flexibility: 90/90 hamstring length: right lower extremity: –56 degrees, left lower extremity: –38 degrees. Prone quadriceps length: patient unable to tolerate lying on stomach at this time because of pain, so test not performed. Patellar mobility: decreased inferior, superior, & lateral right patellar glide; within normal limits left lower extremity. Left lower extremity strength: 4/5 throughout except hip extension 3+/5. Right lower extremity strength: 2–/5 throughout except ankle dorsiflexion & plantar flexion 3+/5, hamstrings & hip adduction 3/5, quadriceps 2+/5.

검사와 측정: ______

13장 SOAP 노트: 문제 명시

The SOAP Note: Stating the Problem

문제점이나 진단은 SOAP 노트의 첫 번째 단락이다. SOAP 노트 양식의 작성을 배울 때, 여러분은 환자/고객 관리노트를 작성할 때와 같은 정보를 사용한다. 그러나 SOAP 노트 양식은 정보의 종류를 이용하는 환자/고객 관리노트 양식과는 달리, 정보의 근원(소스)을 기준으로 노트를 구성한다. 미국물리치료사협회는 많은 물리치료사들이 SOAP 노트 양식을 이용할 때 발생한 나쁜 습관을 가지고 있다고 말한다. 환자 관리 모델의 구성이 표현되는 한, 기록 문서화에서 최상의 직무는 노트 양식으로 나타낼 수 있다.

많은 시설에서는, SOAP 노트를 작성하기에 앞서 치료를 받게 되는 주요 문제나 문제점들을 먼저 확인하고 있는데, 대개 이것을 문제나 진단으로 명시한다. SOAP 노트의 문제 단락은 환자의 주요 관심사로 명시될 수 있다. 주요 관심사는 의학적, 심리적, 또는 기능적 문제일 수 있다.

어떤 시설의 경우는 건강기록지에서 얻은 환자의 병력이나 의학적 정보를 문제 단락에 포함시킨다. 다른 시설의 경우는 건강기록지에서 얻은 정보를 객관적 단락에 작성하는 첫 번째 정보로 취급한다. 본 책의 목적에 맞게, 여러분은 건강기록지에서 얻은 환자의 병력이나 의학적 정보를 SOAP 노트의 문제 단락에 포함시킬 것이다. 왜냐하면 문제 단락은 여러분이 수행한 검진(면담이나 측정)의 결과가 아니기 때문이다.

아래의 정보들은 SOAP 노트의 문제 단락에 포함될 수 있다:

- 정보를 통해 알게 된 환자의 **인적 정보**. 이들 정보에는 환자의 이름, 주소, 입원날짜, 출생일, 성별, 우성 손, 인종, 민족, 언어, 교육수준, 선호도, 의뢰 사항, 의뢰된 이유(의학적 진단) 등이 포함될 수 있다.
- 현재의 상태나 치료에 영향을 줄 수 있는 **현재의 상태/질병**(예: hypertension, CHF)
- 현재의 상태나 치료에 영향을 줄 수 있는 **최근의 수술이나 과거 수술**(예, hx of Ⓡ TKA performed on [date]).
- 현재의 상태나 치료에 영향을 미치는 **과거 병력**(예: hx of Ⓡ hemisphere stroke in March 2014 _c residual Ⓛ hemiparesis)
- 현재의 상태나 치료에 영향을 미치는 **의학검사의 결과**(예: x-ray reveals fx Ⓛ tibial plateau).
- 현재 **환자가 복용하고 있는 약물**: 이에 대한 정보가 건강기록지에서 나온 경우, 아니면 환자에 의 해 나온 경우.

예

1. Medical Dx: Ⓛ hemiplegia s/p craniotomy for tumor resection on 09-12-2015. Hx of HTN. Referring physician: Dr. Sheu.
2. PROBLEM: 58-yr.-old ♂ s/p Ⓛ BKA on 02-17-2014 2° PVD. Hx of DM, PVD. Referring physician: Dr. Ollandern.

본 장을 위한 작성지는 없다. 주관적 단락의 작성지에서 노트 작성을 연습할 때, 여러분은 SOAP 노트의 나머지 부분을 작성하기 전에 문제 명시를 작성할 것이다(만약 여러분에게 문제가 주어진다면). 여러분은 본 책에서 작성지를 작성할 때 문제 명시의 작성을 많이 연습하게 될 것이다.

참고문헌 (References)

1. American Physical Therapy Association: Components of Documentation Within the Patient/Client Management Model (.pdf). Defensible Documentation for Patient/Client Management, 2009. Accessed at http://www.apta.org/Documentation/DefensibleDocumentation/ on March 10, 2015.

14장 SOAP 노트: 주관적 단락의 작성(신체계통 리뷰 포함)

SOAP 노트의 주관적 단락은 환자나 간병인으로부터 얻어낸 환자의 현 상태와 관련된 정보를 물리치료사가 기록하는 단락이다. 주관적 정보는 환자의 허락 아래에서 가족이나 도우미부터로도 얻을 수 있고 또는 환자가 자신의 인지적 손상이나 의학적 손상으로 인해 정보를 제공할 수 없을 때도 가족이나 도우미로부터 정보를 얻을 수 있다. 주관적 정보는 환자의 검진에 포함되는 검사와 측정을 계획하고, 또 환자와 함께 설정된 목표를 정당화하거나 설명하는데도 꼭 필요하다. 예를 들어, 환자가 집 안으로 들어가는데 12계단이 있다는 것을 주관적 단락에 기록하지 않았다면, 제 3 지불자, 이용 조사자, 보험회사는 12계단에 대한 환자의 능력을 왜 검사하지 않았는지, 또는 환자에게 12계단 보행을 훈련하지 않았는지에 대해 의문을 제기할 수 있을 것이다.

가끔, 주관적 단락의 정보는 SOAP 노트의 문제 단락의 정보를 더 뚜렷하게 만들 것이다. 문제 단락은 환자의 건강기록지에서 얻은 정보만을 포함시킨다. 만약 물리치료사가 건강기록지에 있는 정보가 아닌 다른 곳에서 정보를 얻었다면, 기본 정보를 노트의 문제 단락에 목록하고, 확실한 정보를 주관적 단락에 목록시킬 수 있다. 아래 단락에서는 노트의 2 부분이 중첩되는 영역에 대해 설명할 것이다.

항목을 주관적 단락으로 분류하기 (Categorizing Items as Subjective)

다음의 사항이 적용가능하다면, 항목은 주관적 범주에 포함된다:

- **인적 정보.** 환자(중요한 사람/간병인)는 환자의 주소, 출생 날짜, 성별, 우성 손, 인종, 민족, 언어, 교육 수준, 선호도, 치료의 의뢰 이유 등과 같은 부가적인 정보에 영향을 준다면. 이런 정보는 대개 SOAP 노트의 주관적 단락이 아닌 문제 단락에 포함되는데, 그 이유는 이들 정보가 대개 건강기록지에서 얻어지기 때문이다. 인적 정보의 기술은 시설마다 다양하다. 본 책에서 볼 때, 모든 시설이 문제 단락 밑에 인적 정보를 기술하는 것을 요구한다.
- 환자(주요 사람/간병인)는 현재의 상태/주요 관심사에 대해 물리치료사 또는 보조물리치료사에게 말한다. 어떤 시설의 경우는 이것을 주호소로서 기술하고 있다. 이런 정보는 문제의 시작 날짜, 문제를 일으켰던 또는 영향을 주었던 사고, 비슷한 과거의 병력, 환자가 그 문제점을 어떻게 관리하고 있는지, 무엇이 그 문제점을 악화하는지 또는 좋게 하는지, 그리고 환자가 문제를 위해 찾는 다른 전문가 등을 포함한다. 초기 평가시, 환자는 증상이 발생한 이후 통증 수준과 기능 수준이 어떻게 변화되었는지, 또는 치료를 받은 후 그들이 어떻게 변화되었지는지를 이야기할 것이다.
- 환자(주요 인물/간병인)은 환자의 **이전 기능 수준과 현재 기능 수준**을 물리치료사에게 말한다. 이것은 환자의 현재 상태나 불만이 발생하기 전에 환자의 기능 수준(참여와 활동을 포함한)을 기술한다. 만약 환자가 만성 질환을 가지고 있다면, 이런 정보는 증상이 발생하거나 악화되기 전의 기능수준을 포함한다. 이런 주관적 단락은 환자의 현재 기능 수준(활동제한과 참여제한을 포함한)을 포함한다. 이것은 환자의 현 상태와 상황에 적용할 수 있는 침상 가동성, 이동, 보행, 자가-관리, 가정관리, 지역사회 활동과 직장 활동 등과 같은 정보를 포함한다.
- 환자는 자신의 **치료 목표**를 물리치료사에게 말한다. 환자가 말할 수 없는 상황일 경우에는, 가족 구성원이나 도움을 주는 사람이 치료의 목표 설정에 참여할 수 있다.
- 환자(주요 인물/간병인)는 관리에 영향을 줄 수 있는 자신의 문화와 종교적 믿음을 물리치료사나 입원전에 함께 살았던 사람이나 퇴원 후 함께 살 사람에게 말한다. 현재 환자에게 이용할 수 있는 사회적 지지와 퇴원 이후에 환자에게 이용할 수 있는 사회적 지지를 물리치료사에게 말한다. 이것은 **사회적 이력**으로 간주된다.
- 환자(주요 인물/간병인)는 그가 현재 풀타임으로 고용되어 있는지, 아니면 단원타임으로 고용되어 있는지, 재택근무를 하고 있는지, 아니면 직장생활을 하고 있는지, 퇴직했는지, 아니면 현재 학생인지 등을 물리치료사나 보조물리치료사에게 이야기한다. 이것은 **고용상태**를 나타낸다. 만약 적어도

100 파운드를 들 수 있어야 한다는 것과 같이, 직장으로 복귀하기 위해 환자가 작성할 수 있어야 할 특별한 직무 요건과 관련된 정보가 있다면, 그 정보는 여기에 기록되어야 한다. 이것은 환자를 위한 기능적 목표를 설정할 때 중요하고, 또 환자가 완전히 직장으로 복귀할 수 있는지를 판단할 때도 중요하다.

- 환자(주요 인물/간병인)는 물리치료사나 보조물리치료사에게 자신의 **물리적 환경이나 이용가능한 리소스**를 말한다. 물리적 환경으로는 환자가 사용하고 있는 보조장비과 기구, 환자가 거주하는 집과 다니는 학교/직장의 건축 형태, 계단이나 램프와 같은 환경에 대한 정보, 그리고 지역사회 서비스의 과거 사용 등이 있다. 지역사회 서비스로는 일일 서비스 또는 프로그램, 홈메이킹 서비스, 음식 배달 서비스, 호스피스, 정신보건 서비스, 호흡치료 또는 재활치료(물리치료, 작업치료, 언어치료) 등이 있다. 그리고 퇴원 이후의 도우미의 이용가능성과 현실성도 여기에 포함된다.
- 환자(주요 인물/간병인)는 환자의 **일반적인 건강 상태**에 대해 물리치료사에게 말한다. 이것은 환자의 건강 정도와 사랑하는 사람의 죽음, 결혼, 이혼, 새로운 곳으로의 이사, 그리고 새로운 직장 등과 같이 과거에 어떤 커다란 삶의 변화가 있었는지를 포함한다.
- 환자(주요 인물/간병인)는 음주, 흡연 및 운동 등과 같이, 자신의 과거와 현재의 **사회적/건강 습관들**을 물리치료사에게 말한다.
- 환자(주요 인물/간병인)는 자신의 **성장과 발달**에 대해 물리치료사에게 말한다. 이것은 환자의 발달 이력을 포함하고, 소아 환자에게 주로 적용된다. 대개 이 정보는 문제 단락에 포함되는데, 그 이유는 정보의 근원이 건강기록지나 가족이나 도우미로부터 나오기 때문이다.
- 환자(주요 인물/간병인)는 자신의 **가족력**을 물리치료사에게 말한다. 심장병, 고혈압증, 뇌졸중, 당뇨병, 암, 심리적인 상태, 관절염, 골다공증 등과 같은 만성 질환과 전반적인 가족력 등이 여기에 포함된다. 이것은 문제 단락에 기록되는데, 그 이유는 정보의 근원이 건강기록지(특히, 입원시설에 있을 때)에서 나오기 때문이다; 그러나 본 책의 목적에 맞게, 가족력은 SOAP 노트의 주관적 단락에 기술될 것이다.
- 환자(주요 인물/간병인)는 복용하고 있는 모든 **약물**을 물리치료사와 보조물리치료사에게 말한다. 만약 약물 복용이 문제 단락에 기술되지 않았다면, 물리치료를 받고자 하는 환자의 현재 질환을 위해 그리고 다른 질환을 위해 반드시 필요한 사항이다. 만약 치료를 받는 동안 약물 복용의 변경을 보고한다면, 이런 약물 복용 변경을 기록해야 한다.
- 환자(주요 인물/간병인)는 환자가 받았던 다른 **진단 검사**를 물리치료사에게 말한다. 여기에는 병리검사와 CT나 MRI와 같은 방사선 검사가 포함되고, 이들 검사의 날짜와 소견이 기록된다. 만약 입원 중이라면, 이들 검사는 건강기록지에 기록될 것이고 문제단락에 목록된다.
- **신계체통 리뷰**(Review of System, ROS)는 주관적 단락 안에 기록되는데, 그 이유는 주관적 단락이 환자의 의학적 이력과 수술적 이력을 포함하기 때문이다. 만약 ROS가 건강기록지에서 이용가능하다면, 양성 소견을 환자에게 말하는 것은 물리치료사의 책임이다. 신체계통 리뷰는 아래 단락에서 자세히 설명될 것이다.
- 환자는 **치료중재의 반응**(예, 가정운동프로그램을 수행한 후, 통증이 감소되었다)을 물리치료사에게 말한다.
- 환자(주요 인물/간병인)가 자신의 사례와 현재 질환과 관련하여 물리치료사나 보조물리치료사에게 말하는 **모든 것**은 환자의 치료 과정에서 기록된다.

건강기록지로부터 나온 환자의 이력과 기타 정보는 SOAP 노트의 문제 단락에 기록되어야 한다. 이것은 주관적 단락에는 포함되지 않는데, 그 이유는 이것이 환자가 물리치료사에게 말한 것이 아니기 때문이다.

신체계통 리뷰(ROS)
(The Review of Systems)

신체계통 리뷰(ROS)는 환자 면담의 한 부분으로서, 물리치료사 중재를 잘 받아들이는 질환과 의학적 상태, 그리고 약물 부작용과 관련된 증상을 확인하기 사용하는 체크리스트나 연속 질문에 대한 답을 보고한다. ROS에서 얻어진 정보는 나머지 전반적인 평가 동안 물리치료사의 임상의사결정에 중요한 역할을 한다.

물리치료사는 몇 가지 목적 때문에 ROS의 정보를 사용한다. 첫 번째 목적은 숙련된 치료 서비스를 환자가 받아들이는데 적합한지를 확인하는 것이다. 몇몇 경우에서, ROS를 통해 의사의 진료를 받지 않은 환자의 심각한 의료 문제를 찾아냈을 때, 물리치료사는 의사가 환자와 새로운 정보를 리뷰할 때까지 물리치료를 진행하지 않고 지연할 수 있다. 경우에 따라, 물리치료사는 환자를 응급실로 보낼 수 있는데, 그 이유는 환자의 상태가 매우 심각하거나 즉각적인 중재를 필요로 할 수 있기 때문이다. 응급실로 의뢰하는 사례의 한 예는 본 장의 후반부에 포함되어 있다.

ROS를 완성하는 두 번째 목적은 환자가 치료에 참여할 수 있는 의학적 상태인지를 체크하는 것이다. 만성 폐쇄성 폐질환(COPD) 환자가 하나의 예이다. 허파의 질환은 환자가 빈번한 휴식을 필요로 하고, 팔의 활동으로도 쉽게 피로해질 수 있다. 궁극적으로, ROS를 통해 환자가 COPD를 앓고 있음을 알았다면, 치료사는 평상시보다 환자를 더 치밀하게 모니터링해야 하고, 운동 시 호흡곤란이 있는지를 관찰해야 하고, 산소포화도와 같은 생체징후를 체크해야 한다.

끝으로, ROS는 다른 건강관리전문가(예, 당뇨병 환자가 자신의 높은 혈당수준을 잘 관리할 수 있도록 돕기 위해 영양사에게 의뢰한다로의 의뢰가 필요한지를 알려준다.

다양한 직무 시설에서 신체계통 리뷰를 수행하기

물리치료사는 모든 종류의 시설에서 신체계통 리뷰(ROS)를 수행한다. 입원환자 시설에서의 ROS는 건강기록지의 리뷰와 환자 면담을 포함한다. 입원환자 시설의 경우에서는, 물리치료사가 ROS에 속하는 정보로서 건강기록지(종이 형식이든 전자 형식이든)에 접근할 수 있다. 대부분의 경우, 치료사는 환자와 의사소통하기 전에 환자의 정보를 리뷰한다. 그러나 전자식 건강기록지의 확장과 테크놀러지의 발달로, 건강기록지와 ROS에 속하는 정보의 리뷰는 침상 옆에서 환자와 더 자주 이루어지고, 또 리뷰에서 신체적 측면과 정신적 측면에 참여할 수 있다. 치료사는 치료가 안전하게 수행될 수 있도록 건강기록지에서 잘못되거나 불완전하게 이루어진 정보를 확인하여 환자와 다른 건강관리전문가에게 알려줄 수 있다. 가끔 치료사는 치료를 수행하는 동안, 치료 과정에 영향을 줄 수 있거나 주의가 필요한 정보를 체크한다. 건강기록지 리뷰에 대한 정보를 더 많이 알고 싶으면, 5장을 참고하기 바란다.

의사나 다른 제공자가 치료사에게 제공하는 제한된 정보(MRI 결과, 수술 보고서 등과 같은) 이외에, 외래시설에서의 환자 건강 이력도 ROS가 없다면 치료사에게 완전하게 알려지지 않을 것이다. 이것은 가정 건강관리시설의 치료에서도 마찬가지다. 물리치료사는 환자의 건강기록지에 접근하는 이점이 없더라도, ROS를 수행해야 한다.

신체계통 리뷰의 구성
(Organization of the Review of Systems)

ROS는 신체 계통에 의해 구성되고, 각 신체계통에 대한 환자의 현재와 과거의 병력을 포함해야 한다. 이들 단락의 특정 정보는 본 장에서 더 자세히 다루어질 것이다.

- 환자 건강에 대한 일반적인/합법적인 정보
- 머리, 눈, 귀, 코 및 목구멍(HEENT)
- 심혈관계
- 호흡계
- 위장계
- 비뇨생식계
- 근육뼈대계
- 피부계와 유방
- 신경계
- 정신의학계
- 내분비계
- 혈액/림프계
- 알러지/면역계

위에 목록된 ROS의 각 세부 단락은 치료사가 환자에게 요구하는 몇 가지 질문을 기록한다. 여러분은 여러분의 전문 교육을 배울 때 이들 질문을 어떻게 해야 할지를 배울 것이다.

치료사는 다음에 대해 요구한다:

- <u>일반적인/합법적인 정보:</u> 고열/오한, 피곤 또는 피로감, 설명할 수 없는 5 파운드 이상의 체중감소, 식욕 변화, 온도 불내인성, 수면 문제 등을 포함한 환자의 건강에 대한 정보.
- <u>머리, 눈, 귀, 코 및 목구멍(HEENT)</u>
  - 눈: 통증, 발적, 시야 소실, 복시, 흐릿한 시야, 섬광, 건조, 눈 안에 이물질이 있는 느낌, 안경이나 콘택트 렌즈사용
  - 귀: 이명, 청력소실, 보청기 사용
  - 코, 입, 목구멍: 코피, 후각소실, 콧구멍 건조, 부비동염, 혀 통증, 잇몸 출혈, 입안의 통증, 미각소실, 입 건조, 의치, 목구멍 통증, 쉰 목소리, 삼킬 때 음식물이 목구멍에 걸리는 경우, 목구멍을 깨끗이 하고 싶은 느낌, 삼킬 때 통증 등
- <u>심혈관계:</u> 가슴 통증, 불규칙한 심박동, 갑작스런 심박동 변화나 가슴 떨림, 야간에 호흡곤란, 심장잡음, 높은 혈압(고혈압), 보행시 다리 경련, 야간에 발과 발가락 통증, 정맥류, 실신, 팔과 다리의 부종, 무호흡.

- 호흡계: 만성 마른 기침, 기침시 가래 생성, 기침시 객혈 생성, 기침이나 숨가쁨으로 잠을 깸, 반복성 폐렴, 야간 발한, 운동을 하지 않아도 쌕쌕거림, 호흡 시 가슴 통증, 운동 시 짧은 호흡(무호흡), 천식
- 위장계: 메스꺼움, 구토, 커피색의 구토물, 속쓰림, 역류, 빈번한 트림, 삼킴 곤란, 복부 통증/곧은창자 부위의 통증, 음식물에 의한 위장통, 황달(눈과 피부), 설사, 변비, 과도한 가스, 혈변, 검은색 분변, 변실금 등.
- 비뇨생식계: 배뇨 장애, 배뇨시 통증, 혈뇨, 혼탁뇨, 빈번한 배뇨, 야간뇨, 뇨 멈춤 장애, 콩팥결석, 성기 부위의 발진 및 궤양, 성장애, 성적 접촉으로 전파되는 질환(여성에서만): 외음 분비물, 비정상 주기(남성에서만): 통증성 사정, 음경 분비물, 좋지 못한 오줌 흐름.
- 근육뼈대계: 팔, 엉덩이, 허벅지 및 장딴지 등의 경련; 관절 통증과 근육 염증, 근육 약증이나 압통, 관절부종, 목 통증이나 등 통증, 주요 정형외과적 손상.
- 피부계와 유방: 피부/털의 변화, 멍 자국, 피부 발적, 피부 발진, 두드러기, 햇빛 노출 민감, 피부 당김, 결절 또는 혹, 탈모, 냉에 의한 손이나 발의 색깔 변화, 지속적인 병변, 사마귀, 손톱 변화, 유방 몽우리, 유방 통증, 젖꼭지 분비물.
- 신경계: 두통, 어지럼, 근경련, 의식소실, 손과 발의 예민성이나 통증, 기억 상실, 균형 문제, 보행 문제, 팔다리 약증
- 정신의학계: 우울증, 자살 충동, 환청/환각, 이상한 식사습관, 강박 습관, 조울증, 과도한 걱정, 기억 문제, 집중 문제, 사고 문제, 타인에 의한 학대 경험.
- 내분비계: 열과 냉에 대한 내성, 홍조, 갈증 증가, 소금 섭취 증가, 성욕 감소 등
- 혈액/림프계: 빈혈, 출혈소인, 혈액응고소인
- 알레르기/면역계: 비염, 피부 민감성, 라텍스 알레르기 또는 민감성

참고사항: 위에 목록된 ROS는 성인 환자를 위한 것이다. 소아 환자를 위한 ROS는 성인에 국한되는 이들 질문과 토픽을 생략하고, 소아에 해당되는 질문과 토픽을 포함한다.

신체계통 리뷰의 기록 (Documenting the Review of Systems)

물리치료사는 신체계통 리뷰(ROS)를 어떻게 작성할지를 결정할 때, 환자로부터 정보를 수집하기 위해 전체 ROS를 작성하거나 양식을 사용할 수 있고, 또 양식의 아래쪽 부분에 중요한 소견을 요약할 수 있다. 양식은 **그림 14.1**의 양식과 비슷한 형태를 띤다.

대부분의 경우, 첫 번째 물리치료를 하기 전에 환자는 양식의 앞쪽면을 작성한다. 만약 환자가 읽거나 쓸 수 없거나, 사용된 용어를 잘 이해할 수 없거나, 양식의 작성 방법을 모른다면, 물리치료사나 다른 직원이 환자가 양식을 작성할 수 있도록 도와주어야 한다. 의료시설은 영어로 된 양식을 제공해야 하고, 만약 환자가 영어를 사용할 수 없다면, 자격을 갖춘 통역자를 제공해야 한다. 환자가 혼자 힘으로 양식을 작성할 수 있던 아니면 없던 간에, 물리치료사는 다음 사항을 완성하기 위해 환자나 보호자와 함께 전체 양식을 리뷰해야 한다: (1) 양식에 사용된 용어를 환자가 완전히 이해했는지를 확인하기 위해, (2) 양식에 적힌 양성 소견의 표시를 리뷰하기 위해, (3) 양식의 뒷면에 있는 소견에 대한 정보를 더 많이 기록하기 위해.

ROS의 데이터를 수집하는 양식을 사용할 때, 물리치료사는 항상 노트의 양식을 참조해야 한다.

양식의 사용에 관계없이, ROS 작성의 예는 다음과 같다.

예

S: Review Of Systems:
General/constitutional: Pt. denies fever/chills, fatigue, weakness, weight changes greater than ten pounds, appetite changes, temperature intolerance, or sleep problems. HEENT: Denies eye pain, redness, loss of vision, double or blurred vision, flashing lights or spots, dryness, the feeling of a foreign object in the eye. Uses soft contact lenses during the day and glasses at night for correction of nearsightedness. Denies tinitus, hearing loss, use of hearing aids. Denies history of nose bleeds, dry sinuses, loss of sense of smell, sore tongue, bleeding gums, mouth sores, loss of sense of taste, dry mouth, dentures, mouth sores, frequent sore throats, hoarseness or feeling of need to clear the throat. Denies acid or bitter fluid in the mouth or throat upon awakening. Denies difficult or painful swallowing. States history of chronic sinusitis and post nasal drip. Cardiovascular: Denies chest pain, irregular heartbeats, sudden changes in heartbeat or palpitation, difficulty breathing at night, heart murmurs, high blood pressure, edema, cramps in legs with walking, pain in feet or toes at night or varicose veins, syncope, dyspnea. Respiratory: Denies chronic dry cough, hemoptysis, coughing up mucus/sputum production, waking at night coughing or choking, repeated pneumonias, night sweats, wheezing with or without exercise, respirophasic chest pain, dyspnea on exertion. Notes positive history of asthma. Gastrointestinal: Denies nausea, vomiting, vomiting blood or coffee ground–like emesis, heartburn, regurgitation, frequent

HYZ HEALTHCARE FACILITY

Name: ______________________________ Record #______________________________

Review of Systems

HEENT	Yes	No
Eyes:		
Pain	☐	☐
Redness	☐	☐
Loss of vision	☐	☐
Double vision	☐	☐
Blurred vision	☐	☐
Flashing spots	☐	☐
Dryness	☐	☐
Change of vision	☐	☐
Glasses/contacts	☐	☐
Ears:		
Ringing in ears	☐	☐
Loss of hearing	☐	☐
Hearing aids	☐	☐
Nose/Mouth/Throat:		
Nose bleeds	☐	☐
Loss of smell	☐	☐
Dry sinuses	☐	☐
Sinusitis	☐	☐
Sore tongue	☐	☐
Bleeding gums	☐	☐
Mouth sores	☐	☐
Hoarseness	☐	☐
Acid /bitter taste	☐	☐
Trouble swallowing	☐	☐
Cardiovascular:		
Chest pain	☐	☐
Heart palpitation	☐	☐
Heart murmurs	☐	☐
High blood pressure	☐	☐
Cramping-legs	☐	☐
Varicose veins	☐	☐
Swelling in arms/legs	☐	☐
Respiratory:		
Chronic dry cough	☐	☐
Cough with mucus	☐	☐
Coughing up blood	☐	☐
Pneumonia	☐	☐
Night sweats	☐	☐
Wheezing	☐	☐
Chest pain w/breathing	☐	☐
Shortness of breath	☐	☐
Asthma	☐	☐

Gastrointestinal (GI):	Yes	No
Nausea	☐	☐
Vomiting food	☐	☐
Heartburn	☐	☐
Regurgitation/wet burp	☐	☐
Belching	☐	☐
Yellow skin	☐	☐
Diarrhea	☐	☐
Constipation	☐	☐
Excessive gas	☐	☐
Blood in stool	☐	☐
Hemorrhoids	☐	☐
Gastrourinary (GU):		
Trouble urinating	☐	☐
Pain with urinating	☐	☐
Blood in urine	☐	☐
Cloudy urine	☐	☐
Urgency	☐	☐
Frequent urination at night	☐	☐
Incontinence	☐	☐
Kidney stones	☐	☐
Rash in genitals	☐	☐
Sexual problems	☐	☐
Sexually transmitted diseases	☐	☐
Women only:		
Vaginal discharge	☐	☐
Abnormal period	☐	☐
Pregnant	☐	☐
Men only:		
Painful ejaculations	☐	☐
Penile discharge	☐	☐
Poor urinary stream	☐	☐
Musculoskeletal:		
Muscle cramps	☐	☐
Joint pain	☐	☐
Weak muscles	☐	☐
Joint swelling	☐	☐
Neck pain	☐	☐
Back pain	☐	☐
Joint replacement	☐	☐
Fractures	☐	☐
Hematology/Lymphatics:		
Anemia	☐	☐
Easily bleed	☐	☐
Easily clot	☐	☐

Integumentary/Breasts:	Yes	No
Change in skin	☐	☐
Change in hair	☐	☐
Easy bruising	☐	☐
Skin redness	☐	☐
Hives	☐	☐
Sensitive to sun	☐	☐
Skin tightness	☐	☐
Nodules/bumps	☐	☐
Hair loss	☐	☐
Color change of hands/feet with cold	☐	☐
Persistent sores	☐	☐
Change in moles	☐	☐
Change in nails	☐	☐
Breast lumps	☐	☐
Breast pain	☐	☐
Nipple discharge	☐	☐
Neurologic:		
Chronic headache	☐	☐
Dizziness	☐	☐
Numbness (hands/feet)	☐	☐
Tingling (hands/feet)	☐	☐
Unconsciousness	☐	☐
Memory loss	☐	☐
Balance problems	☐	☐
Endocrine:		
Sensitive to cold	☐	☐
Sensitive to heat	☐	☐
Increased thirst	☐	☐
Decreased sex drive	☐	☐
Immunology/Allergy:		
Rhinitis	☐	☐
Seasonal allergies	☐	☐
Latex allergy	☐	☐
Food allergy	☐	☐
Medication allergy	☐	☐
Psychiatric:		
Depression	☐	☐
Anxiety	☐	☐
Hearing voices	☐	☐
Thoughts of suicide	☐	☐
Obsessive/compulsive habits	☐	☐
Problems concentrating	☐	☐
History of abuse	☐	☐

그림 14.1 체크되지 않은 신체계통 리뷰의 양식

기타 질병, 수술 및 모든 "예" 반응에 대한 설명

그림 14.1 (계속) 체크되지 않은 신체계통 리뷰의 양식

belching, dysphagia, retrosternal burning, abdominal/rectal pain, stomach pain relieved by food, yellow jaundice (skin or eyes), diarrhea, constipation, excessive gas, blood in the stools, black tarry stools, hemorrhoids, stool incontinence. Genitourinary: Denies difficulty urinating, pain or burning with urination, blood in the urine, cloudy or smoky urine, urinary frequency, nocturia, urinary incontinence, kidney stones, rash or ulcers in the genital area, sexual dysfunction, or sexually transmitted diseases. Denies vaginal discharge; s/p hysterectomy 5 years ago. Musculoskeletal: Denies bilateral UE or LE cramps, joint or muscle pain, muscle weakness/tenderness, joint edema; neck or back pain. History of right inversion ankle sprain in 2009. Integumentary & Breasts: Denies changes in skin/hair, easy bruising, skin redness, rash, hives, sensitivity to sun exposure, tightness, nodules or bumps. Denies hair loss, color changes in the hands or feet with cold, persistent lesions, changes in mole(s), fingernail changes; breast lumps, pain, or nipple discharge. Neurological: Denies headache, dizziness, muscle spasm, loss of consciousness, sensitivity or pain in the hands and feet, memory loss, balance or walking difficulties, diplopia. Psychiatric: Denies depression, thoughts of suicide, hearing voices without the presence of other people in the room/hallucinating, unusual eating habits, obsessive/compulsive habits, manic/depressed moods, excessive anxiety, problems with memory, problems with concentration, problems with thinking, previous abuse by others. Endocrine: Denies intolerance to hot or cold temperature, flushing, increased thirst, increased salt intake, decreased sexual desire. States has history of adrenal insufficiency and hypothyroidism. Hematologic/Lymphatic: Denies anemia, bleeding tendency, clotting tendency. Allergic/immunologic: States history of rhinitis. Received allergen immunotherapy by injections from ages 4 12. Denies skin sensitivity, latex allergies, or sensitivity.

ROS의 작성은 길고 시간을 낭비하는 기록의 과정이다. 대부분의 시설은 이런 ROS 기록 방법을 사용하지 않는다. **그림 14.1**과 같은 양식의 사용은 물리치료사의 입장에서 볼 때 쉽고 시간을 절약하는 방법이다. 위에 기록된 내레이션식 ROS에서 나온 동일한 정보가 **그림 14.2**의 샘플 양식에 반복되었다.

이것은 다음과 같이 기록될 수 있다:

예

Review of Systems: See attached form.

본 책의 목적에 맞게, 여러분은 정보를 기록할 수 있는 샘플 양식을 사용하게 되거나, 부분 작성된 샘플 양식을 제공받거나, 또는 샘플 양식에 부가적인 정보를 기록하는 방법을 배우게 될 것이다. 여러분은 위의 예제에서처럼 여러분의 환자관리노트에서도 그 양식을 참고하게 될 것이다.

전자식 건강기록지에서의 ROS 기록은 환자의 데이터를 수집하는 샘플과 비슷한 양식을 이용한다. 물리치료사나 보조물리치료사는 전자 건강기록지의 양식 안에 날짜를 직접 기입한다. 위에 주어진 양식과 비슷한 방법으로 목록된 병력에 "yes"나 "no"를 표시한다. 종이 기록지와 마찬가지로, 물리치료사는 전자 건강기록지 안에 그들의 설명을 기록하기 위해 환자에게 추후 질문을 하게 될 것이다.

응급실 의뢰의 필요성에 대한 예: 환자의 검진에서 인용

우리는 환자 안전성에 대한 신체계통 리뷰의 중요성을 강조하기 위해 예를 포함시켜 왔다. 본 예에서, 환자는 신체계통 리뷰(ROS)의 앞쪽면과 뒤쪽면을 작성했다. 물리치료사는 작성된 환자의 양식을 리뷰함으로서, 환자의 징후와 증상을 일으키는 심각한 의학적 상태를 찾는다.

예

02/10/2015: PROBLEM: Low back pain. Pt. is 72 y.o. ♀ pt. of Dr. Thomes.
S: Current Condition/Chief Complaint: Pt. c/o intermittent centralized low back pain that began insidiously 3 wks ago; currently at 4/10 pain level using numerical visual analog scale. Also c/o sudden onset c̄ steady progression of bilat LE numbness/tingling & ↓ strength, urinary & bowel incontinence, difficulty c̄ transfers & eventual inability to amb. Borrowed a friend's wheeled walker 10 days ago to assist c̄ amb at home, but had to borrow a w/c 4 days ago due to inability to amb c̄ wheeled walker. Went to local Urgent Care facility 3 wks ago when pain began & was d/c to home c̄ dx of back strain. Called Pt's 1° care MD 02/08/2015 re: current signs/Sx & was referred to PT for eval. Prior & Current Level of Function: Pt was indep prior to onset of current condition c̄ all functional mobility without device & indep c̄ all BADLs & IADLs. Currently unable to amb or complete BADLs or IADLs indep; unable to volunteer at local food pantry. Pt goals: "Walk again." Social Hx: Describes self as "a very active person. I go to church weekly." Widow. Has 2 adult children who live out of area in Alaska & Washington DC. Employment Status: Retired state worker; generally worked as secretary for various state agencies. Volunteers at local food pantry 3x/wk for 5 hr/day where pt stands & amb during shifts. Living Environment: Lives alone in a 1-floor ranch-style house c̄ 4 steps to enter c̄ 1 handrail from front, 6 steps c̄ 1 rail from backdoor, 1 step from garage s̄ handrail. General Health Status: Widowed 14 mo ago when spouse passed away from pancreatic CA. Self-describes health as "good"; denying major illness immediately prior to onset of current condition; See "current condition/chief complaint" above for more details. See "Review of Systems" for information re: PMH. Social/Health Habits: denies ETOH, tobacco, & other drug use. Exercises daily by walking "at

HYZ HEALTHCARE FACILITY

Name: ____________________ Record #____________________

Review of Systems

HEENT	Yes	No
Eyes:		
Pain	☐	☒
Redness	☐	☒
Loss of vision	☐	☒
Double vision	☐	☒
Blurred vision	☐	☒
Flashing spots	☐	☒
Dryness	☐	☒
Change of vision	☐	☒
Glasses/contacts	☒	☐
Ears:		
Ringing in ears	☐	☒
Loss of hearing	☐	☒
Hearing aids	☐	☒
Nose/Mouth/Throat:		
Nose bleeds	☐	☒
Loss of smell	☐	☒
Dry sinuses	☐	☒
Sinusitis	☐	☒
Sore tongue	☐	☒
Bleeding gums	☐	☒
Mouth sores	☐	☒
Hoarseness	☐	☒
Acid /bitter taste	☐	☒
Trouble swallowing	☐	☒
Cardiovascular:		
Chest pain	☐	☒
Heart palpitation	☐	☒
Heart murmurs	☐	☒
High blood pressure	☐	☒
Cramping-legs	☐	☒
Varicose veins	☐	☒
Swelling in arms/legs	☐	☒
Respiratory:		
Chronic dry cough	☐	☒
Cough with mucus	☐	☒
Coughing up blood	☐	☒
Pneumonia	☐	☒
Night sweats	☐	☒
Wheezing	☐	☒
Chest pain w/breathing	☐	☒
Shortness of breath	☐	☒
Asthma	☐	☒

Gastrointestinal (GI):	Yes	No
Nausea	☐	☒
Vomiting food	☐	☒
Heartburn	☐	☒
Regurgitation/wet burp	☐	☒
Belching	☐	☒
Yellow skin	☐	☒
Diarrhea	☐	☒
Constipation	☐	☒
Excessive gas	☐	☒
Blood in stool	☐	☒
Hemorrhoids	☐	☒
Gastrourinary (GU):		
Trouble urinating	☒	☐
Pain with urinating	☐	☒
Blood in urine	☐	☒
Cloudy urine	☐	☒
Urgency	☐	☒
Frequent urination at night	☐	☒
Incontinence	☒	☐
Kidney stones	☐	☒
Rash in genitals	☐	☒
Sexual problems	☐	☒
Sexually transmitted diseases	☐	☒
Women only:		
Vaginal discharge	☐	☒
Abnormal period	☐	☒
Pregnant	☐	☒
Men only:		
Painful ejaculations	☐	☐
Penile discharge	☐	☐
Poor urinary stream	☐	☐
Musculoskeletal:		
Muscle cramps	☐	☒
Joint pain	☐	☒
Weak muscles	☒	☐
Joint swelling	☐	☒
Neck pain	☐	☒
Back pain	☒	☐
Joint replacement	☐	☒
Fractures	☐	☒
Hematology/Lymphatics:		
Anemia	☐	☒
Easily bleed	☐	☒
Easily clot	☐	☒

Integumentary/Breasts:	Yes	No
Change in skin	☐	☒
Change in hair	☐	☒
Easy bruising	☐	☒
Skin redness	☐	☒
Hives	☐	☒
Sensitive to sun	☐	☒
Skin tightness	☐	☒
Nodules/bumps	☐	☒
Hair loss	☐	☒
Color change of hands/feet with cold	☐	☒
Persistent sores	☐	☒
Change in moles	☐	☒
Change in nails	☐	☒
Breast lumps	☐	☒
Breast pain	☐	☒
Nipple discharge	☐	☒
Neurologic:		
Chronic headache	☐	☒
Dizziness	☐	☒
Numbness (hands/feet)	☒	☐
Tingling (hands/feet)	☒	☐
Unconsciousness	☐	☒
Memory loss	☐	☒
Balance problems	☒	☐
Endocrine:		
Sensitive to cold	☐	☒
Sensitive to heat	☐	☒
Increased thirst	☐	☒
Decreased sex drive	☐	☒
Immunology/Allergy:		
Rhinitis	☐	☒
Seasonal allergies	☒	☐
Latex allergy	☐	☒
Food allergy	☐	☒
Medication allergy	☒	☐
Psychiatric:		
Depression	☐	☒
Anxiety	☐	☒
Hearing voices	☐	☒
Thoughts of suicide	☐	☒
Obsessive/compulsive habits	☐	☒
Problems concentrating	☐	☒
History of abuse	☐	☒

기타 질병, 수술 및 모든 “예” 반응에 대한 설명

나는 낮 동안에는 콘택트 렌즈를 착용하고, 밤에는 먼 곳을 보기 위해 안경을 착용한다.

3일 전부터 힘들게 욕실을 가기 시작했다. 처음에는 욕실에서 일을 보기 어려웠지만, 지금에는

근 하루 동안 오줌을 누지 않았다.

나의 다리는 더 약해졌고, 지난 달에는 둔감과 저림 현상이 있었다.

약 3주 동안 등이 아팠다.

꽃가루, 곰팡이 및 설파제(sulfa drug)에 알레르기가 있다.

HYZ HEALTHCARE FACILITY

Name: ______________________ Record # ______________________

Review of Systems

HEENT	Yes	No
Eyes:		
Pain	☐	☒
Redness	☐	☒
Loss of vision	☐	☒
Double vision	☐	☒
Blurred vision	☐	☒
Flashing spots	☐	☒
Dryness	☐	☒
Change of vision	☐	☒
Glasses/contacts	☒	☐
Ears:		
Ringing in ears	☐	☒
Loss of hearing	☐	☒
Hearing aids	☐	☒
Nose/Mouth/Throat:		
Nose bleeds	☐	☒
Loss of smell	☐	☒
Dry sinuses	☐	☒
Sinusitis	☒	☐
Sore tongue	☐	☒
Bleeding gums	☐	☒
Mouth sores	☐	☒
Hoarseness	☐	☒
Acid /bitter taste	☐	☒
Trouble swallowing	☐	☒
Cardiovascular:		
Chest pain	☐	☒
Heart palpitation	☐	☒
Heart murmurs	☐	☒
High blood pressure	☐	☒
Cramping-legs	☐	☒
Varicose veins	☐	☒
Swelling in arms/legs	☐	☒
Respiratory:		
Chronic dry cough	☐	☒
Cough with mucus	☐	☒
Coughing up blood	☐	☒
Pneumonia	☐	☒
Night sweats	☐	☒
Wheezing	☐	☒
Chest pain w/breathing	☐	☒
Shortness of breath	☐	☒
Asthma	☒	☐

Gastrointestinal (GI):	Yes	No
Nausea	☐	☒
Vomiting food	☐	☒
Heartburn	☐	☒
Regurgitation/wet burp	☐	☒
Belching	☐	☒
Yellow skin	☐	☒
Diarrhea	☐	☒
Constipation	☐	☒
Excessive gas	☐	☒
Blood in stool	☐	☒
Hemorrhoids	☐	☒
Gastrourinary (GU):		
Trouble urinating	☐	☒
Pain with urinating	☐	☒
Blood in urine	☐	☒
Cloudy urine	☐	☒
Urgency	☐	☒
Frequent urination at night	☐	☒
Incontinence	☐	☒
Kidney stones	☐	☒
Rash in genitals	☐	☒
Sexual problems	☐	☒
Sexually transmitted diseases	☐	☒
Women only:		
Vaginal discharge	☐	☒
Abnormal period	☐	☒
Pregnant	☐	☒
Men only:		
Painful ejaculations	☐	☐
Penile discharge	☐	☐
Poor urinary stream	☐	☐
Musculoskeletal:		
Muscle cramps	☐	☒
Joint pain	☐	☒
Weak muscles	☐	☒
Joint swelling	☐	☒
Neck pain	☐	☒
Back pain	☐	☒
Joint replacement	☐	☒
Fractures	☐	☒
Hematology/Lymphatics:		
Anemia	☐	☒
Easily bleed	☐	☒
Easily clot	☐	☒

Integumentary/Breasts:	Yes	No
Change in skin	☐	☒
Change in hair	☐	☒
Easy bruising	☐	☒
Skin redness	☐	☒
Hives	☐	☒
Sensitive to sun	☐	☒
Skin tightness	☐	☒
Nodules/bumps	☐	☒
Hair loss	☐	☒
Color change of hands/feet with cold	☐	☒
Persistent sores	☐	☒
Change in moles	☐	☒
Change in nails	☐	☒
Breast lumps	☐	☒
Breast pain	☐	☒
Nipple discharge	☐	☒
Neurologic:		
Chronic headache	☐	☒
Dizziness	☐	☒
Numbness (hands/feet)	☐	☒
Tingling (hands/feet)	☐	☒
Unconsciousness	☐	☒
Memory loss	☐	☒
Balance problems	☐	☒
Endocrine:		
Sensitive to cold	☐	☒
Sensitive to heat	☐	☒
Increased thirst	☐	☒
Decreased sex drive	☐	☒
Immunology/Allergy:		
Rhinitis	☒	☐
Seasonal allergies	☐	☒
Latex allergy	☐	☒
Food allergy	☐	☒
Medication allergy	☐	☒
Psychiatric:		
Depression	☐	☒
Anxiety	☐	☒
Hearing voices	☐	☒
Thoughts of suicide	☐	☒
Obsessive/compulsive habits	☐	☒
Problems concentrating	☐	☒
History of abuse	☐	☒

그림 14.2 신체계통 리뷰의 양식

기타 질병, 수술 및 모든 "예" 반응에 대한 설명

낮 동안에는 콘택트 렌즈를 착용하고, 밤에는 근시용 안경을 착용한다.

Hx: 만성 부비동염과 후비루

Hx: 천식

s/p 2009년 자궁절제술

Hx: 부신기능부전과 갑상선기능저하증

그림 14.2 (계속)신체계통 리뷰의 양식

least 4 miles." Family Health Hx: Mother died at 90 yrs. of heart disease. Father is alive at 89 yrs. & has HTN. 1 sister who died at 39 from breast CA. Medications: 1 multivitamin daily; pt cannot recall specific name. Denies any other meds. Other Tests: No imaging completed to date.
O: REVIEW OF SYSTEMS: See attached form completed by pt -a PT eval this date. Of significance, pt noted to have hx of breast CA 3 yrs ago s/p Ⓡ breast mastectomy & radiation therapy. No hx of prior musculoskeletal injuries to back or LEs.
TESTS & MEASURES: Aerobic Capacity: Temp 97.4° F, BP 122/75, HR 95, SpO2 99% on room air. Integumentary: Trace edema in bilat ankles globally. Distal aspect of bilat LEs are cool to touch but light pink. Sensation: ↓ Ⓛ greater than Ⓡ LE in T10-S2 dermatomes. Circulatory: Normal dorsal pedal & posterior tibial artery pulses noted in bilat LEs. Special tests: Reflexes: knee jerk: 1+ Ⓡ ,absent Ⓛ; hamstring: 1+ bilat LEs; ankle jerk: absent bilat LEs; (+) 3-beat clonus & (+) Babinski sign Ⓛ LE. Muscle tone: hypotonic bilat LEs, absent rectal tone.
A: EVALUATION: No further examination performed on this date 2° concern that pt may have significant underlying medical condition outside of the scope of PT practice, due to pt's current complaints & s/s.
P: PLAN OF CARE: Pt.'s MD contacted & pt referred to ED for further care. Pt is being placed on hold for skilled PT services, & will require a new referral from MD if/when pt is appropriate to resume skilled PT services.

"환자/고객" 라는 용어의 사용
(Use of the Term Patient/Client)

주관적 단락의 정보들은 환자나 그의 가족, 친구 및 간병인과 인터뷰할 때 얻어진다. 주관적 단락은 정보의 근원을 확인하는 것이 중요하다. 만약 인터뷰한 사람이 환자라면, 첫 번째 진술은 "환자 명시"로부터 시작할 수 있지만, 모든 진술에 "환자"라는 단어를 명시할 필요는 없다. 만약 인터뷰에 여러 사람이 참여했거나 환자가 아닌 다른 사람이 참여했다면, "환자의 부인이 말했다"와 같이, 진술한 대상자를 명확하게 명시할 필요가 있다.

예

Prior & Current Level of Function: Pt. states she performs all transfers indep in safe manner. Pt.'s daughter states Pt. lives at an assisted living facility because Pt. falls frequently & needs min assist with transfers.

약어와 의학용어
(Abbreviations and Medical Terminology)

적절한 약어와 의학용어의 사용이 필요하다. 물리치료사는 전문가로서 정확하게 표현하기 위해 정확한 철자를 사용해야 한다. 아이디어가 완벽하다면, 굳이 완전한 문장을 사용할 필요가 없지만, 이런 스타일은 기관에 따라 다르다.

예

Wordy: The patient's daughter stated that she talked with her mother and that her mother will live at her daughter's home upon discharge from the hospital.
More Concise: Pt. will live c̄ daughter p̄ D/C.

구성 (Organization)

다른 건강관리전문가들은 여러분의 노트에서 정보를 얻기 위해 여러분의 노트를 읽을 것이다. 사용된 하부 표제는 노트의 주관적 단락에 포함된 정보의 종류와 동일해야 한다.

만약 여러분이 특정한 정보를 찾는다고 가정했을 때, 다음의 두 가지 예문 중에서 어느 것이 더 마음에 드는가?

예

S: Works full time inside of the home doing data entry. Lives in a single-level house c̄ 4 stairs to enter. Pt. rates general health as fair. No railings on the stairs. Denies major life changes during past yr. Sidewalk between garage & house is uneven surface. Lives alone.

S: Pt. General Health Status: Rates as fair. Denies major life changes during past yr. Social Hx: Lives alone. Physical Environment: Lives in a 1-floor house c̄ 4 stairs s̄ railings to enter. Uneven sidewalk between garage & house. Employment Status: Works full-time in data entry in home.

첫 번째 예문에서는 환자의 사회적 이력, 고용 상태, 물리적 환경을 알아내기 어렵다. 두 번째 예문은 첫 번째 예문 보다 읽고 이해하기가 훨씬 쉽다.

모든 초기노트는 본 장의 앞 부분에 목록된 모든 하부 표제를 이용하여 환자의 건강 정보에 대한 적용가능한 정보를 포함해야 한다. 각 하부 범주 아래의 정보들은 가능하면 간략하고 간결하게 기록되어야 한다. 정보의 목적은 노트의 길이를 길게 만드는 것이 아니라, 환자 병력의 필요한 기록을 제공하는 것이다.

초기노트, 재평가노트/진전노트 및 퇴원노트는 현재 상태/주 관심사, 과거 및 현재의 기능수준, 그리고 환자의 목표 등의 범주 안에 기록된 모든 정보를 포함해야 한다. 또한 초기노트는 임상의사결정과 퇴원계획에 필요한 정보로서 이전에 작성된 기타 범주를 포함해야 한다.

포함 자체만을 위해서는, SOAP 노트의 주관적 단락에 정보나 세부항목을 포함시키지 않는다. 이 단락에 포함되는 정보의 목적은 환자의 현재 상태와 관심사를 정확하게 파악하기 위한 것이고, 또 진전의 모니터링을 돕고, 환자의 프로그램을 수정하고, 필요시 치료를 중단하기 위한 것이다. 환자의 현재 상태, 기능 수준 또는 가정에서의 기능 요구와 무관한 정보는 배제되어야 한다. 부적절한 정보는 시간을 허비하고, SOAP 노트를 필요 이상 길게 만들며, 그리고 사례 관리, 질적 관리 사정, 퇴원계획, 이용 조사 및 지급 등의 목적을 위해 건강기록지를 읽는 사람에게 혼동을 줄 수 있다. 지급에 대한 정보를 더 알고 싶으면, 부록 D를 참고하기 바란다.

동사 (Verbs)

주관적 단락의 진술은 그 진술이 의료기록지로부터 얻어진 것이 아니라 주관적인 진술임을 알려주기 위해 동사를 자주 사용한다. 자주 쓰이는 동사는 명시하다(states), 묘사하다(describe), 부인하다(denies), 지시하다(indicates), 그리고 불평하다(c/o) 등이다.

환자의 말을 그대로 인용하기 (Quoting the Patient/Client Verbatim)

가끔, 환자의 말을 그대로 인용하는 것이 주관적 정보를 전달하는데 가장 적절한 방법일 수 있다. 환자나 그 가족 구성원들의 말을 직접적으로 인용하는 경우는 다음과 같은 이유 때문이다:

- **혼동**이나 **기억소실**이 있음을 설명하기 위해. 예를 들어, 35세 TBI 환자는 다음과 같이 말했다:"오늘이 1910년 3월 12일이고, 지금 우주선 안에 있다". 이것은 왜 환자의 진전이 왜 느린지, 또는 치료 중재가 왜 그 시기에 부적절한지를 설명하기 위함이다.
- **거부**하고 있음을 설명하기 위해. 예를 들어: 알츠하이머 치매 환자가 침상 가동성과 기능적 이동을 위해 2명에 의한 최대 보조를 받으면서 치료하는 것을 관찰한 후, 그의 84세 배우자는 "내가 집에서 환자를 돌볼 수 있다. 나는 그에게 일어서라고 말할 것이고, 그는 일어설 것이다"라고 말한다. 이런 보조는 적절한 배치로 환자를 돕기 위해 사용될 것이고, 또 불안전 환경으로부터 환자를 보호하기 위해 사용될 수 있다.
- **통증을 묘사**하기 위해. 예를 들어, 환자는 오른쪽 허벅지에 칼로 찌르는 듯한 통증이 있다고 말한다.

가족 구성원으로부터 얻은 정보 이용하기 (Using Information Taken From a Family Member)

환자 가족 구성원과의 면담에서 얻어진 정보는 다음의 방법으로 기술될 수 있다:

예

PROBLEM: Ⓛ stroke with Ⓡ hemiparesis & expressive aphasia.
S: The following information was primarily taken from Pt.'s daughter. Pt. has difficulty verbalizing thoughts 2° expressive aphasia. Prior & Current Level of Function: Pt. amb indep PTA. Physical Environment & Available Resources: Pt. lives c̄ daughter & son-in-law in a 1-story home c̄ 3 steps c̄ handrail Ⓛ ascending to enter home. Home has carpeted & linoleum surfaces s̄ throw rugs. Pt's bedroom is ~7 ft. from the bathroom & ~15 ft. from the kitchen or living room. Daughter works full-time & will not be able to provide 24/7 care for patient p̄ D/C. Family Goals for Patient: Pt. must be able to stay alone during the day while daughter works if pt is to return home c̄ daughter.

환자와 그의 가족 구성원으로부터 얻어진 복합 정보를 이용하는 방법의 예는 동일 환자에 대한 해당 물리치료 노트와 작업치료 노트를 따른다.

예

PROBLEM: Peripheral neuropathy bilat. LEs; COPD.
Medical Hx: HTN, ASHD.
S: Current Condition: Pt. c/o SOB ā examination; immediately p̄ examination indicated that SOB had ↑; 5 min. p̄ exercise, stated SOB had ↓.
Medical/Surgical Hx: Pt.'s husband stated Pt hx of COPD for 10 yrs. & hx of HTN. controlled by meds. Prior & Current Level of Function: Pt. has not amb for the past 2 mo. & has required assist. of 1 for transfers 2° SOB & weakness. Husband stated Pt. transferred & amb. s̄ assist. device indep. prior to past 2 mo. Physical Environment & Available Resources: Husband described a 1-story home c̄ a ramp to access the entrance. All floor surfaces are linoleum. Farthest distance Pt. must amb is ~50 ft. Husband is home full-time to care for Pt. Pt. Goals: Both stated long-term goal of Pt. amb indep, c̄ or s̄ assist. device, & short-term goal of indep. transfers.

예

PROBLEM: Peripheral neuropathy bilat. LEs; COPD. Medical Hx: HTN, ASHD.
S: Current Condition: Pt. stated she cannot tolerate both PT & OT bid 2° fatigue and c/o general fatigue during all ADLs. Medical/Surgical Hx: Pt. states 10 yr. hx of COPD. LE weakness began ~2 mo. ago. Prior & Current Level of Function: Husband states Pt. was able to handle all selfc̄are activities until 2 mo. ago. Husband states Pt. currently needs assist. for dressing LEs, transfers w/c↔toilet & requires setup for a sponge bath to assist. of 1 in bathing LEs. Physical Environment & Available Resources: Home is on 1 level c̄ carpeting & has no steps to enter. Husband is home full time to care for Pt. but states he is having back pain c̄ transferring the Pt. Pt. Goals: Both Pt. & husband stated functional goal of indep transfers w/c↔toilet, indep in bathing & dressing, & Pt. would like to be able to bathe in the tub or shower.

재평가노트/진전노트 작성하기
(Writing Re-Evaluation/Progress Notes)

진전노트의 주관적 단락에서는 다음과 같은 정보들이 기술될 수 있다:

이미 설정된 목표에 기술된 주관적 정보는 진전노트에도 기술되어야 한다. 예를 들어, 환자가 초기에 "통증으로 인해 활동과 참여가 제한되었고, 통증 척도를 이용해 척도를 측정했다"고 말했다. 물리치료사와 환자는 통증척도에 근거하여 일주일 내 3 수준까지 통증을 감소시키는 목표를 설정했다. 통증 수준과 특별한 활동과 참여가 초기 평가와 목표에 기술되었다면, 주말의 진전노트에 환자의 기능적 수준과 통증 수준을 기술해야 한다. 비록 통증 수준과 같은 정보가 주관적일지라도, 그것이 기능적 진전과 결합될 때, 환자의 진전을 보여 주는 방법이 될 수 있다.

운동 이후의 통증, 운동 시 느껴지는 통증, 치료 이후의 통증 감소, 또는 운동 후의 피로 등과 같은, **치료 중재에 대한 환자의 주관적 반응**이 진전노트에 기술될 수 있다. 이런 정보는 향상을 기록하고, 객관적 측정을 강화하는데 이용될 수 있다. 예를 들어, 만약 몸을 앞으로 숙이고 뒤로 굽히는 것과 같은, 특정 움직임이나 운동 시 가끔 환자가 통증을 느꼈다가 더 이상이 통증을 느끼지 않으면, 환자의 통증없는 가동성이 향상되고, 환자는 더 기능적으로 일상생활동작을 할 수 있게 될 것이다.

환자의 순응과 다른 건강 상태에 대한 정보도 재평가노트/진전노트에 포함되어야 한다. 환자를 인터뷰한 후, 물리치료사는 처방된 운동을 집에서 얼마나 잘 수행하고 있는지를 기록한다(예, 환자는 아침과 늦은 밤에 운동을 수행하고 있고, 낮에는 운동을 수행하지 않는다고 말한다). 1–2주의 치료 동안 왜 진전이 이루어지지 않았는지를 설명하는데 도움을 주기 위해 감기나 독감과 같은 의학적 문제도 기록한다.

환자의 **과거와 현재의 기능수준**도 주관적 단락에서 기술될 수 있는 다른 영역이다. 물리치료사가 환자의 집에서 환자를 치료하지 않는 한, 물리치료사는 집에서의 활동과 참여에 대한 정보를 환자를 통해 전적으로 얻을 수 밖에 없다. 환자가 ROM과 근력의 손상(구조적 손상 수준의 객관적 측정)에 대해 최소한의 진전만 이룬 것으로 나타낼 수 있지만, 환자가 물리치료사에게 전하는 정보를 토대로 했을 때 가정의 기능 수준은 상당한 향상되었을 수도 있다. 그래서 활동과 참여에 대한 주관적 정보는 진전노트에 기록되어야 한다.

SOAP 노트의 주관적 단락은 업데이트할 것이 없을 때 종종 재평가노트/진전노트에 작성되지 않는다. 그러나 중요한 것은 위에서 언급된 것처럼, 새로운 정보를 보고하고, 이전의 정보를 업데이트하는 것이다. 주관적 정보를 고려할 때, 정보의 관련성이 중요하다. 부적절한 정보는 절대로 적절할 수 없다.

퇴원노트 작성하기
(Writing Discharge Notes)

퇴원노트의 주관적 단락의 작성은 시설에 따라 다르다. 어떤 시설의 퇴원노트는 진전노트와 비슷하고, 가장 최근의 진전노트를 작성한 이후에 환자의 상태를 업데이트한다. 다른 시설 퇴원노트의 주관적 단락은 환자의 초기 상태와 퇴원시의 상태를 비교하여 환자의 불만, 삶의 환경과 기능적 상태를 완벽하게 요약하고 있다. 퇴원노트는 환자의 목표가 달성되었는지, 그리고 집에서 기능을 위한 준비가 되어 있는지를 기록한다. 본 책의 목적에 맞게, 퇴원노트는 퇴원할 때의 환자 상태를 완벽하게 요약하고 있고, 환자에 대한 모든 주관적 정보를 기술하고 있다.

요약과 목표 (Summary and Objective)

노트의 주관적 단락은 물리치료사가 어떤 검사와 측정을 필요로 하는지, 환자를 위해 어떤 목표를 설정하는지, 어떤 치료적 중재를 계획하는지, 그리고 관리를 언제 중단해야 하는지에 도움을 줄 수 있는 중요한 정보를 기술하고 있다. 부적절한 정보를 기록하지 말아야 하지만, 환자의 현재 상태 뿐만 아니라, 현재 또는 현재의 상태가 시작되기 전의 기능적 상태와 삶의 환경을 기록해야 한다.

다음 페이지의 작성지들은 SOAP 노트의 주관적 단락을 작성하는데 필요한 연습을 여러분께 제공하고 있다. 그리고 문제 명시에 대한 약간의 연습도 여기에 포함되어 있다. 13장. SOAP 노트: 문제명시와 본장의 내용을 리뷰하고, 다음의 연습 단락을 작성하고, 연습과 작성지를 교정하기 위해 해답지를 이용함으로써, 여러분은 SOAP 노트의 문제 단락과 주관적 단락을 보다 쉽게 작성할 수 있어야 한다.

참고문헌 (References)

1. Principles of physical therapist patient and client management. Guide to Physical Therapist Practice 3.0. American Physical Therapy Association, Alexandria, VA, 2014. Accessed at http://guidetoptpractice.apta.org/content/1/SEC2.body on March 10, 2015.
2. American Physical Therapy Association: Components of Documentation Within the Patient/Client Management Model (.pdf). Defensible Documentation for Patient/Client Management. 2009. Accessed at http://www.apta.org/Documentation/DefensibleDocumentation/ on March 10, 2015.

연습단락 : 신체계통 리뷰

(Exercise: Review of System)

여기에 제공된 빈칸 신체계통 리뷰를 이용하여, 친구나 가족에게 노트 양식을 스스로 작성하도록 주문한다. 이것을 작성한 후에는, 친구나 가족의 신체계통 리뷰를 구두로 리뷰해 본다. 신체계통 리뷰를 읽어본 다음에는, 친구나 가족의 2번째 노트 페이지 밑부분에 사인을 하고 날짜를 적는다. 그런 다음, 아래의 질문에 답을 한다.

1. 양식의 1 페이지에 체크된 "yes"반응이 있는가? 만약 있다면, 이들 각각을 목록해 보고, 이들 "yes"반응 중 어느 것이 물리치료 중재의 금기증이 될 수 있는지를 표시해 본다.

2. 1 페이지에 체크된 "yes"반응이 있다면, 친구나 가족에 의해 작성된 것처럼 이들 반응에 대한 각각의 설명이 2 페이지에 있을 것이다. 만약 "yes"반응이 없다면, 학급 친구로부터 각 yes"반응의 설명을 얻는다.

3. 친구나 가족이 체크 상자와 관련이 없는 신체계통 리뷰 양식 끝부분의 자유 단락에 기타 질병을 목록했는가? 만약 그렇다면, 밑에 그들을 목록하고, 이들 반응 중 어느 것이 물리치료 중재의 금기증이 될 수 있는지를 표시해 본다.

4. 친구나 가족이 겪었던 수술이 무엇인지를 아래쪽에 목록해 본다. 이들 수술중, 물리치료 서비스의 금기증이 있는가? 만약 목록된 수술이 없다면, 답을 쓰는 라인에 "none"이라고 적는다.

HYZ HEALTHCARE FACILITY

Name: ______________________________ Record # ______________________________

Review of Systems

HEENT	**Yes**	**No**
Eyes:		
Pain	☐	☐
Redness	☐	☐
Loss of vision	☐	☐
Double vision	☐	☐
Blurred vision	☐	☐
Flashing spots	☐	☐
Dryness	☐	☐
Change of vision	☐	☐
Glasses/contacts	☐	☐
Ears:		
Ringing in ears	☐	☐
Loss of hearing	☐	☐
Hearing aids	☐	☐
Nose/Mouth/Throat:		
Nose bleeds	☐	☐
Loss of smell	☐	☐
Dry sinuses	☐	☐
Sinusitis	☐	☐
Sore tongue	☐	☐
Bleeding gums	☐	☐
Mouth sores	☐	☐
Hoarseness	☐	☐
Acid /bitter taste	☐	☐
Trouble swallowing	☐	☐
Cardiovascular:		
Chest pain	☐	☐
Heart palpitation	☐	☐
Heart murmurs	☐	☐
High blood pressure	☐	☐
Cramping-legs	☐	☐
Varicose veins	☐	☐
Swelling in arms/legs	☐	☐
Respiratory:		
Chronic dry cough	☐	☐
Cough with mucus	☐	☐
Coughing up blood	☐	☐
Pneumonia	☐	☐
Night sweats	☐	☐
Wheezing	☐	☐
Chest pain w/breathing	☐	☐
Shortness of breath	☐	☐
Asthma	☐	☐

Gastrointestinal (GI):	**Yes**	**No**
Nausea	☐	☐
Vomiting food	☐	☐
Heartburn	☐	☐
Regurgitation/wet burp	☐	☐
Belching	☐	☐
Yellow skin	☐	☐
Diarrhea	☐	☐
Constipation	☐	☐
Excessive gas	☐	☐
Blood in stool	☐	☐
Hemorrhoids	☐	☐
Gastrourinary (GU):		
Trouble urinating	☐	☐
Pain with urinating	☐	☐
Blood in urine	☐	☐
Cloudy urine	☐	☐
Urgency	☐	☐
Frequent urination at night	☐	☐
Incontinence	☐	☐
Kidney stones	☐	☐
Rash in genitals	☐	☐
Sexual problems	☐	☐
Sexually transmitted diseases	☐	☐
Women only:		
Vaginal discharge	☐	☐
Abnormal period	☐	☐
Pregnant	☐	☐
Men only:		
Painful ejaculations	☐	☐
Penile discharge	☐	☐
Poor urinary stream	☐	☐
Musculoskeletal:		
Muscle cramps	☐	☐
Joint pain	☐	☐
Weak muscles	☐	☐
Joint swelling	☐	☐
Neck pain	☐	☐
Back pain	☐	☐
Joint replacement	☐	☐
Fractures	☐	☐
Hematology/Lymphatics:		
Anemia	☐	☐
Easily bleed	☐	☐
Easily clot	☐	☐

Integumentary/Breasts:	**Yes**	**No**
Change in skin	☐	☐
Change in hair	☐	☐
Easy bruising	☐	☐
Skin redness	☐	☐
Hives	☐	☐
Sensitive to sun	☐	☐
Skin tightness	☐	☐
Nodules/bumps	☐	☐
Hair loss	☐	☐
Color change of hands/feet with cold	☐	☐
Persistent sores	☐	☐
Change in moles	☐	☐
Change in nails	☐	☐
Breast lumps	☐	☐
Breast pain	☐	☐
Nipple discharge	☐	☐
Neurologic:		
Chronic headache	☐	☐
Dizziness	☐	☐
Numbness (hands/feet)	☐	☐
Tingling (hands/feet)	☐	☐
Unconsciousness	☐	☐
Memory loss	☐	☐
Balance problems	☐	☐
Endocrine:		
Sensitive to cold	☐	☐
Sensitive to heat	☐	☐
Increased thirst	☐	☐
Decreased sex drive	☐	☐
Immunology/Allergy:		
Rhinitis	☐	☐
Seasonal allergies	☐	☐
Latex allergy	☐	☐
Food allergy	☐	☐
Medication allergy	☐	☐
Psychiatric:		
Depression	☐	☐
Anxiety	☐	☐
Hearing voices	☐	☐
Thoughts of suicide	☐	☐
Obsessive/compulsive habits	☐	☐
Problems concentrating	☐	☐
History of abuse	☐	☐

기타 질병, 수술 및 모든 "예" 반응에 대한 설명

주관적 단락 작성하기

(신체계통 리뷰 포함)

파트 I. SOAP 노트의 주관적 단락에 배치되어야 할 각 진술 앞의 밑줄 부분에 "S"를 표기하시오. SOAP 노트의 문제 단락에 배치되어야 할 각 진술 앞의 밑줄 부분에는 "Prob"를 표기하시오.

Patient: Tammy T.
Setting: Skilled Nursing Facility

1. ________ Allergies: Latex (hives, "breathing trouble")
2. ________ ↓ sup & inf Ⓡ patellar glide
3. ________ Ⓛ handed
4. ________ Fell from standing position while accessing boxes from a storage space in the attic while pt & spouse were attempting to pack for move out west. Remembers landing on lat aspect of Ⓡ hip & "hearing a horrible pop".
5. ________ Follows 100% of 2-step commands during eval.
6. ________ Retired "from many jobs." Spouse retired & is able to provide up to 24 hr/day assist 7 days/wk upon D/C to home.
7. ________ (+) tenderness to palpation over lat aspect of Ⓡ hip near recent surgical incision
8. ________ Pt c̄ Ⓡ post THA precautions x6 wks from surgery.
9. ________ (+) bruising in varied stages of healing along lat & post aspect of Ⓡ hip & thigh distally to lat jt line of knee.
10. ________ Muscle Tone: WNL throughout bilat LE
11. ________ Notes, "they couldn't do the surgery immediately because they had to check my heart out & get my blood the correct thickness."
12. ________ Pt is a 76 y/o ♀ pt of Dr. Patrick Siam.
13. Prior to surgery was indep c̄ all functional mobility including functional transfers & both household & community ambulation s̄ device; BADLs, & IADLs, including driving. Reports she is the 1° person responsible for household chores, including cooking, cleaning, & laundry.
14. ________ Enjoys walking for exercise & using computer to "keep in touch c̄ my family back in England"
15. ________ Medical Dx: Ⓡ femoral neck fx on 10/01/15 s/p Ⓡ THA on 10/04/15 at local hospital.

파트 II. 아래의 것은 SOAP 노트의 문제 단락과 주관적 단락에서 토의되는 표제(heading)이다. 각 표제에는 6개의 빈칸이 뒤따른다(연습을 위해 더 많은 빈칸이 필요할 수도 있다). 표제의 아래 부분에는 노트에 포함되는 30개의 문장이 있다. 표제의 빈칸에 적절한 숫자를 표기하고, 논리적으로 노트에 나타날 수 있는 것을 순서대로 표제의 빈칸에 숫자로 표기한다. 여러분은 이 과제를 수행할 때 효율적인 방법으로서 별도의 종이에다 노트 작성을 원할 수도 있다.

Patient: Larry B.
Setting: Acute Care Hospital

A. Medical Dx: ________, ________, ________, ________,________
B. Demographic Information: ________, ________, ________, ________,________
C. Current Conditions/Diseases: ________, ________, ________, ________,________
D. Recent or Past Surgeries: ________, ________, ________, ________,________
E. PMH: ________, ________, ________, ________,________
F. Medical Test Results: ________, ________, ________, ________,________
G. Meds: ________, ________, ________, ________,________
H. Current Condition(s)/Chief Concern(s): ________, ________, ________, ________,________
I. Prior & Current Level of Function: ,________, ________, ________, ________,________
J. Pt Goals: ________, ________, ________, ________,________
K. Social Hx: ________, ________, ________, ________,________
L. Employment Status: ________, ________, ________, ________,________
M. Physical Environment & Available Resources: ________, ________, ________, ________,________
N. General Health Status: ________, ________, ________, ________,________
O. Social/Health Habits: ________, ________, ________, ________,________
P. Growth & Development: ________, ________, ________, ________,________
Q. Family Health Hx: ________, ________, ________, ________,________

1. "I want to be able to walk again on my own & maybe get to enjoy a little bit of my retirement."
2. Ⓡ handed
3. Lives in 1-floor house c̄ 2 steps to enter s̄ handrail, c̄ walk-in shower on main level.
4. Reports hx of tobacco abuse of 12 packs/day x50 yrs
5. Referred by Michael Le, MD
6. c/o difficulty amb since onset of symptoms, noting, "I feel like I'm drunk on a boat when I try to walk."
7. Perceives general health as fair.

8. Enjoys being active in his church both singing & playing guitar.
9. Denies new numbness, tingling, & sensory changes from baseline level of intermittent min numbness & tingling in Ⓛ UE/LE due to polyneuropathy from type 2 DM
10. DME owned: none.
11. Presented to ED c̄ c/o disequilibrium, slurring of speech, facial droop, dry mouth, leg heaviness, & "smelling odors that are not there"
12. 75 y/o Indian ♂ (from Calcutta, India)
13. Head CT scan showed "no acute bleed." MRI of brain s̄ contrast showed "6 mm acute infarct at the Ⓡ hemi pons at the level of the 4th ventricle," "moderate chronic microvascular ischemic changes involving the centrum semiovale & periventricular white matter bilat," per radiology report.
14. Home Meds (all taken in a.m. except where noted): omeprazole 20mg PO daily, simvastatin 20mg PO hs, terazosin 10mg PO at hs, glyburide 2.5mg PO daily, ASA 81mg PO daily, erlotinib, 1 tab PO 3x/wk c̄ last dose started 2 mo ago.
15. Per chart, s/s began 3 days PTA, at which time pt stopped all of his meds.
16. Was indep c̄ bed mobility, functional transfers, & amb at household & short-distance community level s̄ device prior to admission. Notes he was limited by fatigue c̄ longer distance amb since starting chemotherapy.
17. c/o ↓ Ⓛ LE strength & coordination c̄ ↓ balance & gait impairment since onset of s/s
18. Retired owner of his own construction company
19. Reports, "my balance hasn't been good for the last 510 yrs. because of the numbness & tingling so you know this hasn't helped matters"
20. c/o "I was tripping over my feet when I was trying to walk –a coming in here"
21. Mother died at age 78 from colon CA, Father had HTN & died at age 68 from lung CA
22. c/o "I feel like I get more tired more easily c̄ trying to do simple stuff now like try to put my socks on & eat"
23. Pneumococcal & influenza vaccinations are up to date
24. Currently denies pain at rest & c̄ movement, but does report h/o intermittent "achy joints" in bilat knees & hips 2° to underlying OA
25. Spouse able to provide up to 24 hr supervision &/or assist
26. Spouse is his POA.
27. PMH: type 2 DM, diabetic polyneuropathy, HTN, hard of hearing, hypercholesterolemia, non–small cell lung CA stage IIIb, malignant pleural effusions, gastroesophageal reflux disease, benign prostatic hyperplasia, anemic s/p transfusions.
28. Past Surgical Hx: pleurodesis in 01/2015 s/p tonsillectomy and adenoidectomy c/o
29. Has 2 adult sons who live in local area, one of whom has HTN & prostate CA & other c̄ HTN & asthma
30. Dx: acute Ⓡ hemisphere stroke

파트 III. 아래에 목록된 것은 SOAP 노트의 문제 단락과 주관적 단락에 속하는 진술들이다. 아래의 진술들은 SOAP 노트의 문제 단락과 주관적 단락에 사용된 표제이다. 각 진술의 앞쪽에 있는 빈칸에다 적절한 표제의 글자를 기입한다. 표제는 연습 단락에서 여러 번 사용될 수도 있다.

Patient: Mark C.
Setting: Outpatient Orthopedic Clinic

1. ________ Reports he was fully indep c̄ all BADLs & IADLs prior to surgery
2. ________ Reports, "faithfully wore my neck brace _p surgery until I went back to see the doctor last wk when he told me I could get rid of it."
3. ________ Reports "pretty constant stiffness since the surgery, but I notice it a lot more now that the collar is off & I can try to move it."
4. ________ Ⓡ handed
5. ________ c/o "not sleeping really good right now because of the pain. It's just a constant, achy pain" throughout bilat neck & shoulder musculature, Ⓛ greater than Ⓡ
6. ________ 56 y/o African American ♂
7. ________ Denies any new onset numbness & tingling & neuro s/s into LE since surgery c̄ exception of long-standing bilat peripheral neuropathy plantar surface of feet
8. ________ Sleeps c̄ 1 pillow per night, alternating "back & forth all the time between my side & my back because I'm a really restless sleeper." Notes that the family's 11 dogs sleep in bed c̄ him & his spouse "7 dogs sleep below the covers & 4 sleep above the covers & they are usually all over me & so how I'm sleeping depends a lot on them."
9. ________ Pt of Dr. Christopher Martley
10. ________ Denies hx of falls
11. ________ Works at local regional hospital as a unit clerk on radiology unit. Usually works 3 12-hr shifts/week. Reports he is currently off of work 2° to surgery & will be going back to work p̄ his next appointment c̄ MD in 3 wks.
12. ________ Self-reports ↑ depression in last 3–6 months 2° to his surgery & length of time to recover & spouse's terminal CA dx.
13. ________ Past surgical hx: s/p C6-C7 post surgical fusion 5 yrs ago, cataract removal bilat, appendectomy
14. ________ "I want the pain to get better so I can live my life s̄ it, & I want you to move my neck more so I can get back to living my life & working s̄ an issue."
15. ________ Current Meds (per pt. report): Toprol-XL 25mg PO daily; Percocet 5/325mg tab PO every 6 hr. PRN; Synthroid 50 mcg tab PO once daily; Xanax 0.25mg tab PO every 8 hrs PRN
16. ________ Currently c/o "trouble being able to back my car out of our driveway because I can't turn my head"
17. ________ Enjoys reading books & spending time c̄ dogs & "trying to relax at home & go places c̄ my wife."
18. ________ Lives c̄ spouse who was Dx 3 mo ago c̄ stage IIIb inoperable lung CA & their 11 dogs
19. ________ Father died at 77 of CAD s/p ST segment elevation myocardial infarction. Mother died at 86 y/o 2° to stroke. Both parents & a brother all have HTN.

20. ________ Reports, "I keep having this tightness & pain & sometimes muscle spasms in my shoulders & neck."
21. ________ Lives in a 1-floor house s̄ steps to enter from front & 1 step from back s̄ railing
22. ________ Per health record, most recent x-rays dated 05/15/15 demonstrated "ant metal fixation plate extends from C3-C6. Disc spacers are seen at C3-4, C4-5, C5-6. On flex & ext no evidence of instability identified.
    There is present on this study, not noted on 04/05/13, some slight reabsorption around the screws at the C6 & C4 levels. The disc spaces are maintaining the disc heights in good position & alignment."
23. ________ Presents for skilled OP PT eval on 05/22/15
24. ________ Denies numbness & tingling into bilat UE since surgery x̄ for Ⓛ hand which pt reports is due to carpal tunnel that "has been there for yrs."
25. ________ PMH: carpal tunnel, degenerative disc disease, HTN, OA, nearsightedness, fibromyalgia, anxiety, hypothyroidism, irritable bowel syndrome
26. ________ Durable medical equipment owned: none at present time.
27. ________ Dx per MD script: "neck pain"; s/p scheduled "C3-C6 ant cervical discectomy & fusion c̄ removal of hardware at C6-C7 & arthrodesis at C3-C4, C4-C5, C5-C6; discectomy at C3-C4, C4-C5, C5-C6; foraminotomies & removal of uncovertebral joint C3-C4, C4-C5, C5-C6; placement of allograft, autograft, & structural allograft c̄ silicon nitride cage at each level: C3-C4, C4-C5, C5-C6; placement of ant place c̄ 14mm screws at C3, C4, C5, & C6 c̄ total of 8 screws" on 03/08/15
28. ________ Rates general health at this time as "fair, because I thought I'd be back to doing more by now because I don't remember the first surgery being this bad."
29. ________ MRI dated 05/15/15 shows "ant cervical discectomy & fusion c̄ metal plates & screws & intervening disc spacers at C3 to C6; a 6.7mm ant subluxation of C5 over C6—this part is stable since 04/07/15 & 03/08/15; fusion of the C6-7 disc space unchanged; no evidence of any significant central or foraminal stenosis at all disc levels."
30. ________ Pt reports he "can't lift a lot right now, like the groceries or the laundry basket because it's ncomfortable."

PROBLEM:

A. Medical Dx:
B. Demographic Information:
C. Current Conditions/diseases
D. Recent or Past Surgeries
E. PMH:
F. Medical test results:
G. Meds:

SUBJECTIVE:

H. Current Condition(s)/Chief Concern(s)
I. Prior & Current Level of Function:
J. Pt Goals:
K. Social Hx:
L. Employment Status:
M. Physical Environment & Available Resources:

N. General Health Status:
O. Social/Health Habits:
P. Growth & Development:
Q. Family Health Hx:
R. Meds:
S. Other Diagnostic Tests:
T. ROS
U. Response to Treatment

파트 IV. 아래의 것은 차트 리뷰를 위해 의료기록지를 읽고, 초기 평가의 주관적 단락 동안 환자와의 대화를 통해 여러분이 만든 노트이다. 여러분이 SOAP 노트를 작용했을 때처럼, 잘 구성된 방법으로 정보를 배치한다.

Patient: Sharon K.
Setting: Outpatient Neurological Physical Therapy Clinic

Information from your health record review:

- Dx per MD script: "brain abscess/infection"
- Takes rosuvastatin 10mg PO once daily; Tylenol 325mg 1–2 tab PO PRN for pain
- 49 y/o
- Second CT of the brain c̄ & s̄ contrast dated 07/31/15 showed "a very small chronic Ⓛ subdural hematoma measuring 4.7 mm in its maximum thickness & mainly is just in the region of the craniotomy bone site."
- Ⓡ handed
- MRI of the brain c̄ & s̄ contrast dated 08/05/15 showed "within the deep & subcortical white matter of the Ⓛ parietal lobe & the Ⓛ temporal lobe there is a 3.4 cm area of ↑ T1 & T2 signal consistent c̄ a hemorrhage within a postoperative cavity; no evidence of any post contrast enhancement; mild chronic microvascular ischemic change involving the centrum semiovale & periventricular white matter bilat."
- Caucasian ♀
- First CT of the brain s̄ contrast dated 06/18/15 revealed "a 3.5x2.6 heterogeneous high attenuating mass within the Ⓛ centrum semiovale c̄ a low attenuation penumbra consistent c̄ a hemorrhage within a tumor."
- s/p Ⓛ temporoparietal craniotomy on 06/20/15 for removal of abscess.
- Pt of Dr. Gonzales
- PMH: OA
- Past Surgical Hx: bilat TKA

Information from the subjective portion of the initial eval:

- Pt's friend/caregiver, Kristy, provided ~65–70% of information provided, c̄ pt's consent for her caregiver to both be present during eval & treatment as well as to answer questions PRN 2° to pt's cognitive impairments
- "I can't get up on the side of the bed by myself."
- Durable medical equipment owned: manual w/c, grab bars in bathroom, raised BSC, wheeled walker, straight cane.
- Per caregiver, pt c̄ reported altered mental status on 06/18/15, when pt was found by family to be sitting on floor of bedroom confused, & family called 911. Pt s̄ recollection of events.
- c/o fatiguing quickly c̄ activity
- Prior to Ⓛ TKA surgery in late March 2015, pt was indep c̄ all BADLs, IADLs, all aspects of functional mobility including functional transfers, household & community amb s̄ device.
- Presently, pt requires 24-hr assist & supervision, as she is currently requiring varying levels of assist for BADLs & functional mobility. Dependent for most IADLs.
- c/o ↓ gross & fine motor coordination of Ⓡ greater than Ⓛ LE
- Currently, pt is residing c̄ her 10 y/o daughter, LeAnn, & her friend & main caregiver, Kristy. Caregiver currently providing "almost" 24-hr supervision & assist. The only time that she's usually alone is when "I'm taking LeAnn to or from school."
- Pt is noted to be slightly emotionally labile during subjective portion of eval when pt attempts to recall hx of present illness.
- Currently disabled & unable to work as a maid since she stopped working in late March 2015 for a scheduled Ⓛ TKA.
- c/o ↓ strength in Ⓡ greater than Ⓛ LE; "sometimes though I'm not sure which leg is actually the weaker one"
- Living in 1-floor house s̄ steps to enter.
- Per caregiver, "she was still trying to recover from the knee surgery when she had this happen to her. The Ⓛ knee was still not really working good for her at the time that all of this stuff happened."
- Per caregiver, p̄ surgery in hospital, pt was transferred to a SNF where she received IV antibiotics through a peripherally inserted central catheter line, "but she only got 10 therapy visits there because of her Medicaid & then they sent her home like this. They told us we had to wait until October of 2015 to get 10 more visits to use in the next 12 mo."
- c/o ↓ balance c̄ falls "from my legs just giving out on me when I'm trying to stand." Caregiver reports "at least 4 falls" since returning home from SNF. I want to be able to walk again on my own." "I can't stand up on my own"
- Rates general health as poor.
- c/o 3/10 pain in Ⓛ knee c̄ standing
- Notes, "I can't seem to remember things. My daughter tells me I keep forgetting things & mixing up things sometimes."
- Does not use alcohol or tobacco products.
- Mother alive at age 74 c̄ Alzheimer's dementia and HTN. Unaware of father's PMH and has no siblings.

위의 정보를 이용하여 노트의 병력 단락을 작성해 보자:

15장 SOAP 노트: 객관적 단락의 작성

The SOAP Note: Writing Objective (O)

SOAP 노트의 객관적 단락이란 수행된 검사와 측정의 결과와 환자에 대한 물리치료사의 객관적 관찰이 기록되는 단락이다. 객관적 데이터란 관리 계획을 명확히 하는데 이용되는 측정가능하고 관찰가능한 정보를 말한다. 객관적 자료를 만드는 좋은 검사와 측정은 반복가능해야 하고, 타당해야 하고, 신뢰되어야 한다. 그리고 환자의 진전을 기록하기 위해 치료 과정 동안 비교될 수 있어야 한다. 그래서 환자의 객관적 관찰, 검사 및 측정은 환자의 진전을 모니터링하고 재평가할 때, 비교 데이터로 작용한다.

SOAP 노트 객관적 단락의 실제 내용은 환자/고객 관리노트의 신체계통 리뷰 단락과 검사와 측정 단락과 동일하게 2가지 단락으로 구성된다. SOAP 노트와 환자/고객 관리노트의 내용은 신체계통 리뷰의 결과와 물리치료사에 의한 검사와 측정, 그리고 관찰의 결과를 포함한다. 결과적으로, 본 장에 제시된 많은 정보들은 12장에 제시된 정보와 비슷하다. 이들 두 노트 사이의 주요 차이점은 SOAP 노트의 객관적 단락이 2 단락(신체계통 리뷰 단락과 검사와 측정 단락)으로 나누어진다는 것이다.

신체계통 리뷰 (The Systems Review)

신체계통 리뷰는 심혈관계/호흡계, 피부계, 근육뼈대계, 신경근육계, 그리고 환자의 의사소통, 감정, 인지, 학습 스타일, 및 교육 욕구 등을 간단하게 검진하는 검사와 측정의 한 부분이다. 신체계통 리뷰는 검진의 시작이다. 신체계통 리뷰에서 수집된 몇몇 정보는 객관적 단락의 검사와 측정에 기록된 데이터나 또는 종이 건강기록지안 전자식 건강기록지 안으로 통합될 수 있다. 본 책의 목적에 맞게, 여러분은 노트 양식에 정보를 기록하는 것이다. 여러분이 노트 양식에 정보를 기록할 때는 언제나, 여러분은 객관적 단락의 양식을 참고해야 한다.

예

O: SYSTEMS REVIEW: See attached form.
TESTS AND MEASURES:

신체계통 리뷰는 다음의 정보를 포함해야 한다:

- 심혈관계/호흡계: 다음의 모든 사항은 휴식 상태에서 작성된다: 심박동수, 호흡률, 혈압, 부종의 유무
- 피부계: 피부 유연성 또는 피부결, 피부 손상 유무, 흉터, 피부색
- 근육뼈대계: 선 자세, 앉은 자세 및 활동 동안의 육안적 대칭성; 육안적 가동범위; 근력; 신장과 체중
- 신경근육계: 대단위 협응 운동(균형, 보행, 로코모션, 이동, 전환), 대단위 운동 기능(운동조절, 운동학습)
- 의사소통과 언어: 알려진 요구를 만드는 능력
- 감정: 환자는 예상되는 정서적/행동적으로 반응한다.
- 인지: 의식, 지남력(사람, 장소 및 시간)
- 학습 스타일: 학습 선호(듣기, 읽기, 그림, 시범, 기타), 학습 장벽, 교육 욕구

그림 15.1은 신체계통 리뷰를 기록하기 위해 사용될 수 있는 양식의 예를 보여주고 있다.

환자의 나머지 검진(특수검사나 수행되어야 할 검사와 측정)을 계획하는데도 신체계통 리뷰가 이용될 수 있다. 노트 양식의 각 범주에는 코멘트 단락이 있다. 만약 신체계통 리뷰의 어느 부분이 "영향을 받았다(affected)"로 체크되었다면, 물리치료사는 코멘트 부분에 무엇이 영향을 받았는지에 대해 자세한 내용을 설명하고 제공해야 한다. 이들의 코멘트는 물리치료 평가 과정의 일부로서 보다 자세한 검진을 위한 스프링보드처럼 작용할 수 있다. 환자의 상태가 물리치료 직무를 벗어난 것이라면 다른 의학 전문가에게 의뢰는 것이 정당하다. 예를 들어, 만약 근력검사로 왼쪽 팔의 약증과 통증이 있음을 알아냈다면, 왼쪽 팔과 그에 관련된 부분의 특수검사가 더 필요할 것이다. 가끔 환자의 주관적 정보와 신체계통 리뷰의 소견이 응급상황이나 즉각적인 의학적 평가의 필요성을 알려줄 때는 물리치료를 중단하고 상급 의료시설로 환자를 즉각 의뢰해야 한다.

HYZ HEALTHCARE FACILITY

Name: ______________________________ Record # ______________________________

Systems Review

Cardiovascular/Pulmonary:

				Present	Absent
HR: ______bpm;	RR: ______bpm;	BP: ______/______	Edema	☐	☐

Integumentary:	**Affected**	**Unaffected**	**Comments**
Pliability/texture	☐	☐	
Skin integrity	☐	☐	
Scars	☐	☐	
Skin color	☐	☐	

Musculoskeletal	**Affected**	**Unaffected**	**Comments**
Gross symmetry			
• Standing	☐	☐	
• Sitting	☐	☐	
• During activity	☐	☐	
Gross ROM	☐	☐	
Gross strength	☐	☐	

Height: _____ in. Weight: ______ lb.

Neuromuscular	**Affected**	**Unaffected**	**Comments**
Gross movement			
• Balance	☐	☐	
• Gait	☐	☐	
• Locomotion	☐	☐	
• Transfers	☐	☐	
• Transitions	☐	☐	
Gross motor function			
• Motor control	☐	☐	
• Motor learning	☐	☐	

Communication and Language	**Affected**	**Unaffected**	**Comments**
	☐	☐	

Affect	**Affected**	**Unaffected**	**Comments**
	☐	☐	

Cognition	**Affected**	**Unaffected**	**Comments**
Consciousness	☐	☐	
Orientation			
• Person	☐	☐	
• Place	☐	☐	
• Time	☐	☐	

Learning Style/Barriers:	**Learning Needs:**

그림 15.1 체크되지 않은 신체계통 리뷰 양식

검사와 측정 (Tests and Measures)

검사와 측정은 SOAP 노트 객관적 단락의 두 번째 하부단락이다. 이 하부단락에는 물리치료사에 의해 수행된 특수검사와 검사와 측정의 결과가 기록된다.

SOAP 노트 객관적 단락에 검사와 측정을 기록하기

다음은 검사와 측정을 기록하는 여러 가지 방법에 대한 것이다. 그들을 기준으로 사용할 수 있지만, 여러분의 시설이 선택한 것을 따라야 할 것이다. 약어와 용어를 적절하게 사용해야 하고, 철자로 올바르게 사용해야 한다. 본 책의 경우, 여러분이 사용하는 약어는 9장에 있는 승인된 약어여야 한다.

범주

노트의 정보들은 쉽게 읽고 쉽게 찾을 수 있도록 구성되어야 한다. 검사와 측정으로부터 얻은 자료를 논리적으로 그리고 더 쉽게 읽을 수 있도록 구성하기 위해서는, 범주나 표제 아래에 항목을 목록하는 것이다.

환자에 대한 정보는 **수행된 검사와 측정의 종류**에 의해 구성될 수 있다. 이런 구성의 종류는 환자가 여러 신체 부위에 영향을 주는 문제점을 가졌을 때 유용하다. 이런 형태의 구성에 이용되는 표제나 범주의 예는 다음과 같다:

- 보행(Ambulation)
- 이동(Transfers)
- 균형(Balance)
- 관절가동범위(Range of motion(ROM))
- 근력(Strength)
- 감각(sensation)

범주는 **신체 영역과 기능적 스킬**의 토대가 될 수 있다. 이런 종류의 구성은 환자의 결손이 한 곳이나 두 곳에 존재할 때, 이용될 수 있다. 범주의 예는 다음과 같다:

- 보행(Ambulation)
- 일상생활동작(ADLs)
- 수단적 일상생활동작(IADLs)
- 팔(UEs)
- 다리(LEs)
- 몸통(Trunk)

아래의 두 예문은 검사와 측정에서 나온 정보를 배치하는 장점으로 보여주고 있다: 순서대로 범주에 작성된 예문과 무작위로 작성된 예문.

예

Poorly Written O: SYSTEMS REVIEW. . . .
TESTS AND MEASURES: UE Strength 5/5 except triceps. Amb c̄ standard walker NWB Ⓡ LE 12 ft. × 1 c̄ mod. assist of 1. Ⓛ LE: Strength 5/5 except for gluteal musculature. Vital signs 3 min. p̄ amb. BP 125/80, HR 85, RR 14. 4/5 triceps strength noted bilat. Able to manage NWB status Ⓡ LE indep. 3+/5 Ⓛ gluteus maximus & gluteus medius strength noted. Ⓡ musculature controlling knee & ankle not tested this date 2° long leg cast. Transfers sit↔stand c̄ min. assist. of 1. Ⓡ LE strength at hip 5/5 except gluteal musculature. Vitals at rest: BP 125/82, HR: 80 bpm, RR: 13 bpm. Transfers w/c↔bed c̄ mod. assist of 1. Able to wiggle toes Ⓡ LE; further testing deferred 2° recent trimalleolar fx. Transfers supine↔sit c̄ min. assist. of 1. 3+/5 Ⓡ gluteus maximus & gluteus medius strength noted. Vital signs immediately p̄ amb.: BP 140/85, HR 120 bpm, RR 20 bpm. Transfers on/off toilet c̄ mod. assist of 1.

Properly Written O: SYSTEMS REVIEW: See attached form.
TESTS AND MEASURES: Amb: c̄ standard walker NWB R LE 12 ft. × 1 c̄ mod. assist of 1. Transfers: sit↔stand & supine↔sit c̄ min. assist. of 1; w/c↔bed & on/off toilet c̄ mod. assist. of 1. UEs: Strength 5/5 except 4/5 triceps noted. Ⓛ LE: Strength: 5/5 except 3+/5 gluteus maximus & gluteus medius. Ⓡ LE: Strength at hip 5/5 except 3+/5 gluteus maximus & gluteus medius. Musculature controlling knee & ankle not tested this date 2° long leg cast. Able to wiggle toes; further testing deferred 2° recent trimalleolar fx. Able to manage NWB status indep. Aerobic capacity & endurance: Vitals at rest: BP 125/82, HR 80 bpm, RR 13 bpm; vital signs immediately p̄ amb.: BP 140/85, HR 120 bpm, RR 20 bpm; vital signs 3 min. p̄ amb.: BP 125/80, HR 85 bpm, RR 14 bpm.

범주는 신체의 오른쪽과 왼쪽을 구분할 수 있다:

- 보행(Ambulation)
- 일상생활동작(ADLs)
- 수단적 일상생활동작(IADLs)
- 오른쪽 팔다리(Ⓡ Extremities)
- 왼쪽 팔다리(Ⓛ Extremities)
- 몸통(Trunk)

범주의 사용은 임상시설마다 다르다. 어떤 시설은 진단과 손상 사이에 차이가 있음에도 불구하고, 물리치료사가 같은 방법으로 모든 환자에 대한 정보를 범주하길 원한다. 예를 들어,

어떤 시설의 모든 노트는 보행, 이동, ADL, IADL, 균형, 근력, ROM, 및 감각 등의 범주를 사용한다. 시설내의 범주 표준화는 비슷한 사례의 자료를 비교할 수 있는 이점을 가진다. 다른 시설들은 물리치료사로 하여금 범주를 보다 효과적으로 판단하고 구성할 수 있도록 허용한다. 본 책의 목적에 맞게, 여러분은 환자의 특별한 진단이나 결손에 맞는 적절한 범주를 선택할 수 있을 것이다.

노트의 검사와 측정 단락에서는 여러 방법으로 범주가 정렬될 수 있다. 어떤 임상가는 기능적 활동이 매우 중요하다고 믿기 때문에, 그 기능적 활동(보행, 이동, ADL, IADL)을 우선적으로 목록하고 있고, 다른 임상가는 손상에 대한 특별한 정보가 기능적 결손을 이해하는데 필요하다고 믿기 때문에, 손상을 우선적으로 목록하기도 한다.

환자관리노트를 읽는 대다수의 오디언스(의사, 보험평가사, 변호사, 이용조사자 및 사회사업가)들은 활동제한과 참여제한 이후에 목록된 손상 보다, 활동과 참여에 대한 정보의 목록을 선호한다. 본 책의 목적에 맞게, 여러분은 손상을 목록하기에 앞서 활동과 참여에 대한 정보를 기술해야 할 것이다.

객관적 단락의 검사와 측정에 있는 개별 범주 내에서, 정보는 가능한 논리적 순차적으로 구성된다. 대개 한번에 한 관절씩 기술하고, 몸쪽 관절에서 먼쪽 관절로 기술된다. 이런 틀 내에서 가능하면 정보를 효율적으로 분류한다. 이런 구성의 몇 가지 예는 다음과 같다:

예

O: SYSTEMS REVIEW: See attached form. UE weakness & decreased AROM noted.
TESTS AND MEASURES: UEs: AROM: WNL except for 80° Ⓡ shoulder flexion & 90° Ⓡ elbow flexion. Strength (gross muscle exam performed): 4–/5 throughout Ⓡ shoulder musculature, 4+/5 biceps, 4/5 triceps, 3/5 musculature controlling the wrist & fingers. Sensation: Intact throughout.

검사와 측정에서 나온 자료를 기록하는 방법

많은 시설들은 완벽한 문장으로 데이터를 기록하는 것을 원하지 않는다. 그러나 아이디어를 이해할 만큼 정보는 명확해야 한다.

예

Unclear AROM: ankle in cast.
Clear: AROM: Ⓛ ankle not tested 2° short leg cast Ⓛ LE.

가끔 도표 형식의 이용이 대부분의 작성 방법에서 정보를 이해하는데 도움이 된다.

예

Strength: Comparison of strength of LEs is as follows:

근조직	왼쪽 다리 Ⓛ	오른쪽 다리 Ⓡ
엉덩관절	5/5 모든 근조직	5/5 모든 근조직
넙다리네갈래근	3/5	5/5
뒤넙다리근	2/5	5/5
발목과 발	0/5 앞정강근(1/5)를 제외한 모든 근조직	5/5 모든 근조직

종종 표준 관절가동범위나 근력검사 차트, 일괄표(flow sheet), 기타 표준화된 도표가 이용될 수 있다(많은 치료실은 이용할 수 있는 도표를 가지고 있고, 또는 그들을 전산화하고 있다). 물리치료사들은 노트에 상세한 정보를 기록하지 않고, 일괄표나 도표를 선호하고, 노트에 이들 복사본을 부착한다.

예

Strength: LEs: See box

도표나 일괄표(flowsheet)를 이용한다면, 물리치료사는 그것에 항상 날짜와 사인이 적여 있어야 하고, 환자 이름과 건강기록번호와 같은 2가지 환자 식별 인자를 포함해야 한다.

검사와 측정의 데이터를 기록할 때 발생하는 일반적인 실수

검사와 측정의 데이터를 기록할 때 발생하는 가장 흔한 실수들은 다음과 같다:

- 손상된 신체부위를 잘못 명시하는 경우(팔다리, 신체의 한쪽 또는 양쪽 모두)
- 측정가능한 정보를 잘못 명시하는 경우
- 측정하고 관찰하고 있는 것을 잘못 명시하는 경우

예

Correct
- AROM, the type of ROM measured
- Shoulder flexion, the type of movement measured
- Gait deviations, the type of deviations observed
- Sliding board w/c→mat transfers, the type of transfers observed

진전노트/재평가노트 작성하기
(Writing Progress/Re-Evaluation Notes)

진전노트의 경우에는 초기노트 때 작성된 모든 범주가 반드시 포함될 필요는 없다. 치료 회기 때 환자를 재검진한 얻어진 정보만을 진전노트에 적는다. 그러나 명심해야 할 것은 초기노트에서 이루어진 활동제한, 참여제한 및 손상을 기술하는 검사와 측정을 재검사해야 하고, 미래의 진전노트에 기술해야 한다.

만약 환자의 상태가 변하지 않았거나 기술된 영역이 매우 중요하다면, 변하지 않은 영역과 상태를 그대로 수용하는 것이 바람직하다. 그러나 노트를 읽는 사람을 위해, 변하지 않은 상태를 간략하게 기술해야 한다.

다음의 예를 고려해 보자:

예

Correct Transfers: Supine→sit mod assist of 1 (unchanged). Strength: Ⓡ quad strength 4/5 (↑ 1/2 MMT grade).

환자의 상태가 변하지 않았음을 명시할 때, 사용할 수 있는 모든 검사와 측정을 확인하는 것이 중요하다. 앞의 예에서, 환자에게 필요한 보조의 양이 변하지 않았지만, 환자는 보다 빠르게 이동하고 있다(이동하는데 5분 걸렸던 것이 2분만에 이동한다).

예

Better Transfers: Supine→sit mod assist. of 1 person in 2 min. on this date (↓ 3 minutes from [date]).

비교할 목적으로 사용된 데이터도 포함시킬 수 있다. 앞의 예에서, 비교할 데이터가 없다면, 이동 수행이 2분 걸렸다는 것이 노트를 읽는 사람에게 중요한 가치로 인식되지 않을 것이다. 노트를 읽는 사람은 환자의 이전 상태를 알아내는데 필요한 예전에 작성된 노트를 살펴볼 시간이 없을 수도 있고, 또는 이용할 수 있는 이전의 노트를 갖고 있지 않을 수도 있다.

진전노트에 기술된 정보는 예상목표의 마지막 부분에 기록되는 영역을 포함해야 한다. 예를 들어, 1주일 이내 독립적으로 바로 누운 자세에서 옆으로 누운 자세로 구르는 것이 목표라면, 환자의 구르기 상태를 다음 페이지인 객관적 단락의 검사와 측정 단락에 작성해야 한다.

퇴원노트 작성하기 (Writing Discharge Notes)

퇴원노트의 검사와 측정 단락 작성은 시설에 따라 크게 다를 수 있다. 어떤 시설의 경우에는 퇴원노트가 진전노트와 비슷하고, 또 퇴원노트는 마지막 진전노트가 작성된 이후의 환자 상태를 업데이트한다. 다른 시설의 퇴원노트는 퇴원시 환자의 상태를 보다 완벽하게 요약하여 기록한다. 이들 시설의 객관적 단락은 초기노트에서 작성된 모든 활동제한과 참여제한을 목록하여 퇴원노트까지 그대로 기록한다. 진전 정도에 따라 초기노트 때 작성된 손상이 퇴원시에도 그대로 동일할 수 있다.

노트의 종류도 노트를 읽게 될 사람에 따라 달라질 수 있다. 예를 들어, 너싱홈이나 가정건강시설로 가는 노트는 환자의 상태를 완벽하게 기록하는 반면, 환자의 치료가 중단되어 의료기록 문서보관소로 가는 노트는 마지막 진전노트가 작성된 후의 환자 상태를 간략하게 업데이트만 할 것이다. 가정건강시설의 물리치료사나 너싱홈의 물리치료사는 응급기관이나 재활기관의 퇴원노트만 받기 때문에, 좀 더 완벽한 노트를 필요로 한다. 본 책의 목적에 맞게, 퇴원노트는 퇴원할 때 환자 상태의 완전한 요약을 고려하고, 환자 관리 동안 사용된 모든 검사와 측정을 작성해야 한다.

요약과 목표 (Summary and Objective)

SOAP 노트의 객관적 단락은 2가지 하부 단락을 포함한다: 신체계통 리뷰 단락과 검사와 측정 단락. 신체계통 리뷰는 기본 검사와 측정의 간략한 단락으로서 물리치료사가 계속 환자를 검사하고, 평가하고, 치료해야 하는지를 결정하는데 이용된다. 신체계통 리뷰는 노트 양식에서 가장 쉽게 기록되는 부분이다.

객관적 단락의 검사와 측정 하부단락은 특수검사와 검사와 측정에서 나온 데이터를 포함한다. 신체계통 리뷰와 검사와 측정이 모두 초기 노트에 기록된다. 진전노트/재평가노트와 퇴원노트도 검사와 측정을 포함해야 한다. 정보는 표제 아래에서 구성되어야 하고, 명확하고 간결한 방법으로 기록되어야 하며, 물리치료사에 의해 수행된 검사와 측정의 결과를 기록해야 한다.

본 장을 리뷰한 후, 다음 페이지의 작성지를 작성하고, 해답지를 이용하여 작성지를 올바르게 교정함으로서, 여러분은 SOAP 노트의 객관적 단락을 정확하게 작성할 수 있어야 한다

참고문헌 (References)

1. Principles of physical therapist patient and client management. Guide to Physical Therapist Practice 3.0. American Physical Therapy Association, Alexandria, VA, 2014. Accessed at http://guidetoptpractice.apta.org/content/1/SEC2.body on March 10, 2015.
2. American Physical Therapy Association: Components of Documentation Within the Patient/Client Management Model (.pdf). Defensible Documentation for Patient/Client Management. 2009. Accessed at http://www.apta.org/Documentation/DefensibleDocumentation/ on March 10, 2015.

SOAP 노트:

객관적 단락 작성하기(신체계통 리뷰 포함)

파트 I. 아래의 빈칸에 가장 적합한 정보를 알려줄 수 있는 "SR(신체계통 리뷰)"이나 "TM(검사와 측정)"으로 표시하시오.

Patient: Tammy T.
Setting: Skilled Nursing Facility

1. ________ Patellar mobility: ↓ sup & inf Ⓡ patellar glide
2. ________ Integumentary System: (+) bruising in varied stages of healing along full lat & post aspect of Ⓡ hip & thigh distally to lat aspect of knee; 18.5cm incision that is closed/dry/intact c̄ staples c̄ dry dressing over posterolateral aspect of Ⓡ hip
3. ________ Ⓡ hamstring muscle length in 90/90 position: –76°
4. ________ Posture: In static standing c̄ bilat UE support on wheeled walker: forward flex posture at waist, normal lumbar lordosis, min ↑ upper thoracic spine kyphosis, slightly forward head, min protracted shoulders bilat, slightly flex Ⓡ knee, ↑ Ⓡ ankle plantar flexion, flex Ⓡ hip preference
5. ________ Transfers: supine →sitting at edge of bed: mod assist of 1 person for Ⓡ LE movement; sitting → supine: max assist of 1 person for elevation of Ⓡ LE; sit →stand: min assist of 1 person 2° ↓ force production; stand →sit: min assist of 1 person 2° ↓ control c̄ descent
6. ________ Initial Vital signs: taken at rest in sitting: Ⓛ UE BP: 110/68; HR: 68 bpm; RR: 18 bpm; SpO2: 99% on room air.
7. ________ Verbally communicates c̄ therapist throughout session s̄ difficulty.
8. ________ Amb: 15´x1 on smooth, level surface c̄ wheeled walker c̄ min assist of 1 person for balance c̄ gait deviations of: ↓ cadence, ↓ step length bilat Ⓛ greater than Ⓡ, ↓ stance time Ⓡ LE, ↓ lat weight shift in stance Ⓡ, intermittently ↓ Ⓡ knee ext throughout Ⓡ stance phase (most during first few initial steps upon beginning amb), ↓ Ⓡ hip greater than knee flex in swing phase, ↓ Ⓡ hip ext in mid-terminal stance phase, ↓ Ⓡ heel strike at initial contact, ↓ Ⓡ plantar flexion at terminal stance. Noted to exhibit ↑ forward flex posture at waist c̄ fatigue.
9. ________ Reports, "I speak proper English since I lived most of my life in Britain."
10. ________ Stairs: ↑/↓ 6″ step x2 reps c̄ bilat UE support on wheeled walker c̄ mod assist of 1 person 2° ↓ dynamic balance & ↓ force production.
11. ________ Patient is a thin, 76–y/o Caucasian ♀ who presents for PT services sitting upright in waiting room chair on room air in no apparent distress c̄ spouse, Clyde, present.
12. ________ Palpation: (+) tenderness to palpation over lat aspect of Ⓡ hip near incision
13. ________ Homan's sign: (–) bilat LEs

14. ________ Bed mobility: rolling to Ⓛ c̄ mod assist of 1 person c̄ hip abd pillow in place, rolling to Ⓛ c̄ min assist of 1 person c̄ min ↑ time for task.
15. ________ Ⓛ LE AROM: dorsiflexion 6°, knee ext +4°, knee flex 80°, hip flex 70°, hip ext –10°, hip abd 16°
16. ________ Requires mod assist of 1 person for donning socks on Ⓛ LE c̄ use of sock aid & pants c̄ use of reacher in sitting
17. ________ Reports she learns best by first seeing task & then trailing task c̄ feedback
18. ________ Alert and oriented x4 –s cognitive impairments that will interfere c̄ therapy intervention
19. ________ Noted to prefer wt shifted to Ⓛ greater than Ⓡ hip in sitting 2° pain.
20. ________ Ht: 5´1˝; Wt: 108#

파트 II. 적절한 표제로 각 객관적 진술을 표기하시오. 각 표제에 한 개 이상의 진술이 적합할 수 있다. 제공된 첫 번째 빈칸에 답을 적으시오. 두 번째 빈줄에는 진술이 기능(F)을 의미하는지 아니면 신체 손상(PI)을 의미하는지를 적으시오.

Patient: Larry B.
Setting: Acute Care Hospital

A. Amb
B. Transfers
C. Balance and Coordination
D. ROM
E. Strength
F. Sensation

1. ________ rolling Ⓡ: standby assist of 1 for verbal cues for technique c̄ min ↑ time for task

   ____

2. ________ Single Leg Stance test: Ⓡ: LE: 3 sec, 2 sec, 3 sec = 2.67 average; Ⓛ LE: 0 sec, 0 sec, 1 sec = 0.34 sec

   ____

3. ________ Rolling Ⓛ: min assist of 1 person 2° to ↓ force production c̄ verbal cues for technique c̄ min ↑ time for task
4. ________ Ⓛ LE strength: 3+/5 throughout except hip flex 3–/5, hip ext 2/5, hip abd 3–/5, hip internal rotation 3/5; hip external rotation 3–/5

   ____

5. ________ Sitting →supine: min assist of 1 person for elevation of Ⓛ LE c̄ verbal cues for technique c̄ min ↑ time for task

   ____

6. ________ Berg Balance Scale score: 19/56

   ____

7. ________ Sit →stand: min assist of 1 person 2° ↓ balance upon standing c̄ bilat UE support

____

8. ________ Edge of bed →chair: close standby assist of 1 for safety c̄ bilat UE support & verbal cues for technique

____

9. ________ Pt amb 125′x1 on smooth, flat surface c̄ Ⓡ UE straight cane c̄ min assist of 1 from therapist for balance & safety c̄ gait deviations of: ↓ cadence, ↓ Ⓛ LE stance time, ↓ Ⓛ greater than Ⓡ lat sway in respective stance phase, ↓ Ⓛ greater than Ⓡ heel strike at initial contact, ↓ Ⓛ greater than Ⓡ hip ext in mid-terminal stance, ↓ Ⓛ greater than Ⓡ hip & knee flex in swing phase, ↓ step length Ⓡ greater than Ⓛ LE.

____

10. ________ Palpation: (+) min tenderness to palpation over bilat knees globally c̄ most at medial jt lines 2° underlying OA

____

11. ________ Stand →sit: min assist of 1 person 2° ↓ control c̄ descent c̄ verbal cues for safety

____

12. ________ Sharp/dull: intact bilat LE in all dermatomal patterns

____

13. ________ Supine →sitting: standby assist of 1 for verbal cues for technique c̄ min ↑ time for task

____

14. ________ Coordination: intact Ⓡ LE c̄ reciprocal & tandem toe tapping, min impairment c̄ ↓ rate Ⓛ LE

____

15. ________ R LE: AROM WNL except ankle dorsiflexion 5°, knee flex 127°, hip ext 4°

____

16. ________ ↑/↓ 1 6″ step c̄ 1 handrail in Ⓛ UE & Ⓡ UE straight cane c̄ min of 1 person for balance/control c̄ ↓ greater than ↑, c̄ min verbal cues for safety & technique.

____

17. ________ Ⓛ LE: AROM WNL except ankle dorsiflexion 7°, knee flex 123°, hip ext 2°

____

18. ________ Light touch: intact bilat LEs in all dermatomal patterns, except ↓ bilat plantar surface of feet 2° to neuropathy

____

19. ________ Single Leg Stance Test: Ⓛ LE: 1 sec, 3 sec, 1 sec = 1.67 sec average

____

20. ________ Coordination: min impairment Ⓛ LE c̄ heel-shin, intact Ⓡ LE c̄ min ↑ time for task.

____

파트 III. 아래의 것은 여러분이 환자의 초기 평가 동안 신체계통 리뷰와 객관적 단락을 작성하는 동안 적었던 정보들이다. 제공된 빈칸에 가장 적합한 정보를 알려주기 위해 신체계통 리뷰의 진술에는 "SR"를 표기하고, 객관적 진술에는 "0"을 표시하시오. 그런 다음 아래의 신체계통 리뷰를 작성하기 위해 여러분이 SR로 표기했던 정보를 사용해 본다. 끝으로, 제공된 표제를 이용하여 올바른 객관적 표제 밑에 0로 표기하시오.

Patient: Mark C.
Setting: Outpatient Orthopedic Clinic

1. ________ Posture: standing: very slight ant pelvic tilt, normalized lumbar lordosis, equal iliac crests, forward head c̄ ↑ lower C-spine flex at C6-C7 juncture, mod protracted shoulders bilat, ↓ upper C-spine lordosis, ↑ upper T-spine & lower C-spine kyphosis, abd & upwardly rotated bilat scapulae
2. ________ Alert and oriented x4. Follows 100% of 1 & 2-step commands. Requires mod intermittent redirection to task throughout eval & treatment session as pt is easily distracted by others in treatment area.
3. ________ Cervical spine strength: flex 3–/5 c̄ pain, ext 3–/5, Ⓡ sidebend 3–/5 c̄ pain, Ⓛ sidebend 2+/5 c̄ pain, Ⓡ & Ⓛ rotation both 2/5 c̄ pain
4. ________ (+) Dowager's hump
5. ________ Cardiopulmonary: BP: 138/80; HR: 84 bpm; RR: 20 bpm; SpO2: 98% on room air. No edema noted bilat UE or LE
6. ________ Sensation: light touch & sharp/dull intact bilat UE & LE in all dermatomal patterns
7. ________ (+) muscle guarding & tenderness to palpation over bilat paraspinal muscles throughout entire cervical spine/upper thoracic spine, bilat upper trapezius/levator scapula/rhomboid muscles; multiple trigger points in bilat upper trapezius muscles
8. ________ Cervical spine mobility: ↓ PA mobility C2-T4, 2° combination of recent fusion & muscle guarding
9. ________ supine ↔sitting at edge of mat, sit ↔stand: indep
10. ________ Shoulder strength: bilat UE 4/5 throughout in all planes of motion –X ext 4-/5; pt c/o pain c̄ resisted shoulder flex & abd bilat
11. ________ Tone: normalized throughout bilat UE & LE; unimpaired.
12. ________ Depressed affect. Poor eye contact c̄ PT initially that improves to fair during session.
13. ________ Ht: 5′10″; Wt: 165#
14. ________ Ⓡ shoulder AROM: flex 170° c̄ pain at end range; abd 167°, ext WNL, internal rotation 45°, external rotation: 72°
15. ________ Ⓛ shoulder AROM: flex 162° c̄ pain at end range; abd 164°, ext WNL, internal rotation 49°, external rotation: 61°
16. ________ Needs written HEP program c̄ pictures for patient to reference at home.
17. ________ Rolling: Bilat. Indep.
18. ________ Wears reading glasses; unable to read HEP –s them.

19. _______ Posture in sitting: forward head c̄ ↑ lower cervical spine flex at C6-C7 juncture, max protracted shoulders bilat (inc severity from standing), ↓ upper cervical spine lordosis, ↑ upper thoracic spine & lower cervical spine kyphosis, abd & upwardly rotated bilat scapulae

20. _______ Cervical spine AROM: Ⓡ rotation 11° c̄ pain in Ⓛ upper trapezius, Ⓛ rotation 13° c̄ pain in Ⓡ upper trapezius

21. _______ Prefers to learn by reading instruction first & then practicing c̄ therapist feedback

22. _______ Neck Disability Index score: 34

23. _______ No loss of balance noted c̄ all functional mobility throughout clinic at this time. Demonstrates no formal need for balance assessment at this time.

24. _______ Amb: amb into & throughout OP clinic 150′x1 on smooth, level surface c̄ turns indep s̄ device c̄ gait deviations of: guarded posture c̄ ↓ bilat UE reciprocal swing & no head & neck movement noted c̄ standing postural deviations noted.

25. _______ Needs instruction on improved sleep positions & good ergonomic setup for workstation

26. _______ Communicates verbally throughout session in English s̄ difficulty.

27. _______ All upper limb neural tension tests (–) bilat UE for radial, median, & ulnar nerves

28. _______ Bilat UE fine and gross motor control intact.

29. _______ Skin: integrity & color normal, well-healed 5cm scar over Ⓡ anterolateral aspect of neck s̄ palpable scar tissue formation

30. _______ Coordination: intact finger-nose-finger bilat UE

HYZ HEALTHCARE FACILITY

Name: ______________________ Record # ______________________

Systems Review

Cardiovascular/Pulmonary:

HR: ______bpm; RR: ______bpm; BP: ______/ ______

	Present	Absent
Edema	☐	☐

Integumentary:	Affected	Unaffected	Comments
Pliability/texture	☐	☐	
Skin integrity	☐	☐	
Scars	☐	☐	
Skin color	☐	☐	

Musculoskeletal	Affected	Unaffected	Comments
Gross symmetry			
• Standing	☐	☐	
• Sitting	☐	☐	
• During activity	☐	☐	
Gross ROM	☐	☐	
Gross strength	☐	☐	

Height: ______ in. Weight: ______ lb.

Neuromuscular	Affected	Unaffected	Comments
Gross movement			
• Balance	☐	☐	
• Gait	☐	☐	
• Locomotion	☐	☐	
• Transfers	☐	☐	
• Transitions	☐	☐	
Gross motor function			
• Motor control	☐	☐	
• Motor learning	☐	☐	

Communication and Language	Affected	Unaffected	Comments
	☐	☐	

Affect	Affected	Unaffected	Comments
	☐	☐	

Cognition	Affected	Unaffected	Comments
Consciousness	☐	☐	
Orientation			
• Person	☐	☐	
• Place	☐	☐	
• Time	☐	☐	

Learning Style/Barriers:	Learning Needs:

TESTS AND MEASURES:

ROM: ________, ________, ________, ________, ________

Strength: ________, ________, ________, ________, ________

Bed mobility: ________, ________, ________, ________, ________

Transfers: ________, ________, ________, ________, ________

Ambulation: ________, ________, ________, ________, ________

Sensation: ________, ________, ________, ________, ________

Coordination: ________, ________, ________, ________, ________

Balance: ________, ________, ________, ________, ________

파트 Ⅳ. 여러분은 Sharon K의 초기 평가 동안 아래의 정보를 작성했다. 이런 정보를 이용하여, 노트의 객관적 단락을 다시 작성해 본다. 여러분이 제공할 수 있는 것이 무엇인지를 작성해 본다. 적절한 약어를 사용하고, 간결한 작성 스타일을 이용하여 정보를 구성해 본다.

Patient: Sharon K.
Setting: Outpatient Neurological Physical Therapy Clinic

TESTS & MEASURES: Bed mobility: rolling right: contact guard assistance of 1 for cues for correct technique with min increased time for task; rolling left: contact guard assistance of 1 for cues for correct technique with minimal-moderate increased time for task. Patient is an overweight 49-year-old female who presents for physical therapy services on room air in no apparent distress sitting in waiting room chair with wheeled walker in front of her. Caregiver/friend, Kristy, present. Noted to have obvious right greater than left quad muscle atrophy.
Well-healed old right total knee arthroplasty incision over anterior aspect of right knee & recent but fully healed left total knee arthroplasty incision over anterior aspect of left knee.
Follows ~100% of 1-step commands with minimal intermittent cueing. Follows ~85–90% of simple 2-step commands with minimal-moderate cueing.
Decreased/fair insight into condition and prognosis.
Patient is noted to be slightly emotionally labile during subjective portion of evaluation when patient attempts to recall history of present illness. Transfers: Supine →sitting: minimal assistance→brief standby assistance of 1 for elevation of trunk with moderate increased time for task from flat surface; Sitting →supine: moderate assistance of 1 for elevation of bilateral lower extremities with minimal→moderate assistance of 1 for control with descent of trunk with moderate increased time for task & moderate-maximal tactile & verbal cues for correct technique.

Strength	Right	Left
Hip flexion	2+/5	2–/5
Hip extension	2/5	2–/5
Hip abduction	2+/5	2+/5
Hip adduction	3/5	2/5
Hip internal rotation	2+/5	2/5
Hip external rotation	2+/5	2/5
Quadriceps	3+/5	3–/5*
Hamstrings	3/5	2+/5*
Ankle plantar flexion (tested in sitting)	3+/5	3+/5
Ankle dorsiflexion	3+/5	3+/5

* Pain exacerbated by test.

Patient is alert, oriented x3–4 to person (name and DOB), place (able to name with increased time for recall), time (able to completed with 2 cues), and grossly to situation. Noted to have fair attention to task throughout evaluation/treatment requiring intermittent minimal redirection to task throughout. Is noted to have decreased, fair-/fair short-term recall of instruction provided during evaluation and treatment session this date, but demonstrates good effort throughout. Patient notes "she (Kristy) is my extra brain right now because I just don't remember things like I used to do before this surgery on my head." Posture in sitting: posterior pelvic tilt, forward head, protracted bilateral shoulders, increased thoracic kyphosis, increased forward flexed posture at waist with decreased lumbar lordosis. Sit →stand: varied moderate→minimal of 1 secondary to decreased balance, decreased strength, and poor anterior translation of tibias with use of bilateral upper extremities with maximal cues for correct technique with hand-over-hand placement of UE in correct position and bilateral knee blocking and manual assist to increase hip extension; Mat →chair: minimal assistance of 1 person secondary to decreased balance & proximal lower extremity & truncal strength, without device for stand-step transfer with use of bilateral UEs on therapist; Stand →sit: moderate→brief minimal assistance of 1 for controlled descent to chair; moderate use of UE to control descent (increased with fatigue); maximal cues for correct technique.

Active Range of Motion (except where noted)	Right	Left
Hip flexion	124° (AAROM)	119° (AAROM)
Hip extension	4° (AAROM)	8° (AAROM)
Hip abduction	22° (AAROM)	24° (AAROM)
Hip adduction	WNL	WNL
Hip internal rotation	24° (AAROM)	21° (AAROM)
Hip external rotation	31° (AAROM)	25° (AAROM)
Knee flexion (supine)	124° (AAROM)	117°* (AAROM)
Knee extension (supine)	+3°	−2° (AAROM)
Ankle plantar flexion	24°	28°
Ankle dorsiflexion	3°	5°

* Pain exacerbated by test.

Tone: normalized muscle tone bilateral upper and lower extremities. Berg Balance Score: 16/56. Hip and knee clearing tests: positive bilateral lower extremities, left greater than right.

Strength	Right	Left
Hamstring	90/90 −57°	−52°
Heel cord	3°	5°

Palpation: positive minimal tenderness to palpation over bilateral (left greater than right) knees globally, medial greater than lateral joint lines. Sensation: Light touch & sharp/dull: grossly intact throughout bilateral lower extremities throughout all dermatome patterns except decreased over bilateral total knee arthroplasty incision sites and minimally decreased plantar surface of right greater than left lower extremities. Ambulation: on level smooth surface 75´x1 & 55´x1 with wheeled walker with minimal assistance of 1 from therapist for safety secondary to decreased balance with postural deviations noted above and with gait deviations of: decreased/varied cadence, decreased/varied step length, increased/varied BOS, forward flexed posture at waist with increased thoracic spine kyphosis, decreased bilateral hip greater than knee extension in each respective stance phase, decreased heel strike bilaterally at initial contact, increased lumbar lordosis. Stairs not tested secondary to increased patient fatigue.

Single leg stance test: right leg: 3 seconds, 4 seconds, 4 seconds = 3.67 seconds average;
Left leg: 4 seconds, 2 seconds, 2 seconds = 2.67 second average.

O:

환자/고객 관리노트:
병력, 신체계통 리뷰 및 검사와 측정 작성하기

파트 I. 지시: 검사와 측정 단락에 배치되는 진술에 제공된 빈칸에는 "TM"을 적으시오. 부가적으로, 병력 항목에는 "Hx"를 적고, 신체계통 리뷰에 속하는 정보에는 "SR"를 적으시오. 그런 다음, 제공된 신체계통 리뷰의 빈칸을 작성하기 위해 SR로 알려진 정보를 사용한다. 끝으로, 노트의 병력 단락, 신체계통 리뷰 단락, 검사와 측정 단락을 작성할 때, 올바른 약어를 이용하여 가장 논리적인 순서로 아래의 각 진술을 배치해 본다.

Patient: Kaylee G.
Setting: Outpatient Orthopedic Clinic

1. ________ Patient of Dr. Misty Sky
2. ________ (+) tenderness to palpation over lower cervical and thoracic paraspinal muscles bilaterally left greater than right, spinous processes C4-T9, transverse processes left greater than right T2-T7, levator scapulae left greater than right, left greater than right rhomboids, occiput.
3. ________ Alert and oriented to person, place, time, and situation.
4. ________ Medical Dx: "neck and back pain" per MD script for physical therapy
5. ________ Follows 100% of 2-step commands during evaluation.
6. ________ Allergies: none.
7. ________

Shoulder Active Range of Motion	Right	Left
Flexion	170°	172°*
Abduction	174°	167°*
Extension	WFL	WFL
Internal rotation	41°	38°
External rotation	78°	68°

* Pain exacerbated by test.

8. ________ Patient reports to therapist the following symptoms: "muscles are tight in the middle of my back," "pulling sensation throughout the entire" left upper extremity (all nerve distributions), "I get headaches," "stiff on the left side of my neck," "my left arm goes numb sometimes when I lie on it" but denies neuro signs and symptoms into bilateral upper extremities at the present time in sitting at rest
9. ________ Muscle tone: within normal limits throughout bilateral upper extremities

10. ________ Ⓡ handed
11. ________ Patient is a very pleasant, overweight 43-year-old Caucasian female who presents for PT services sitting upright in waiting room chair on room air in no apparent distress.
12. ________ Prior to onset of symptoms, patient was independent with all functional mobility, BADLs, & IADLs, including driving.
13. ________ She is responsible for household chores of cooking, cleaning, and laundry, as well as shopping and driving, including taking children to/from school and transporting self to/from work.
14. ________ Cardiopulmonary: BP: 128/78; HR: 74 bpm; RR: 18 bpm; SpO2: 97% on room air. No edema noted bilateral upper and lower extremities.
15. ________

Shoulder Active Range of Motion	Right	Left
Flexion	5–/5*	4/5*
Abduction	4/5	4–/5*
Extension	3+/5	3+/5
Internal rotation	4/5	4+/5
External rotation	4/5	4–/5

* Pain exacerbated by test.

16. ________ (+) trigger points noted throughout left upper trapezius, levator scapulae, and rhomboid muscles
17. ________ Denies history of falls
18. ________ Indep with all functional mobility in clinic this date, including bed mobility, transfers, and ambulation without device on level surface.
19. ________ Skin: integrity & color normal throughout trunk and bilateral upper extremities.
20. ________ Cervical spine mobility: hypomobile with decreased posterior-anterior mobility and lateral shift to right C5-C7
21. ________ Sensation: intact to light touch & sharp/dull bilateral upper extremities throughout radial, median, and ulnar nerve dermatomal patterns.
22. ________

	Cervical Active Range of Motion	Cervical Strength
Flexion (chin to sternal notch)	2 cm* (↑ pain & neuro signs and symptoms Ⓛ UE)	4/5
Extension (chin to sternal notch)	16 cm* (↓ pain & neuro signs and symptoms Ⓛ UE)	4–/5*
Right side bend (mastoid to acromion)	7 cm	4–/5
Left side bend (mastoid to acromion)	11 cm* (pain Ⓛ)	4/5*
Right rotation	44°	4/5
Left rotation	23°* (pain Ⓛ)	3+/5*

* Pain exacerbated by test.

23. ________ Patient reports no imaging has been completed in more than 5 yrs of the neck or back
24. ________ Coordination: intact with finger-nose-finger bilateral upper extremities
25. ________ Reports her symptoms are increased "the longer I work, it seems like it gets worse" and "when I lie on my left side then I wake up at night and it's worse"

26. ________ Education provided this session: Results of evaluation, goals with therapy, prognosis for therapy, postural re-education for correction of postural deviations noted above in objective section with mirror & maximal verbal cues with tactile cues for correction as able—demonstrates need for reinforcement during further sessions.

27. ________ Preference for being a left side sleeper.

28. ________ Reports first injury to neck was s/p MVA at age 15 where patient was not wearing seatbelt. Reports "they told me I had a really bad case of whiplash, and I had PT for about a month afterwards and that really seemed to help my neck." Reports generally no problems or signs or symptoms since that time "except every once in awhile it will act up on me and it feels like something is being pulled out of place."

29. ________ Communicates in English verbally throughout session without difficulty.

30. ________ Patient reports to therapist that her goal is to "get rid of this pain so I can get back to doing what I like to do and get back to working without any trouble. I'm really proud of what I've been able to ccomplish at work, and I like my job."

31. ________ No scars noted on bilateral upper extremities or trunk during evaluation this date.

32. ________ Normal affect. Good eye contact with therapist throughout session.

33. ________ Notes to therapist, "I usually just try to push through it, but I've had to go home early a few times from work because the pain was so bad."

34. ________ After being asked to describe her workstation, patient states, "I stand at a little stand-alone table and chop my fruit and arrange the trays. The top of it hits me at about the middle of my thighs, so I am usually bending over all day to do my work."

35. ________ Ht: 5′11″

36. ________ Lives with two children, ages 9 and 14, and parents in a 1-floor house with 1 step to enter without handrail.

37. ________ Durable medical equipment owned: none.

38. ________ Reports she prefers to learn by seeing task visually first & then attempting to complete with written reference.

39. ________ Works 5 days/week at local grocery store, primarily in produce as the head of fruit. Will also cover in floral and in janitorial as needed. Must be able to lift at least 50-pound cases of fruit at work.

40. ________ Home exercise program issued to patient this date. See attached home exercise program at the end of this note for full details. Each exercise practiced x10 reps with maximal verbal cues for correct technique with demonstration & maximal→moderate tactile cueing

41. ________ Needs written home exercise program for reference for strengthening and stretching exercises.

42. ________ Posture: In standing: anterior pelvic tilt, increased lordosis, slightly forward flexed posture at hips, equal iliac crest height, forward head, mod protracted shoulders bilaterally, slight right lateral shift at C6, (+) dowager's hump, increased thoracic kyphosis.

43. ________ Enjoys spending time with her two children & making floral arrangements for neighbors and community events.

44. ________ Wt: 215#

45. ________ Pain in cervical & thoracic spine: Currently: 3–4/10; Best: 3–4/10; Worst: 7/10 with patient noting "It feels so bad when it's at its worst that I feel like I'm going to vomit."

46. ________ Manual treatment provided this date, per MD orders: In hooklying: manual cervical spine traction/distraction in ~20° flexion angle with 60 sec holds and 20 sec rest x10 reps; in hooklying: passive/manual stretching of Ⓡ upper trap with 30 sec holds x8 reps—progressive stretch; in prone: myofascial

release & trigger point releases in left upper trapezius, levator scapulae, rhomboids; in prone: Grade III right→left lateral mobs at C4-C7; in prone: Grade II/III PA mobs C4-T2

47. ________ States, "I would like to be able to get through a work day without pain."

48. ________ Special tests: Cervical Compression: (+) increase in pain & numbness and tingling in left upper extremity; Cervical Distraction: (+) decrease in pain & numbness and tingling in left upper extremity; Vertebral artery: (–); Nerve Compression Test: (–) in right upper extremity radial, median, ulnar nerves but (+) left upper extremity radial greater than median greater than ulnar nerves; empty can (–) Ⓡ UE & (+) left upper extremity; Adson's, Allen's, & Halstea's maneuvers: (–) bilateral upper extremities

49. ________ Notes, "sometimes I find it's comfortable if when I'm sitting at home I put my left arm up and just rest my hand on the top of my head."

50. ________ Fair attention to task with patient requiring minimal intermittent redirection throughout session, as patient is easily distracted by external stimulus in surrounding environment in clinic.

HYZ HEALTHCARE FACILITY

Name: ______________________________ Record #______________________________

Systems Review

Cardiovascular/Pulmonary:

				Present	Absent
HR: ______bpm;	RR: ______bpm;	BP: ______/______	Edema	☐	☐

Integumentary:	**Affected**	**Unaffected**	**Comments**
Pliability/texture	☐	☐	
Skin integrity	☐	☐	
Scars	☐	☐	
Skin color	☐	☐	

Musculoskeletal	**Affected**	**Unaffected**	**Comments**
Gross symmetry			
• Standing	☐	☐	
• Sitting	☐	☐	
• During activity	☐	☐	
Gross ROM	☐	☐	
Gross strength	☐	☐	
Height: _____ in.	Weight: ______ lb.		

Neuromuscular	**Affected**	**Unaffected**	**Comments**
Gross movement			
• Balance	☐	☐	
• Gait	☐	☐	
• Locomotion	☐	☐	
• Transfers	☐	☐	
• Transitions	☐	☐	
Gross motor function			
• Motor control	☐	☐	
• Motor learning	☐	☐	

Communication and Language	**Affected**	**Unaffected**	**Comments**
	☐	☐	

Affect	**Affected**	**Unaffected**	**Comments**
	☐	☐	

Cognition	**Affected**	**Unaffected**	**Comments**
Consciousness	☐	☐	
Orientation			
• Person	☐	☐	
• Place	☐	☐	
• Time	☐	☐	

Learning Style/Barriers:	**Learning Needs:**

앞의 정보를 이용하여 여기에 병력, 신체계통 리뷰, 검사와 측정 등의 단락을 적으시오.

파트 II. 아래의 것은 차트 리뷰를 위해 건강기록지를 읽고, 주관적 단락 동안 환자와의 면담을 통해, 그리고 초기 평가 동안의 검사와 측정을 수행할 때 작성했던 노트이다. 환자/고객 관리노트를 사용하여 여기에 제공된 정보를 병력 단락, 신체계통 리뷰 단락 및 검사와 측정 단락에 적으시오. 모든 하부 표제에 신체계통 리뷰를 작성하기 위해 평가 과정의 다른 단락에서 수집된 정보를 이용한다. 기억해야 할 것은 노트의 병력 단락 이전에 날짜를 기입해야 하고, 각 노트 단락을 위해 하부 표제를 수정하고(안내에 필요하다면, 개별 장을 참고한다), 초기노트에 약어를 완전하게 사용하지 않았기 때문에 적절한 곳에 올바른 약어를 사용하는 것이 중요하다.

Patient: Lena A.
Setting: Acute Rehabilitation Hospital

Information from your health record review:

- Still has sternal precautions for 7 more wks per cardiothoracic surgeon's notes
- 62 y/o
- Takes metoprolol 50 mg by mouth BID for HTN
- Ⓡ handed
- Per notes from acute care hospital, at time of d/c to acute rehab center, pt was dependent for all IADLs, max-dependent assist for all BADLs
- Plavix 75mg by mouth once daily for prevention of blood clots
- Will be undergoing 3 disciplines at acute rehab of PT, OT (to address UE deficits), and SLP (to address speech and cognitive impairments)
- ASA 81mg by mouth once daily for anticoagulation
- Transferred to acute rehab unit on 4 liters/min oxygen via nasal cannula with tracheostomy capped; orders to wean as able while maintaining SpO_2 greater than 90%
- PMH: HTN, hypercholesterolemia, nearsightedness
- PT was patient's third therapy evaluation this date
- Admitted to regional hospital approximately 3 hrs away on 03/08/15 with newly diagnosed severe aortic stenosis, CHF, and SOB. s/p aortic valve repair, mitral valve repair, and patent foramen ovale closure on 03/14/15. Postoperatively patient developed sick sinus syndrome and had a temporary and eventually a permanent pacemaker placed. Then pt experienced an acute left middle cerebral artery stroke, had to be intubated, and was then transferred from regional medical center to current hospital for further care on 03/23/15. While in acute care portion of this hospital, pt underwent a tracheostomy while being weaned from the ventilator. Was D/C to acute rehab hospital attached to main acute care hospital on 03/31/15.
- Hispanic ♀
- Dx c̄ left embolic middle cerebral artery stroke on 03/19/15

<u>Information from the patient interview portion of the initial evaluation:</u>

- Retired seamstress
- Reports pain ↑ to 7/10 c̄ any mobility of bilat shoulders and attempting to stand up straight
- Lives c̄ spouse locally for the winter months (October–April) in a 1-level house c̄ 4+2+1 steps to enter from the front c̄ handrail on the group of 4 and 2 steps, or has backdoor access c̄ 4 steps to enter c̄ handrail on the left c̄ ascending.
- Spouse reports he has noted that pt "gets tired really easily with the simplest things since all this happened."
- Spouse denies falls prior to or since surgery & stroke
- Prior to stroke, was indep c̄ all BADLs & IADLs, including driving. Patient was the primary person responsible for household chores such as cleaning, cooking, laundry.
- c/o decreased coordination & strength in Ⓡ LE greater than UE
- Displays both expressive greater than receptive aphasia with subjective portion of evaluation this date
- Enjoys gardening and traveling with spouse
- c/o 3/10 pain at rest along sternal incision
- Patient's goal: "walk"; expresses that she would like to be able to amb and "be (like) before"
- c/o decreased static and dynamic balance in sitting less than standing
- Durable medical equipment owned: shower seat, manual w/c, grab bar, removable showerhead.
- c/o inability to amb at this time; "can't walk"
- Spouse normally completes IADL of yard work.
- Spouse is able to assist her up to 24 hrs/day as he is currently not working
- Spouse notes that pt's functional deficits are "worse when she's tired"
- Lives 1,400 miles away in Oregon May–September each year in a 2-floor house with 8 steps to enter with 1 handrail on Ⓡ when ascending.
- Spouse states, "I'm really overwhelmed with everything that has happened to her. I'm just not sure what I am needing to do for her now or how I can help her."
- Spouse assists with answering some prior level of function questions, with pt's permission, secondary to pt's expressive & receptive aphasia

Systems Review

- 1+ edema bilateral pedals
- Cardiopulmonary: BP: 152/80; HR: 82 bpm; RR: 20 bpm; SpO2: 94% at rest on 4 liters/min oxygen via nasal cannula
- Sternal incision closed/dry/intact open to air with steri-strips.
- Wt: 168#
- Is noted to have poor+/fair– short-term recall of instruction provided during evaluation and treatment session this date, and to have minimal-moderate difficulty following basic conversation during evaluation and treatment.
- Follows ~90% of 1 step commands and ~60% of simple 2-step commands with moderate amount of cues.
- Ht: 5′2″
- Patient is alert, oriented x2 to person and place. Not oriented to time and situation.
- Appearance: Patient is a very pleasant, soft-spoken, overweight 62-year-old Hispanic female who presents for PT services on 4 liters/min oxygen via nasal cannula with capped trach in no apparent distress with bifocal glasses sitting in manual w/c with spouse present.

Tests and Measures from the initial evaluation:

- Coordination: Heel-shin: intact Ⓛ LE with decreased rate, max impairment Ⓡ LE with decreased rate
- Bed mobility: rolling Ⓡ : min assist of 1 person for clearing shoulders with mod increased time for task with use of bedrail
- Transfers: Sitting →supine: max assist of 1 person for elevation of Ⓡ LE secondary to decreased force production with increased time and decreased control with descent of trunk, to flat surface
- Berg Balance Score: Total score: 14/56. Please see paper form in paper chart for individual item scores.
- Transfers: Sit →stand: mod assist of 1 person secondary to decreased force production and dynamic balance upon standing with intermittent Ⓡ knee blocking
- Sensation: Light touch: intact throughout bilateral LEs throughout all dermatomal patterns except decreased plantar surface of Ⓡ LE
- Gait: Pt amb on level, smooth surface 20′x2 with max assist of 1 from therapist for balance with gait deviations of: decreased cadence, mod decreased Ⓡ LE stance time, mod decreased Ⓡ lateral sway in Ⓡ stance, decreased bilateral heel strike at initial contact, decreased bilateral hip ext in mid-terminal stance, decreased bilateral hip & knee flex in swing phase, decreased step length bilateral LE. Deviations noted to increase in severity and patient requires increased assist for balance with increased fatigue. Noted to have 3 loss of balance requiring max-dep assist of 1 person to correct.
- Transfers: Supine →sitting: max assist of 1 person for elevation of trunk and movement of Ⓡ LE secondary to decreased force production with increased time for task from flat surface
- Single leg stance test: Ⓡ LE: 1 sec, 0 sec, 0 sec = 0.34 sec average; Ⓛ LE: 1 sec, 3 sec, 2 sec = 2 sec average
- Coordination: Toe tapping: tandem: intact Ⓛ LE, min-mod impairment Ⓡ LE with decreased rate; reciprocal: intact Ⓛ LE, min impairment Ⓡ LE with decreased rate
- Bed mobility: rolling Ⓛ : mod assist of 1 person secondary to decreased force production and coordination with mod increased time for task with use of bedrail

- Sensation: Sharp/Dull: intact throughout bilateral LE throughout all dermatomal patterns
- Transfers: Mat →chair: max assist of 1 person secondary to decreased force production and dynamic balance, with left UE support & mod verbal & tactile cues for technique with device
- Palpation: (+) minimal tenderness to palpation over bilateral knees globally—baseline per pt/spouse's report
- Transfers: Stand →sit: mod assist of 1 for safety secondary to decreased control with descent
- Posture: In sitting: posterior pelvic tilt, forward head, protracted bilateral shoulders, increased thoracic kyphosis, decreased lumbar lordosis with increased forward flexed posture at waist.

Range of Motion (Active unless otherwise indicated)	**Right**	**Left**
Hip flexion	92° (AAROM)	97°
Hip extension	5° (AAROM)	2°
Hip abduction	33°	36°
Hip adduction	WFL	WFL
Hip internal rotation	10°	19°
Hip external rotation	26°	35°
Knee flexion (supine)	129°*	126°
Knee extension (supine)	0°	0°
Ankle plantar flexion	21°	29°
Ankle dorsiflexion	–3°	3°
Eversion	NT	NT
Inversion	NT	NT

* Pain exacerbated by test.

Strength	**Right**	**Left**
Hip flexion	2/5	3/5
Hip extension	2–/5	2+/5
Hip abduction	2+/5	3+/5
Hip adduction	3-/5	4–/5
Hip internal rotation	2+/5	3+/5
Hip external rotation	2–/5	3–/5
Quadriceps	3–/5	3+/5
Hamstrings	3/5	3+/5
Ankle plantar flexion (tested in sitting)	3/5	4/5
Ankle dorsiflexion	3/5	4–/5
Eversion	NT	NT
Inversion	NT	NT

Flexibility	**Right**	**Left**
Hamstring 90/90 position	–68°	–42°
Heel Cord	–3°	3

SOAP 노트:

문제 명시, 주관적 단락(S), 객관적 단락(O)(신체계통 리뷰 포함)

파트 I. 문제 단락에 배치되어야 할 진술의 빈칸에 "Prob"을 적으시오. 주관적 단락에 속하는 진술에는 "S"를 표기하고, 신체계통 리뷰에 속하는 진술에는 "SR"를 표기하고, 객관적 단락에 속하는 진술에는 "O"를 표기하시오. 그런 다음, 제공된 신체계통 리뷰의 빈칸을 작성하기 위해 SR로 알려진 정보를 사용해 본다. 끝으로, 적절한 하부 표제를 사용하여 노트의 문제 단락, 주관적 단락, 신체계통 리뷰 단락 및 객관적 단락을 작성할 때처럼, 적절한 곳에 올바른 약어를 사용하여 가장 논리적인 순서로 아래의 각 진술을 배치해 본다.

Patient: Olivia G.
Setting: Home Health Physical Therapy

1. ________ Patellar Mobility: ↓ inf greater than sup & lat Ⓡ patellar glide
2. ________ Unemployed & on disability "for several years" 2° medical complications due to underlying COPD due to chronic, long-term smoking.
3. ________ Given clearance by MD at 2 wk follow up appointment to be wt bearing as tolerated Ⓡ LE c̄ progression to lesser device than wheeled walker beginning at 6 wks postoperatively.
4. ________ No edema noted bilat UE or LE.
5. ________ Unable to carry laundry or groceries at this time 2° ↓ balance & difficulty c̄ amb
6. ________ Lives c̄ spouse, & 4 grandchildren ages 5, 7, 10, & 13 whom she is raising c̄ spouse, in a 1-level home c̄ 1 2" step to enter –s rail. Has 1 step up into kitchen area –s handrail & 1 step down into family room area–c 1 handrail.
7. ________ Abdominal incision closed & covered c̄ dry dressing; lat Ⓡ hip incision closed/dry/intact open to air
8. ________ Transferred upon D/C from acute care hospital to local SNF where pt received OT & PT services "for about 3–4 wks" until D/C to home 1.5 days ago.
9. ________ Pt amb 60´x2 reps on smooth, level surface c̄ turns c̄ wheeled walker c̄ standby assist of 1 person for safety & mod verbal cues for attempting to ↓ gait deviations of: ↓ cadence, ↓ step length bilat Ⓛ greater than Ⓡ, ↓ stance time Ⓡ LE, ↓ l at wt shift in stance Ⓡ, ↓ Ⓡ knee ext throughout Ⓡ stance phase, ↓ Ⓡ hip & knee flex in swing phase, ↓ Ⓡ hip ext in mid-terminal stance phase, ↓ Ⓡ heel strike at initial contact, ↓ Ⓡ plantar flexion at terminal stance. Noted to exhibit ↑ forward flex posture at waist c̄ ↑ wt bearing through bilat UE as pt is more fatigued.
10. ________ Special Tests: Homans': (–) Ⓡ LE; All other special tests held this date 2° recent surgery.
11. ________ Ⓡ handed.
12. ________ c/o "pretty constant" dull, achy pain c̄ mod c/o stiffness in Ⓡ hip; intermittent sharp pain in Ⓡ groin region c̄ movement

13. ________ Past surgical history: colectomy, reversal of colectomy, C-section x2
14. ________ Prior to injury, pt reports indep c̄ all BADLs, IADLs, & functional mobility s̄ device prior to recent hip fx.
15. ________ Rates general overall health as fair at present time secondary to multiple surgeries recently and new functional impairments.
16. ________ Sensation intact to light touch & sharp/dull throughout bilat UE & LE in all dermatomal patterns.
17. ________ Alert & oriented x4
18. ________ Pt fell on 09/15/15 while an inpatient at Eastern Regional Medical Center s/p scheduled reversal of colostomy on 09/10/15 as she attempted to transfer to the commode on her own in her pt room. Sustained a Ⓡ displaced intertrochanteric hip fx s/p ORIF by Dr. Ghanta on 09/16/15.
19. ________

Strength	Right	Left
Hip flexion	2+/5*	4/5
Hip extension	2–/5*	3+/5
Hip abduction	3–/5*	4/5
Hip adduction	3/5	4+/5
Hip internal rotation	3–/5*	3+/5
Hip external rotation	2/5*	3+/5
Quadriceps	2+/5 *	4+/5
Hamstrings	3/5*	4/5
Ankle plantar flexion (tested in sitting)	3+/5	4+/5
Ankle dorsiflexion	3+/5	3+/5
Eversion	NT	NT
Inversion	NT	NT

* Pain exacerbated by test
Note: Bilat LEs not formally resisted for testing 2° recent Ⓡ hip fx repair & pt's compromised underlying bone & medical status. Strength based on functional mobility & ability to obtain & hold testing positions where indicated.

20. ________ Stairs not tested at this time 2° pt fatigue
21. ________ Symptoms ↑ "when I try to move my Ⓡ leg or hip," prolonged standing greater than sitting, prolonged amb greater than ~3 min c̄ wheeled walker; "trying to go ↑ or ↓ the steps at home"
22. ________ Date of evaluation: October 18, 2015
23. ________ Initial VS: taken at rest in sitting: Ⓛ UE BP: 104/64; HR: 72 bpm; RR: 18 bpm; SpO_2: 94% on room air.
24. ________

Flexibility	Right	Left
Prone quad length	64° *	96°
Hamstring 90/90	–56° *	–48°
Heel Cord	5°	13°

*Pain exacerbated by test.

25. ________ Spouse is able to assist up to "almost" 24 hr/day if needed as he is currently not working but is busy taking care of 4 grandchildren that they are raising.
26. ________ Pt is a cachectic 57-year-old Caucasian who appears older than stated age & presents for PT services sitting semi-reclined in living room chair on room air in no apparent distress c̄ wheeled walker next to her, accompanied by spouse. Noted to be wearing flip-flops on bilat feet.
27. ________ Bed mobility: rolling to Ⓡ & Ⓛ: modified indep c̄ mod ↑ time for task
28. ________ DME owned: wheeled walker, 3-in-1 commode that pt is using over commode & in shower, straight cane, grab bars in shower area
29. ________ c/o Ⓡ LE night pain c̄ intermittent spasms throughout Ⓡ LE that is improving in frequency since surgery
30. ________ Medications: Percocet 5/325 by mouth PRN every 4-6 hrs for pain.
31. ________ Supine →sitting at edge of bed: modified indep c̄ min ↑ time for task & intermittent use of UEs to assist c̄ movement of Ⓡ LE
32. ________ Posture In static standing: forward flex posture at waist, slightly ↓ lumbar lordosis, post pelvic tilt, ↑ upper thoracic spine kyphosis, forward head, protracted shoulders bilat, slightly flexed Ⓡ knee, ↑ Ⓡ ankle plantar flexion, flex Ⓡ hip preference; noted ↓ weight acceptance Ⓡ LE
33. ________ Limited in distance able to amb 2° pain & Ⓡ LE ↓ muscle strength & endurance
34. ________ Pt is noted to have min-mod ↓ attention to task that requires intermittent redirection to task throughout eval/treatment. Pt is also very talkative.
35. ________ PMH: irritable bowel syndrome, OA, chronic pain, tobacco abuse of 1 pack/day x35 yrs, COPD, anorexia, depression, anxiety
36. ________ Sitting at edge of bed →supine: min assist of 1 person for elevation of Ⓡ LE 2° ↓ force production
37. ________ Pt was weighed at appointment using her bathroom scale: wt: 75# c̄ clothes donned. Ht: 5′1″
38. ________ Palpation: Ⓡ LE (+) tenderness to palpation over lat aspect of hip jt along incision & along iliotibial band
39. ________ Requires min assist of 1 person for donning socks on Ⓡ LE c̄ use of sock aid & pants c̄ use of reacher in sitting
40. ________ Current: 0/10 at rest & 3/10 c̄ amb—patient noted to have taken pain meds ~45 min ā eval
41. ________ Noted to prefer wt shifted to Ⓛ greater than Ⓡ hip in sitting & standing 2° pain.
42. ________ Bed ↔chair transfers: modified indep c̄ use of wheeled walker
43. ________ Reports she learns best by first seeing task & then attempting to repeat task back to therapist c̄ feedback
44. ________ Family Health Hx: Mother died at age 57 of lung CA. Father died at age 47 s/p stroke secondary to HTN.
45. ________ Pt goal: "be able to wear my high heels again"

46. ________

Active Range of Motion (except where noted)	Right	Left
Hip flexion	95°* (AAROM)	118°
Hip extension	−2°*	8°
Hip abduction	25°*	WFL
Hip adduction	0°	0°
Hip internal rotation	5°*	10°
Hip external rotation	24°*	57°
Knee flexion (supine)	104°*	136°
Knee extension (supine)	−4°	0°
Ankle plantar flexion	36°	WFL
Ankle dorsiflexion	5°	13°
Eversion	NT	NT
Inversion	NT	NT

* Pain exacerbated by test.

47. ________ Symptoms ↓ c̄ completion of HEP c̄ pt noting "they seem to really help out & make things less stiff"
48. ________ Verbally communicates c̄ therapist throughout session s̄ difficulty.
49. ________ Unable to drive at present time
50. ________ Affect: unaffected.

HYZ HEALTHCARE FACILITY

Name: ______________________________ Record #________________________

Systems Review

Cardiovascular/Pulmonary:

	Present	Absent
HR: ______bpm; RR: ______bpm; BP: ______/ ______ Edema	☐	☐

Integumentary:	**Affected**	**Unaffected**	**Comments**
Pliability/texture	☐	☐	
Skin integrity	☐	☐	
Scars	☐	☐	
Skin color	☐	☐	

Musculoskeletal	**Affected**	**Unaffected**	**Comments**
Gross symmetry			
• Standing	☐	☐	
• Sitting	☐	☐	
• During activity	☐	☐	
Gross ROM	☐	☐	
Gross strength	☐	☐	

Height: _____ in. Weight: ______ lb.

Neuromuscular	**Affected**	**Unaffected**	**Comments**
Gross movement			
• Balance	☐	☐	
• Gait	☐	☐	
• Locomotion	☐	☐	
• Transfers	☐	☐	
• Transitions	☐	☐	
Gross motor function			
• Motor control	☐	☐	
• Motor learning	☐	☐	

Communication and Language	**Affected**	**Unaffected**	**Comments**
	☐	☐	

Affect	**Affected**	**Unaffected**	**Comments**
	☐	☐	

Cognition	**Affected**	**Unaffected**	**Comments**
Consciousness	☐	☐	
Orientation			
• Person	☐	☐	
• Place	☐	☐	
• Time	☐	☐	

Learning Style/Barriers:	**Learning Needs:**

위의 정보를 이용하여 여기에 SOAP 노트의 문제, 주관적 단락, 객관적 단락 등을 적으시오.

파트 II. 아래의 것은 차트 리뷰를 위해 건강기록지를 읽고, 초기 평가의 주관적 단락과 객관적 단락 동안 환자와의 면담을 통해 작성했던 노트이다. SOAP 노트를 사용하여 여기에 제공된 정보를 문제 단락, 주관적 단락 및 객관적 단락 안에 적으시오. 기억해야 할 것은 노트의 병력 단락 이전에 날짜를 기입해야 하고, 각 노트 단락을 위해 하부 표제를 수정하고(안내에 필요하다면, 개별 장을 참고한다), 초기노트에 약어를 완전하게 사용하지 않았기 때문에 적절한 곳에 올바른 약어를 사용하는 것이 중요하다.

Patient: Bob S.
Setting: Outpatient Orthopedic Clinic

Information from your health record review:

- Recent 2 vessel CABG on 03/05/15
- Right-handed.
- Hydrochlorothiazide 25mg PO once daily for decreasing fluid retention
- 65 y/o
- Dx per PT script: "left shoulder tendonitis"
- Atorvastatin 20mg by mouth once daily for hypercholesterolemia
- Was D/C to home from acute care hospital on 03/11/15
- Started phase I OP cardiac rehab on 03/15/15. Was attending cardiac rehab 3 days/week since leaving acute care hospital after surgery.
- Patient's father died of a heart attack at 54, had type 2 DM. Patient's mother is alive at 76 and has HTN. Patient's brother is alive at 63, had an MI at 45, and has type 2 DM.
- Metoprolol 50 mg PO BID for HTN
- African American male
- ASA 81mg by mouth once daily for anticoagulation
- Patient of Dr. Lux
- PMH: CAD s/p 2 vessel CABG, HTN, hypercholesterolemia, gout, OA, benign prostatic hyperplasia, farsightedness
- Allopurinol 100mg by mouth once daily for treatment of gout
- Patient does not drink or smoke.

Information from the patient interview portion of the initial evaluation:

- Reports no diagnostic testing or imaging since onset of injury
- Unable to comb hair with left hand
- Lives with spouse in a 1-floor house with 0 steps to enter. Spouse able to provide support and assist with completing BADLs & IADLs as needed until patient is independent again.
- Has not seen an orthopedic physician to date
- History of Falls: Patient denies hx of falls.
- c/o difficulty and sometimes inability to complete donning/doffing of both pull-over and button/zip-up shirts
- Normally sleeps on back at home in a hospital bed with bilateral LEs elevated to "get the swelling to go down at night."
- "I can't open the door on the car or the fridge."
- Pain: Currently: 0/10 at rest with pain medication taken 1 hr ago
- Retired car mechanic.
- Was at cardiac rehab on 05/20/15 when he reports lifting free wt with left UE and feeling "sudden pain in my arm" (points to left bicep)
- Reports going to see primary care MD following cardiac rehab session & was told "I just have the thing he wrote on that paper (script) and that I shouldn't lift anything with my arm."
- Enjoys working on classic cars; has his own hoist in garage.
- Pain: Currently: 2–3/10 with donning T-shirt (placing Ⓛ UE in first)
- Has no follow-up appointment scheduled with referring MD at this time.
- c/o constant, achy pain in left proximal arm (along biceps) into anterior shoulder with sharp, shooting pain intermittently primarily beginning middle of medial portion of biceps
- Currently denies numbness and tingling throughout bilateral UEs
- Pain: Worst (in past 7 days): 10/10 "usually when I'm trying to put on a shirt over my head"
- Symptoms increased with: "moving my (left) arm or my shoulder," "if I roll onto my arm when I sleep," "pulling the door open"
- Unable to tuck in shirt with left hand behind his back
- Denies major life changes in the past yr.
- Unable to pull the seatbelt down in car with left UE as normally would do
- "Can't do some of the things at cardiac rehab that I should be doing"
- Pt goals: "I want to be able to use my left arm again like I normally would"
- Prior to onset of symptoms was independent with all functional mobility, BADLs, & IADLs, including driving.
- Pain Best (in past 7 days): 0/10 with pain medication
- "Can't really use it to help me with driving as I usually would"
- States, "Scar massage? What is that?" in reference to sternal incision scar

Systems Review

- 1+ edema bilateral pedals
- hard of hearing
- Cardiopulmonary: at rest in sitting: BP: 134/72; HR: 74 bpm; RR: 20 bpm; SpO2: 98% on room air
- Wt: 264#
- Noted to have difficulty with motor planning and sequencing with newer tasks in general throughout session this date
- Ht: 5′11″
- Patient is alert & oriented x4 to person, place, time, and situation
- Sternal incision closed/dry/intact open to air.
- Expresses moderate level of anxiety throughout session this date "because I'm nervous about this and worried that I'm never going to get my arm working again after all that has happened."
- Follows ~100% of 1- & 2-step commands with minimal amount of cues.
- Appearance: Patient is an obese, pleasant, late middle-aged African American male who presents for PT services sitting upright in waiting room chair in no apparent distress on room air; Noted to have left UE moderately guarded against thorax in sitting.

Objective information from the initial evaluation:

- Coordination: intact finger-nose-finger bilateral UEs
- Palpation: (+) small palpable bulge of what appears to be biceps muscle on proximal 1/3 of medial biceps muscle
- Bed mobility & all functional transfers: modified indep
- Posture: In standing: moderately forward head bilaterally, protracted shoulder left greater than right, elevated left greater than right scapulae, abducted left greater than right scapulae, upward rotation left greater than right scapulae, elevated bilateral shoulders left greater than right, increased upper cervical spine lordosis with increased lower cervical spine/upper thoracic spine kyphosis; Postural deviations appear to be long-standing in nature.
- Tone: WNL throughout bilat UE.
- Decreased left shoulder inferior greater than anterior greater than posterior capsular mobility
- Palpation: (+) tenderness to palpation over insertion of Ⓛ long head of biceps tendon, Ⓛ AC joint, left medial greater than lateral biceps along muscle belly
- Gait: Pt amb on level, smooth surface into and throughout clinic with turns, 150′ x2 indep without device with gait deviations of: minimally decreased cadence, max decreased left UE reciprocal UE swing with gait with pt preference for guarding left UE against torso, increased BOS. Pt reports all deviations are baseline except left UE lack of movement.
- Palpation: maximal amount of scar tissue formation globally around sternal incision

- Sensation: Light touch & Sharp/dull: Intact throughout bilateral UEs in radial, median, & ulnar distributions

ROM/Strength	Range of Motion Sitting Right/Left	Range of Motion Supine AROM Right/AROM (PROM) Left	StrengthRight	StrengthLeft
Shoulder flexion	/	154°/45°* (95°*) –painful, empty end feel	5/5	2/5*
Shoulder extension	/	10°/0°* (0°*)—painful, empty end feel	4/5	2+/5*
Shoulder abduction	/	168°/35°* (87°*)—painful, empty end feel	5/5	2/5*
Shoulder horizontal adduction	/	/	4/5	3+/5*
External rotation	/	53°/26°* (47°*)—painful, empty end feel	4/5	2+/5*
Internal rotation	/	49°/15°* (28°*)—painful, firm end feel	4+/5	3–/5*
Supraspinatus	/	/	4+/5	4–/5*
Bicep	/	/	5/5	2–/5*
Mid trapezius	/	/	3/5	1/5
Low trapezius	/	/	trace/5	trace/5
Serratus	/	/	2+/5	2/5

* Pain exacerbated by test.

- Special Tests:
  - Cervical Compression: (–)
  - Cervical Distraction: (–)
  - Vertebral Artery: (–)
  - Clearing Test: (–)
  - Nerve Compression Test: min (+) Ⓛ UE in ulnar nerve distribution originating from Ⓛ elbow level; radial and medial nerve tests (–) Ⓛ UE
  - Empty Can: (+) Ⓛ UE, (–) Ⓡ UE
  - Speeds: (+) Ⓛ UE, (–) Ⓡ UE
  - Yergasons: (+) Ⓛ UE, (–) Ⓡ UE
  - Ludington's test: (+) Ⓛ UE, (–) Ⓡ UE
  - Hawkins's Kennedy Impingement Test: (+) Ⓛ UE, (–) Ⓡ UE
  - Drop arm: (–) bilat UEs
  - Neer's: (+) Ⓛ UE, (–) Ⓡ UE
  - Apley's Scratch Test:
    - Behind Neck Right: C5 Left: Ⓛ supraspinatus muscle belly
    - Behind Back Right: T11 Left: Ⓛ lateral aspect of ilium
- Other: Patient has symmetrical gross cervical spine AROM for side bending and rotation bilaterally that is within functional limits, cervical spine flexion and extension within functional limits, and strength within all planes that is decreased from WNL, but is equal and within functional limits upon screen.
- **Treatment:** Evaluation, Home Exercise Program, Education and Other—see below
  - Home exercise program includes (refer to handout with pictures attached to end of note this date): left shoulder:

scapula retraction with 5→10 sec holds, isometric left shoulder extension with scapula retraction, modified 3820_ Ch15_131-170 31/03/16 1:43 PM Page 168 pectoralis major and minor stretches—stretches each practice 4 x30 second holds & exercises each practiced x10 reps with max verbal cues for correct technique with demonstration & max tactile cueing.

- Other:
  - Demo and practice of supportive positions for left UE:
    - In sitting (with neutral rotation at shoulder with pillows adequately supporting under Ⓛ forearm and Ⓛ elbow flexed to ~80 degrees)
    - In supine with pillow length-wise under Ⓛ shoulder and arm with elbow flexed to ~45 degrees with minor internal rotation
- In modified hooklying position with bilateral UE fully supported: manual // and cross-friction scar massage along sternal incision to tolerance x10 min total.
- Cold pack to Ⓛ shoulder in sitting with Ⓛ UE fully supported and elbow in ~45 degrees of flexion, x15 min.

- Education re: Results of evaluation, goals with therapy, prognosis for therapy, postural re-education for correction of postural deviations, education re: supportive positions in sitting with Ⓛ UE, use of pillow under Ⓛ arm when in Ⓡ sidelying to sleep, and need for further evaluation of Ⓛ UE to r/o possible tear of biceps tendon—demonstrates need for reinforcement during further sessions.

단 원

IV 평가/사정(A)을 기록하기

Documenting the Evaluation/Assessment (A)

물리치료사는 환자를 검진한 후, 초기 평가를 작성하는 다음 단계로서 이전에 병력, 신체계통 리뷰, 검사와 측정, 그리고 환자/고객 관리노트의 신체계통 리뷰(SOAP 노트의 문제 단락, 주관적 단락 및 객관적 단락)에서 수집된 모든 정보를 얻는 것이고, 또 노트의 사정 단락을 작성하는 것이다. 이 과정은 환자의 손상, 활동제한 및 참여제한을 언급하고 연결하는 것인데, 그들이 환자를 의뢰하는 이유와 관련이 있기 때문이다. 이 과정은 물리치료를 의뢰하는 이유와 관련되기 때문에, 물리치료적 진단과 예후를 만들어내기 위해 평가의 정보를 임상 추론과 판단에 짝을 지어주고, 이를 통해 노트의 사정 단락을 완성한다.

본 책의 단원 Ⅳ은 노트의 사정 단락을 형성하는 3개의 단락으로 다룰 것이다: 평가(16장), 진단(17장), 그리고 예후(18장). 비록 정보가 동일할지라도, 정보를 나누는 2개 노트 양식의 방법은 약간 다르다. 환자/고객 관리노트는 3개의 단락(평가, 진단 및 예후)으로 구성된다. SOAP 노트의 경우에는, 평가, 진단 및 예후 부분이 사정(A) 단락 안에 기록된다. 어떤 시설의 경우에는 기대효과와 예상목표도 사정 단락 안에 기록되지만, 본 책에서는 기대효과와 예상목표를 계획(P) 단락에 포함시킨다.

16장 평가/사정(A) 작성하기

Writing the Evaluation/Assessment (A)

초기노트의 평가 부분은 초기노트 기록의 핵심이다. 초기노트의 평가 단락은 물리치료사에게 매우 중요한데, 그 이유는 핵심 목적 중의 하나가 환자를 검진한 후 물리치료사의 임상적 판단을 요약하는 것이기 때문이다. 물리치료사가 평가할 때 지속적인 물리치료 서비스가 적절한 것으로 생각된다면, 이런 요약이 제 3 지불자에게 지속적인 물리치료 서비스를 정당화시킬 것이다. 또 이것은 기능 결손에 대한 간단한 요약을 읽기 원하는 다른 건강관리제공자에게 유용한 도구로서 작용할 것이다. 이런 정보는 건강관리제공자가 평가 단락에 기록된 손상, 활동제한 및 참여제한을 찾는데 도움을 줄 것이다.

초기노트의 평가 단락은 모든 노트의 필수 부분이다. 이것의 목적은 숙련된 물리치료 서비스의 필요성을 지지하고, 또 물리치료사가 제 3 지불자로부터 숙련된 물리치료 서비스에 대한 지급의 정당성을 얻는데 도움을 주는 것이다. 제한된 임상 경험을 가진 학생의 경우는 임상 경험과 임상적 판단이 요구되는 통합 단락을 만들어낼 수 없을 것이다. 그러므로 노트의 이 단락에 무엇이 제시되어야 하는지를 설명하기 위해, 우리는 사정 단락을 다음과 같이 나눌 것이다:

- 기능과 구조의 손상
- 활동제한과 참여제한
- 개인적 요소
- 환자의 물리치료 관리에 의미가 있는 환경 요소(물리적 환경과 사회적 지지)

예

Case Patient: Mr. Torres
Location: Outpatient facility
Medical Diagnosis: Grade I tear in Ⓡ supraspinatus muscle (rotator cuff).
EVALUATION: Impairments: ↓ Ⓡ shoulder AROM, pain Ⓡ shoulder, weakness Ⓡ rotator cuff muscles. Activity & Participation Restrictions: Pt cannot reach into overhead cabinets or shelves or lift heavy tools (greater than 50# at times) needed for his job as a tree trimmer c̄ his Ⓡ UE. Cannot tolerate use of power tools c̄ his dominant Ⓡ UE. Personal factors: States he is motivated to return to work ASAP; no absences from work until current injury. Environmental factors: Cannot return to full duty until he is able to lift tools (greater than 50#), operate equipment safely using bilat. UEs, and pass a fit test; employer supportive of light duty.

예

Case Patient: Mr. Johnson
Location: Inpatient rehabilitation facility
Medical Diagnosis: Ⓡ hemisphere stroke 2° to 20-yr. hx of uncontrolled HTN and type 1 DM.
A: EVALUATION: Impairments: ↓ AROM & strength L hip, knee, ankle, & foot; Ⓛ foot lacks protective sensation, Ⓛ neglect c̄ visual perception deficits; ↓ attention to task, ↑ extensor muscle tone Ⓛ LE (distal greater than proximal). Activity & Participation Restrictions: Unable to amb. Personal factors: Hx of community involvement; motivated to return to community involvement/volunteer work. Environmental Factors: Lives alone in home c̄ 5 steps to enter s̄ handrail; supportive family willing to take pt. into their home or support him in his home up to 24hr/day; footwear not protective.

가끔, 그들의 환경과 결합된 환자의 손상, 활동제한과 참여제한이 그 환경에서의 장애 수준을 결정할 것이다.

예

Case Patient: Ms. Moreno
Location: Inpatient acute care unit
Medical Diagnosis: Ⓛ femur fracture from MVA 6/11/15; s/p ORIF on 6/13/15.
EVALUATION: Impairments: overall ↓ strength of all Ⓛ LE musculature, ↓ AROM Ⓛ knee and hip throughout, ↓ in muscle endurance & ex tolerance. NWB Ⓛ LE status. Activity & Participation Restrictions: needs mod assist of 1 person to amb c̄ a walker on level surfaces less than 25 ft. & for transfers sit↔stand, supine↔sit, & on/off toilet. Personal Factors: sedentary for 30 yrs in both job & home life. Environmental: single 8 in. step to enter home s̄ handrail; nearest family member is 1,000 mi. away.

평가 단락에서, 물리치료사는 초기 치료에서는 작성될 수 없지만 미래의 치료에 도움을 줄 수 있는 검사와 측정을 기록할 수 있다. 만약 이런 경우라면, 왜 이들 검사가 초기 평가로서 수행될 수 없는지에 대한 이유가 기록되어야 한다. 비록 그런 항목이 노트의 평가 단락에 기록될지라도, 그들이 숙련된 물리치료 서비스에 대한 다른 정당성을 갖기 때문에 그들은 다음 치료를 위해 관리계획 단락에 기록될 수도 있다.

예

Further testing of sensation & proprioception is needed & will be performed at next PT session on [date].

환자의 진전노트/재평가노트에 대한 토의
(Discussing the Patient's Progress in Re-evaluation/Progress Notes)

평가 단락에서의 환자 진전에 대한 토의는 예상목표 만큼 빠르게 환자의 진전을 보이지 못한 이유의 추가 설명을 포함할 수 있다. 이런 토의 단락은 왜 환자의 진전이 갑자기 후퇴했는지 또는 예상 보다 빠르게 진전이 일어났는지에 대한 설명을 포함할 수 있다.

예

Pt. has become more dependent in transfers during the past 2 wks. 2° inactivity associated c̄ Pt.'s recent medical dx of pneumonia. Pt. states she has recovered & feels more energetic; Pt. should progress more quickly in the coming wk.

요약과 목표 (Summary and Objective)

노트의 평가 단락은 물리치료사에게 매우 중요하다. 평가 단락은 개인 요소와 환경 요소와 함께, 손상, 활동제한 및 참여 제한을 기록하는 단락이다. 여기에 물리치료사가 검진을 지연하는 이유나 다른 방법으로 환자를 검진하는 것을 기록한다. 이전의 정보를 리뷰한 후 모든 작성지를 작성하고, 또 제공된 답안지와 여러분의 작성 내용을 비교함으로서, 여러분은 노트의 평가 단락을 작성할 수 있어야 한다.

참고문헌 (References)

1. Principles of physical therapist patient and client management. Guide to Physical Therapist Practice 3.0. American Physical Therapy Association, Alexandria, VA, 2014. Accessed at http://guidetoptpractice.apta.org/content/1/SEC2.body on March 10, 2015.
2. American Physical Therapy Association: Defensible Documentation for Patient/Client Management. American Physical Therapy Association, Alexandria, VA, 2009. Accessed at http://www.apta.org/Documentation/DefensibleDocumentation/ on March 10, 2015.

17장 진단 작성하기(A: 진단)

Writing the Diagnosis(A: DIAGNOSIS)

16장에서 거론되었듯이, 물리치료사가 검진을 마친 후 평가 과정을 시작한다. 평가 과정의 일부로써, 물리치료사는 평가 단락에서 거론된 환자의 손상, 활동제한과 참여제한을 기록할 뿐만 아니라, 환자 인터뷰에서 나온 개인 요소와 환경 요소도 기록한다.

노트의 평가 단락은 물리치료사에게 환자관리노트를 읽을 모든 사람들에게 꼭 필요한 것은 아니지만 검진 소견 사이의 관계를 기술하는 기회를 제공한다. 손상, 활동제한과 참여제한을 기록한 후, 물리치료사는 이들 기능 요소 사이의 관계 뿐만 아니라, 환자의 기능 능력에 영향을 주는 신체 상태, 환경 요소 및 개인 요소 등을 설명한다. 이런 기록을 진단적 진술이라 부른다. 진단적 진술은 환자의 활동제한과 참여제한으로부터 시작해야 하고, 그들이 환자의 손상과 의학적 진단과 어떤 관계가 있는지를 설명해야 한다. 동반질환의 효과에 대한 부가적인 정보 뿐만 아니라 환자의 활동제한과 참여제한에 대한 개인 요소와 환경 요소가 명시되어야 한다. 종종 진단적 진술은 1개 이상의 문장으로 구성된다.

이런 진단적 과정은 환자의 관리와 관련된 물리치료사만이 수행하는 다른 과정이다. 노트의 이런 중요한 부분은 환자의 사고를 반영하고, 18장에서 다루어질 사정 단락의 마지막 부분인 예후 단락으로 이어진다.

물리치료적 진단 (The Therapy Diagnosis)

물리치료사는 초기 평가의 단락으로서 물리치료적 진단(가끔 물리치료적 감별진단으로 명명된다)을 작성한다. 물리치료적 진단은 운동형상학적 설명이나 자세 설명을 통해 기능 결손을 관련된 손상과 연결시킨다. 즉, 물리치료적 진단은 활동제한과 참여제한 그리고 관련된 손상의 효과를 환자 자신의 환경에서 기능할 수 있는 능력으로 설명한다.

물리치료적 진단은 진단적 진술의 한 부분으로서, 다른 전문가와 지급을 결정하는 사람들(광범위한 의학 교육과 지식을 갖지 않은)이 쉽게 이해할 수 있는 일반적인 방법으로 명시되어야 한다. 물리치료 검사와 측정에 대한 대부분의 기술적 정보는 노트의 검사와 측정/객관적 단락 밑에 기록되어야 한다. 여러분은 임상 경험을 통해 정보에서 기술적 용어 또는 언어에 이르기까지 달라지는 폭넓은 범위의 진단적 진술이 있음을 알게 될 것이다. 임상가로서 여러분은 근무 시설의 정책이 진단적 진술에서 일반 언어를 사용하는지 아니면 기술적 언어 사용하는지를 알아야 하고, 또 그 선택이 개별 물리치료사에 의해 결정되는지를 알아야 한다.

대부분의 학술적 교육은 기술적 용어로 제공된다. 학생으로서, 교육의 기술적 언어에서 물리치료의 일반 언어로의 전환은 많은 연습을 필요로 한다. 본 책의 목적에 맞게, 진단을 작성할 때 여러분은 주로 일반 언어를 사용해야 할 것이다. 이것은 제 3 지불 보험회사 조사자의 다양한 배경과 지식 기반 때문에 임상 시설에서 지배적으로 요구되기 때문이다. 다음의 예는 운동형상학적 설명이나 자세 설명을 통해 기능 결손을 관련 손상에 연결하는 같은 정보를 표현하기 위해, 치료의 기술적 언어가 일반 언어로 어떻게 전환되는지를 보여주고 있다.

예

Example 1:
Technical language: DIAGNOSIS: The patient's decerebrate posturing in supine & associated restriction in rib movement is preventing an effective cough for airway clearance.
Informal language: DIAGNOSIS: The patient's combination of prolonged stiffened posture throughout her trunk with hyperextended neck & decreased movement of her ribs make it difficult for her to cough with enough force to clear her airway.
Example 2:
Technical language: DIAGNOSIS: The patient's capsular restriction in the inferior left SC joint & associated restriction in scapular elevation is restricting his ability to raise his arm for reaching tasks.
Informal language: DIAGNOSIS: Decreased movement of the patient's left shoulder joint & scapula are preventing him from raising his arm to reach items outward & overhead.
Example 3: Technical language: DIAGNOSIS: The patient's right gastroc-soleus spasticity & associated inadequate dorsiflexion in mid-terminal swing phase is preventing independent ambulation.
Informal language: DIAGNOSIS: The patient's increased muscle tone & decreased movement at the right ankle are causing difficulty with walking as he is tripping over his toes

when stepping forward with his right leg.
Example 4: Technical language: DIAGNOSIS: The patient's left gluteus medius weakness & associated hip adduction during stance is preventing independent ambulation due to balance loss in the frontal plane.
Informal language: The patient's decreased muscle strength in left buttock & hip muscles are causing the patient to lose his balance to the left when standing on that leg while walking.

만약 환자의 증상이 관련되면, 그 증상을 포함시켜야 한다.

예

Case: A computer programmer with posture-related pain.
Technical language: DIAGNOSIS: Adaptive shortening in the patient's lumbar extensors and associated lumbar lordosis/anterior pelvic tilt is contributing to her lumbosacral pain during standing.
Informal language: DIAGNOSIS: The patient has shortened muscles on the front of her hips and an increased curve in the lower part of her back causing back pain when the patient stands.

만약 그것이 관련되면, 환자의 병리를 포함시켜야 한다.

예

Case: A patient with right subacromial bursitis
Technical language: DIAGNOSIS: The patient's right supraspinatus weakness and associated deficits in scapulohumeral rhythm are contributing to the inflammation of her subacromial bursa, and causing pain with reaching.
Informal language: DIAGNOSIS: The patient's right shoulder muscle weakness and resulting abnormal motion at the joint are causing inflammation in her shoulder joint causing pain when reaching with her right arm.

만약 예방이 관련되면, 그것을 포함시켜야 한다.

예

Case: A child with progressive neuromuscular disorder.
Technical language: DIAGNOSIS: The patient's progressive muscle weakness in the cervical and trunk extensors puts him at risk for associated postural asymmetry during sitting and difficulty with swallowing due to poor head alignment.
Informal language: DIAGNOSIS: The patient's increasing weakness in the neck and trunk muscles due to his medical diagnosis increases his potential for poor posture in sitting and trouble swallowing due to poor head and neck position.

끝으로, 특히 환자가 독립적으로 기능을 할 수 있지만, 현재의 운동 패턴이 통증, 안전 문제, 에너지 보존, 예방적 의학 문제와 관련되어 있다면, 보상 문제를 포함시킨다. 왜냐하면 그런 정보가 지속적인 숙련된 물리치료 서비스의 필요성을 정당화시키기 때문이다.

예

Example 1: Case: A patient who can sit independently in a wheelchair, but does so with poor posture.
Technical language: DIAGNOSIS: The patient's restrictions in hip extensor length and associated posterior pelvic tilt/lumbar flexion during sitting is contributing to the excessive pressure over the skin of her lumbar region and the development of pressure ulcers.
Informal language: DIAGNOSIS: The patient has shortened muscles in the back of her hips and a decreased curve in the lower part of her back when sitting, causing increased pressure over the skin of her low back and formation of pressure sores.
Example 2: Case: A patient with chronic obstructive pulmonary disease.
Technical language: DIAGNOSIS: The patient's diaphragmatic weakness & associated restriction in rib movement is putting him at risk for pulmonary complications such as pneumonia.
Informal language: DIAGNOSIS: The patient's decreased diaphragm muscle strength are causing decreased rib movement putting him at risk for breathing-related problems, such as pneumonia.
Example 3: Case: A patient with limited walking ability.
Technical language: DIAGNOSIS: The patient's excessive hip flexion that compensates for inadequate knee flexion during swing due to decreased femoral-tibial accessory motion is increasing her energy expenditure and restricting the distance she can walk.
Informal language: DIAGNOSIS: The patient's increased hip bending due to decreased knee bending when stepping during walking are causing her to use excess energy & decrease the distance she can walk.

물리치료적 진단과 의학적 진단의 차이점
(Differences Between a Therapy Diagnosis and a Medical Diagnosis)

물리치료사에 의한 진단은 활동제한과 참여제한과 이에 관련된 손상의 효과를 환자 자신의 환경에서 기능할 수 있는 환자의 능력으로 설명한다. 의사에 의한 의학적 진단은 의학적 징후와 증상에 기반된 범주를 이용하고, 그 징후와 증상에 맞는 의학적 중재를 적용한다. 물리치료사는 환자의 의학적 진단과 물리치료를 원하는 환자의 상태 사이의 관계를 설명하는 진단적 진술을 포함해야 한다. SOAP 노트의 예를 이용해, 평가와 진단을 기록한다.

예

Case Patient: Mr. Torres
Location: Outpatient facility **Medical Diagnosis:** Grade I tear in right supraspinatus muscle (rotator cuff).
A: EVALUATION: Impairments: ↓ Ⓡ shoulder AROM, pain R shoulder, weakness Ⓡ rotator cuff muscles. Activity & Participation Restrictions: Pt cannot reach into overhead cabinets or shelves or lift heavy tools (greater than 50# at times) needed for his job as a tree trimmer c̄ his Ⓡ UE. Cannot tolerate use of power tools c̄ his dominant Ⓡ UE. Personal Factors: States he is motivated to return to work ASAP; no absences from work until current injury. Environmental Factors: Cannot return to full duty until he is able to lift tools (greater than 50#), operate equipment safely using bilat. UEs, and pass fit test; employer supportive of light duty.
DIAGNOSIS: The patient's ↓ Ⓡ shoulder AROM & strength are preventing him from being able to reach upward with his dominant arm & lift heavy tools (greater than 50#) to complete tasks required for him to return to full-duty work as a tree trimmer.

예

Case Patient: Mr. Johnson
Location: Inpatient rehabilitation facility
Medical Diagnosis: Right hemisphere stroke secondary to 20-year history of uncontrolled hypertension and type 1 diabetes mellitus.
A: EVALUATION: Impairments: ↓ AROM & strength Ⓛ hip, knee, ankle, & foot; Ⓛ foot lacks protective sensation, Ⓛ neglect c̄ visual perception deficits; ↓ attention to task, ↑ ext muscle tone Ⓛ LE (distal greater than proximal). Activity & Participation Restrictions: Unable to amb. Personal Factors: Hx of community involvement; motivated to return to community involvement/volunteer work. Environmental Factors: Lives alone in home c̄ 5 steps to enter s̄ handrail; supportive family willing to take pt. into their home or support him in his home up to 24hr/day; footwear not protective.
DIAGNOSIS: Pt's ↓ Ⓛ leg strength, sensation, & tone changes; neglecting Ⓛ side of body, ↓ vision, & attention to task due to his medical dx are causing him to be unable to walk & complete his volunteer & community work.

예

Case Patient: Ms. Moreno
Location: Inpatient acute care unit **Medical Diagnosis:** Left femur fracture from motor vehicle accident 06/11/15; status post open reduction, internal fixation on 06/13/15.
A: EVALUATION: Impairments: overall ↓ strength of all Ⓛ LE musculature, ↓ AROM Ⓛ knee and hip throughout, ↓ in muscle endurance & exercise tolerance. NWB Ⓛ LE status. Activity & Participation Restrictions: needs mod assist of 1 person to amb c̄ a walker on level surfaces less than 25′ & for transfers sit↔stand, supine↔sit, & on/off toilet. Personal Factors: sedentary for 30 yrs in both job & home life. Environmental Factors: single 8″ step to enter home s̄ rail; nearest family member is 1,000 mi. away.
DIAGNOSIS: Pt is NWB Ⓛ LE due to Ⓛ femur fx s/p ORIF on [date] & has ↓ movement & muscle strength & endurance in the Ⓛ hip & knee due to injury causing difficulty c̄ transferring & walking resulting in need for assist to complete these tasks.

비판적 이슈 진술 (Critical Issues Statement)

여러분이 환자를 평가하다 보면, 의학적 진단 검사와 평가의 양식에서 추가적인 의학적 조사를 요하는 문제가 있음을 깨달을 수 있는데, 이것은 물리치료 직무의 범위를 벗어나는 것이다. 예를 들어, 오늘날의 의학적 진단으로 환자의 징후와 증상을 완전하게 표현할 수 없는데, 이런 상황일 때는 의뢰 받은 의사가 필수 의학적 검사와 평가를 수행할 때까지 물리치료 서비스가 환자를 관리하고 있다. 이런 점에서, 비판적 이슈 진술이 작성된 물리치료 평가의 일부로서 요구된다.

이런 진술을 작성할 때, 물리치료 평가를 의학적 진단처럼 표현해서는 안된다. 다음은 환자를 의사에게 의뢰해야 할 경우의 예이고, 여러분의 기록에 작성되어야 할 물리치료적 진단이다.

다음의 예는 환자/고객 관리노트에서 나온 것이다.

예

Example: signs/symptoms of cancer per screening
DIAGNOSIS: Patient reports unexplained weight loss and recent changes in bowel and bladder function. These signs are of concern and her physician will be notified before evaluation/Rx will be resumed.
OR
Pt. reports unexplained weight loss & recent changes in bowel & bladder function. These symptoms are not typical of a musculoskeletal disorder, and her physician will be notified before eval/Rx will be resumed.
NOT
"This patient has cancer." Or "This patient might have cancer."

Example: signs/symptoms of undiagnosed fracture, per screening.
DIAGNOSIS: The patient's history of osteoporosis and intractable low back pain is of concern. To avoid the possible risk of spinal damage, evaluation/Rx will be delayed and physician will be notified of these signs/symptoms.
NOT
"This patient has a lumbar compression fx."

Example: unexplained weakness
DIAGNOSIS: The patient displays weakness throughout the left extremities with an onset of 3 weeks ago. Review of her medical history leaves the origin of these physical signs/symptoms unclear. Physician will be notified before evaluation/Rx resumes.
NOT
"The patient has suffered a stroke."

Example: Patient has a documented diagnosis of a hamstring strain, but his pain upon palpation is in his piriformis.
DIAGNOSIS: The patient reports reproduction of his worst pain with palpation of his piriformis. The origin of this symptom is unclear in his health record and his physician will be notified.
NOT
"The patient has piriformis syndrome."

검진과 중재 수정을 요하는 비판적 이슈가 물리치료 직무 범위 안에 있고, 또 알려진 의학적 진단과 관련되어 있을 때는 비판적 이슈 진술이 요구되지 않음을 알 필요가 있다. 만약 중재 수정이 환자에게 필요하다면, 그 중재 수정을 직접 객관적/검사와 측정 단락의 중재 부분에 기록한다. 이렇게 기록이 이루어지면, 미래에 환자를 치료할 물리치료사와 보조물리치료사는 그 환자에 대한 필수 수정을 쉽게 알게 된다.

예

An example to be documented in the intervention portion of the Objective (O) section of the evaluation note:
"All resistance applied during exercise will be applied with a shortened lever arm to decrease risk of complications from osteoporosis."

이런 진술이 초기 평가 이외에 물리치료 노트의 일부로서 작성되는지를 체크해 보고, 또 환자를 위한 관리 계획에 변화가 있는지를 체크해 본다.

예

An example to be documented in both the intervention portion of the Objective (O) section of the treatment note and Plan of Care (P):
"Deep tissue friction massage will be discontinued because the pt. has been put on anticoagulation medications by MD since last attended PT session."

물리치료적 진단 범주 (Physical Therapy Diagnostic Categories)

물리치료 연구와 관련된 어떤 시설에서는, 진단적 범주도 진단 아래에 기록된다. 오늘날 물리치료의 진단적 범주는 폭넓게 사용되지 않는다. 진단적 패러다임이 추가적으로 발달하기 때문에, 물리치료사는 환자에게 맞는 진단적 범주를 적절하게 기록해야 할 것이다. 본 책의 목적에 맞게, 여러분은 환자를 위한 진단적 범주를 기록하지 않아도 된다.

ICD-10 코드 포함하기 (Including ICD-10 Codes)

어떤 시설의 물리치료사는 시설의 표준 평가 직무의 일환으로서 환자의 진단과 밀접하게 관련된 ICD-10 코드를 선택한다. 물리치료사는 숙련된 물리치료 서비스에 대한 추가적인 허가를 얻는 평가에 직면하여 환자의 보험회사에게 보내는 보험 양식을 작성할 때 ICD-10 코드를 포함시켜야 할 것이다. 이들 코드는 청구 목적으로 이용된다. 만약 물리치료사가 ICD-10 CM 코드를 선택한다면, 그것은 노트의 진단 단락에 기록될 수 있다. 본 교재의 목적에 맞게, 여러분은 노트의 진단 단락 안에 ICD-10 코드를 기재할 필요는 없을 것이다.

요약과 목표 (Summary and Objective)

환자/고객 관리노트나 SOAP 노트의 진단 단락은 환자의 의학적 진단과 동반질환 사이의 관계, 손상, 개인 요소와 환경 요소, 그리고 활동제한과 참여제한을 설명한다. 진단 단락은 많은 전문적 판단을 요한다. 여러분은 경험을 통해 어떤 도움 없이도 진단 단락을 쉽게 작성할 수 있을 것이다.

이전의 정보를 리뷰하고, 모든 작성지를 작성하고, 또 제공된 답안지와 여러분의 작성 내용을 비교한 후에, 여러분은 평가/사정의 요소들 사이의 관계를 확인할 때 도움을 받고 노트의 진단 단락을 작성할 수 있어야 한다.

참고문헌 (References)

1. Principles of physical therapist patient and client management. Guide to Physical Therapist Practice 3.0. American Physical Therapy Association, Alexandria, VA, 2014. Accessed at http://guidetoptpractice.apta.org/content/1/SEC2.body on March 10, 2015.
2. Guidelines. Physical Therapy Documentation of Patient/Client Management. American Physical Therapy Association, Alexandria, VA, 2009. Accessed at https://www.apta.org/uploadedFiles/APTAorg/About_Us/Policies/BOD/Practice/DocumentationPatientClientMgmt.pdf on October 20, 2015.
3. American Physical Therapy Association: Components of Documentation Within the Patient/Client Management Model (.pdf). Defensible Documentation for Patient/Client Management, 2009. Accessed at http://www.apta.org/Documentation/DefensibleDocumentation/ on October 20, 2015.

18장 예후 작성하기(A: 예후)

Writing the Prognosis(A: PROGNOSIS)

물리치료사는 검진, 평가 및 진단을 수행한 후, 예후를 작성한다. 물리치료사는 환자의 활동제한과 참여제한의 정도, 손상, 환자의 목표, 환자 개인 요소와 환경 요소를 관찰하고, 활동과 참여의 향상 수준과 그 수준에 도달하는데 걸리는 총 시간을 예측한다.

예후는 사정(A) 단락이나 관리계획(P) 단락의 일부가 될 수 있다. 예후는 여러 이유(개별 현장 선호와 기록 문서화 프로그램을 포함한) 때문에 개별 시설에 따라 달라진다. 예후 단락의 기록을 위한 기록 선호도/정책을 결정하기 위해 여러분의 개별 고용 장소나 임상 현장을 체크한다. 본 책의 목적에 맞게, 예후는 SOAP 노트 사정 단락의 마지막 단락이고, 환자/고객 관리노트의 별도 단락이다.

예

Case Patient: Mr. Torres
Location: Outpatient facility **Medical Diagnosis:** Grade I tear in right supraspinatus muscle (rotator cuff).
EVALUATION: Impairments: ↓ Ⓡ shoulder AROM, pain R shoulder, weakness Ⓡ rotator cuff muscles. Activity & Participation Restrictions: Pt cannot reach into overhead cabinets or shelves or lift heavy tools (greater than 50# at times) needed for his job as a tree trimmer c̄ his Ⓡ UE. Cannot tolerate use of power tools c̄ his dominant Ⓡ UE. Personal factors: States he is motivated to return to work ASAP; no absences from work until current injury. Environmental Factors: Cannot return to full duty until he is able to lift tools (greater than 50#), operate equipment safely using bilat. UEs, and pass fit test; employer supportive of light duty.
DIAGNOSIS: The patient's ↓ Ⓡ shoulder AROM & strength are preventing him from being able to reach upward with his dominant arm & lift heavy tools (greater than 50#) to complete tasks required for him to return to full-duty work as a tree trimmer.
PROGNOSIS: Pt. has excellent potential to meet expected outcomes of therapy due to his excellent motivation to return to work, young age, no prior injury to the Ⓡ shoulder, & overall good physical conditioning prior to injury. Expected to progress to being able to successfully & safely complete light duty tasks for work in 3 wks & return to full duty in 6 wks.

예후는 물리치료사만이 작성하는 환자 관리 과정의 일부이다. 예후 토의의 일부로서, 몇몇 정보의 종류가 기술될 수 있다. 각 정보의 범주는 다음 단락에서 간단히 설명될 것이다.

예후에 영향을 주는 요소
(Factors Influencing the Prognosis)

노트의 예후 단락에서, 물리치료사는 예후에 영향을 주는 개인 요소와 환경 요소를 기술한다.

이들 요소는 환자의 회복에 영향을 줄 수 있는 거주/작업 환경, 물리치료적 진단을 받기 전의 환자 상태, 현재의 질병이나 만성 질환(동반질환) 등을 포함할 수 있다.

예

Case Patient: Mr. Johnson
Location: Inpatient rehabilitation facility
Medical Diagnosis: Ⓡ hemisphere stroke secondary to 20-yr history of uncontrolled HTN and type 1 DM.
A: EVALUATION: Impairments: ↓ AROM & strength Ⓛ hip, knee, ankle, & foot; Ⓛ foot lacks protective sensation, Ⓛ neglect c̄ visual perception deficits; ↓ attention to task, ↑ ext muscle tone Ⓛ LE (distal greater than proximal). Activity & Participation Restrictions: Unable to amb. Personal Factors: Hx of community involvement; motivated to return to community involvement/volunteer work. Environmental Factors: Lives alone in home c̄ 5 steps to enter s̄ handrail; supportive family willing to take pt. into their home or support him in his home up to 24hr/day; current footwear not protective.
DIAGNOSIS: Pt's ↓ Ⓛ leg strength, sensation, & tone changes; neglecting Ⓛ side of body, ↓ vision, & attention to tasks due to his medical dx are causing him to be unable to walk & complete his volunteer & community work.
PROGNOSIS: Pt should continue to make positive progression toward goals permitting pt to return to home with assistance, as pt has demonstrated good functional recovery since onset of symptoms, is motivated, & has supportive family. However, pt's uncontrolled HTN, that is still being regulated, & long-standing type 1 DM may negatively impact pt's progress.

환자 목표와 치료계획의 정당성; 문제의 설명
(Justification for Patient Goals or Treatment Plan; Clarification of a Problem)

노트의 예후 단락은 특별한 예후나 목표를 정당화하는 진술을 포함할 수 있다. 예를 들어, 여러분은 그의 정상 상태보다 약한 패혈증 진단을 받은 환자를 치료하고 있으며, 현재 그 환자는 침상에서 휠체어로의 이동을 수행할 때 최대 보조를 필요로 하고 있다. 초기 평가를 수행할 때, 여러분은 환자가 뇌졸중 이후 지난 5년 동안 침상에서 휠체어로의 이동을 할 때 배우자의 최대 보조를 받고 있음을 알게 된다. 그러므로 만약 여러분의 목표가 기본 기능 수준까지 환자를 회복시키는 것이라면, 여러분은 부가적인 코멘트와 함께, 다음과 같은 여러분의 목표를 설정할 수 있다.

예

Pt. will perform bed →chair transfers c̄ min assist. from his wife within 1 mo. Note: A goal of indep transfers is not realistic due to Pt.'s receiving assist. c̄ transfers from his wife PTA.

필요한 후속 서비스 (Future Services Needed)

즉각적으로 환자에게 도움을 주거나 추후에 도움을 줄 수 있는 지역사회 서비스에 대해 설명한다.

예

Case Patient: Ms. Moreno
Location: Inpatient acute care unit
Medical Diagnosis: Ⓛ femur fracture from motor vehicle accident 06/11/15; status post open reduction, internal fixation on 06/13/15.
A: EVALUATION: Impairments: overall ↓ strength of all Ⓛ LE musculature, ↓ AROM Ⓛ knee and hip throughout, ↓ in muscle endurance & exercise tolerance. NWB Ⓛ LE status. Activity & Participation Restrictions: needs mod assist of 1 person to amb c̄ a walker on level surfaces less than 25′ & for transfers sit↔stand, supine↔sit, & on/off toilet. Personal Factors: sedentary for 30 yrs in both job & home life. Environmental: single 8″ step to enter home s̄ rail; nearest family member is 1,000 mi. away.
DIAGNOSIS: Pt is NWB Ⓛ LE due to Ⓛ femur fx s/p ORIF on [date] & has ↓ movement & muscle strength & endurance in the Ⓛ hip & knee due to injury causing difficulty c̄ transferring & walking resulting in need for assist to complete these tasks.
PROGNOSIS: Pt. is cooperative & with continued good participation with therapy, pt should progress to indep. transfers & amb., although prior sedentary lifestyle may slow progress due to underlying decreased endurance. Also, pt is noted to appear lonely & exhibit depressed affect due to decreased support from family living far away & current inability to get to her church services; may benefit from a pastoral care consult and/or participation in group physical therapy session in order to increase social support & interaction.

추후 치료를 위한 정당화 (Justification for Further Therapy)

예후는 추후 숙련된 물리치료 서비스와 초기에 하나의 기능 활동을 가진 비교적 독립성을 가진 환자의 설명에 대한 정당성을 포함할 수 있다.

예

Although pt transfers indep, Pt.'s progress toward indep amb. is steady but slow, possibly due to Pt.'s advanced age & ↓ endurance. Pt. will benefit from further skilled therapy to work toward indep amb for pt to safely be able to return to indep senior living apartment.

예후의 수정 (Revision of Prognosis)

경우에 따라 예후의 진술이 수정될 수 있고, 만약 (1) 환자의 상태가 변하여 원래 설정한 수준에 도달하지 않거나, (2) 환자의 상태가 변하여 원래 설정한 수준을 초과해서 진전을 이루거나, (3) 시간 설정이 적절하게 길지 않으면, 예후 진술이 수정되어야 한다. 이것은 물리치료 시설에서 이루어질 수 있다.

요약과 목표 (Summary and Objective)

환자/고객 관리 노트나 SOAP 노트의 예후 부분은 치료의 기대 효과를 달성하는데 걸리는 시간과 2차 의학적 진단, 이전 기능 수준, 개인 요소와 환경 요소와 같이 진전에 영향을 줄 수 있는 요소에 대한 물리치료사의 전문 식견을 기록하는 단락이다. 특정 문제의 설명, 추가 치료의 정당성, 추후 치료의 가능성, 예후의 수정 등과 같은 부가적인 정보도 여기에 기록된다.

이전 정보를 리뷰하고, 모든 작성지를 완성하고, 해답지와 여러분의 작성 내용을 비교해 봄으로써, 그리고 임상의사결정을 필요로 하는 정보의 도움을 받고서 여러분은 노트의 예후 단락을 작성할 수 있어야 한다.

참고문헌 (References)

1. Principles of physical therapist patient and client management. Guide to Physical Therapist Practice 3.0. American Physical Therapy Association, Alexandria, VA, 2014. Accessed at http://guidetoptpractice.apta.org/content/1/SEC2.body on March 10, 2015.
2. American Physical Therapy Association: Defensible Documentation for Patient/Client Management. American Physical Therapy Association, Alexandria, VA, 2009. Accessed at http://www.apta.org/Documentation/DefensibleDocumentation/ on March 10, 2015.

파트 I. 각 평가 진술을 적절한 표제로 표기하시오. 각 표제에 1개 이상의 진술이 적절할 수도 있다. 제공된 첫 번째 빈칸에 답을 적으시오. 두 번째 빈칸에 진술이 논리적으로 배열될 수 있도록 순서대로 숫자를 쓰시오.

Patient: Rachael F.
Setting: Outpatient Orthopedic Clinic

A. Impairments
B. Activity & Participation Restrictions
C. Personal Factors
D. Environmental Factors

1. ________ Unable to drive her manual transition car
____

2. ________ Postural impairments c̄ ↓ postural awareness
____

3. ________ Unable to wash, comb, or dry hair c̄ Ⓡ UE
____

4. ________ Ⓡ shoulder pain
____

5. ________ Can return to work on light-duty once able to lift & carry at least 10# of paper to return to work as a medical secretary so she can lift/carry hard copies of medical records & have enough Ⓡ UE strength & muscle endurance to complete greater than 4 hrs of typing at computer & progressively work up to 8 hrs of office work to return to full-duty.
____

6. ________ ↓ muscle strength Ⓡ shoulder & scapula
____

7. ________ c/o inability to lie on Ⓡ side to sleep; her preferred sleeping position
____

8. ________ Not permitted to complete Ⓡ glenohumeral jt AROM for another 3 wks
____

9. ________ ↓ knowledge of condition
____

10. ________ Voices & expresses ↑ anxiety regarding her self-reported ↓ pain tolerance & how this may impact her ability to recover.
____

11. ________ Has a limited number of OP PT treatments per insurance for the calendar yr; has already used 10/30 pre-operatively.

____

12. ________ ↓ Ⓡ glenohumeral jt PROM

____

13. ________ Believes in use of holistic pain relievers, such as topical oils, versus use of traditional oral pain meds

____

14. ________ Pt states, "I can't lift or carry anything right now"

____

15. ________ Impaired Ⓡ scapulohumeral rhythm

____

16. ________ Unable to work as secretary at this time "because I can't get my arm in a position to type or lift or do anything c̄ it"

____

17. ________ (+) muscle guarding in Ⓡ greater than Ⓛ upper trapezius, Ⓡ supraspinatus, Ⓡ levator scapulae muscles

____

18. ________ Cannot pull up pants or undergarments or tuck in shirt into pants behind back c̄ Ⓡ UE

____

19. ________ States, "I want to get back to doing all of the things that I love doing like singing at church, bowling, playing horseshoes, & walking my 3 dogs as soon as I can."

____

20. ________ Impaired Ⓡ glenohumeral jt capsular mobility

____

파트 II. 제공된 빈칸에 각 진술이 환자/고객 관리노트의 평가(Eval), 진단(Dx), 예후(Prog) 중 어디에 속하는지를 나타내시오.

Patient: Bonnie A.
Setting: Home Health

1. ________ ↓ Ⓛ LE muscle strength in hip, knee, & ankle
2. ________ ↓ Ⓛ LE muscle coordination
3. ________ ↓ muscle tone Ⓛ LE c̄ minimal foot drop
4. ________ Impaired bed mobility
5. ________ Pt also demonstrates impaired cognition 2° recent stroke c̄ subsequent short term memory impairments resulting in mod ↓ recall of instruction provided during eval this date. This will have a negative impact on the pt's potential follow-through c̄ instruction during skilled intervention, but she has a supportive spouse who is very attentive to detail & is noted to (+) reinforce PT instruction c̄ pt during session.

6. ________ ↓ gastrocsoleus muscle length
7. ________ ↓ Ⓛ ankle dorsiflexion AROM
8. ________ Cognitive impairments c̄ ↓ short term memory
9. ________ Pt's ↓ LE strength, ↓ Ⓛ ankle AROM & muscle length, & ↓ pain tolerance since recent Ⓛ hip fx & surgical stabilization have resulted in ↓ indep from baseline prior level of function for functional transfers & amb c̄ Ⓡ UE small based quad cane, completion of BADLs, & inability to participate c̄ recreation activities c̄ friends in community.
10. ________ ↓ static & dynamic standing balance c̄ UE support
11. ________ ↓ attention to task
12. ________ Postural impairments c̄ ↓ postural awareness
13. ________ While pt verbalizes & demonstrates good willingness to actively participate c̄ skilled PT eval & treatment this session c̄ mod redirection to task, her affected LE from acute injury is same as that impaired by a stroke in the past yr that had underlying ↓ strength, AROM, tonal changes c̄ some synergistic patterns & gait impairments, to a lesser degree than is current presentation.
14. ________ Pt demonstrates fair rehab potential to achieve goals as set.
15. ________ Demonstrated poor to non-compliance c̄ HEP since leaving acute rehab center & returning to home
16. ________ Impaired functional transfers c̄ UE support
17. ________ Gait impairments c̄ bilat UE support on assistive device

파트 III. 다음 진술은 환자/고객 관리노트의 평가 단락, 진단 단락, 예후 단락을 형성한다. 다음 정보를 읽고, 적절한 표제를 이용하여 실제 노트에 작성되듯이 논리적으로 배열하시오.

Patient: Donnie C.
Setting: Outpatient Orthopedic Clinic

Static & dynamic standing balance impairments. Lumbar spine pain. Demonstrates good rehab potential for dx 2° good response to recent surgery as neuro signs and symptoms have resolved since surgery to pre-surgery level, patient is very motivated to improve current condition, & was in good physical condition & active prior to onset of signs and symptoms 6 mo prior to surgery. ↓ bilat Ⓛ greater than Ⓡ hip & knee, abdominal muscle strength. Difficulty ↑/↓ 2 steps s̄ handrail to access recessed bedroom & living room. ↓ bilat hip & lumbar spine AROM. However, patient c̄ progressive decline in physical abilities for 6 mo prior to surgery to point that pt only able to amb up to 3 min at a time; this will result in him requiring an ↑ amount of time post-operatively to regain full prior level of function ā onset of signs and symptoms. Gait impairments including, Ⓛ foot slap 2° ↓ eccentric dorsiflexor strength. ↓ Ⓛ greater than Ⓡ hamstring & piriformis muscle length. Pt's ↓ Ⓛ LE & abdominal strength, muscle length, & AROM as well as pt's Ⓛ L5 nerve impingement prior to surgery c̄ resultant ↓ strength in Ⓛ ant tibialis muscle have resulted in gait & standing static & dynamic balance impairments resulting in inability to complete community level amb, participate in exercise on a regular basis at local gym, & inability to complete household tasks of lifting & carrying groceries & household items greater than 10#. ↓ knowledge of condition & resulting impairments. Postural impairments c̄ ↓ postural awareness.

____

____

____

파트 Ⅳ. 병력 단락과 검사와 측정 단락과 신체계통 리뷰 단락으로부터 얻은 Mary B에 관한 자세한 정보를 바탕으로 (p.83–84), 환자/고객 관리노트의 각 단락에 대한 적절한 정보(p.98)를 빈칸을 채우시오.

Patient: Mary B.
Setting: Acute Rehabilitation Hospital

Evaluation:

Impairments:

Activities and Participation Restrictions:

Personal Factors:

Environmental Factors:

DIAGNOSIS: (Hint: The diagnostic statement should explain the relationship(s) between the information noted above and the influences from the patient's physical condition, environmental factors, and personal factors on the patient's ability to function.)

PROGNOSIS: (Hint: Based on your clinical experience, you believe your patient will return home after completing her acute rehabilitation stay.)

파트 I. Tommy T의 SOAP 노트 사정 단락의 각 평가 진술을 적절한 표제로 표기하시오. 각 표제에 1개 이상의 진술이 적절할 수도 있다. 제공된 첫 번째 빈칸에 답을 적으시오. 두 번째 빈칸에 진술이 논리적으로 배열될 수 있도록 순서대로 숫자를 쓰시오.

Patient: Tammy T.
Setting: Skilled Nursing Facility

A. Impairments
B. Activity and Participation Restrictions
C. Personal Factors
D. Environmental Factors

1. ________ difficulty reading as she broke her glasses in the fall when she broke her hip

____

2. ________ Notes, "I'm not sure how I'm supposed to wipe my bottom p̄ I use the toilet & keep these precautions."

____

3. ________ Gait impairments: ↓ cadence, ↓ step length bilat Ⓛ greater than Ⓡ, ↓ stance time Ⓡ LE, ↓ lat wt shift in stance Ⓡ, ↓ Ⓡ knee ext throughout Ⓡ stance phase, ↓ Ⓡ hip greater than knee flex in swing phase, ↓ Ⓡ hip ext in mid-terminal stance phase, ↓ Ⓡ heel strike at initial contact, ↓ Ⓡ plantar flexion at terminal stance. Noted to exhibit ↑ forward flex posture at waist c̄ fatigue.

____

4. ________ ↓ muscle length & flexibility Ⓡ hamstrings & gastrocsoleus complex

____

5. ________ Limited in distance able to amb 2° to pain & Ⓡ LE ↓ muscle strength & endurance

____

6. ________ ↓ Ⓡ hip, knee, & ankle AROM

____

7. ________ unable to get Ⓡ LE in/out of bed

____

8. ________ Unsure how she is to care for her incision

____

9. ________ expresses that she has ↑ anxiety from her baseline level 2° to "upset my husband had to move the rest of our belongings out of the house for the move, & I'm scared about how the drive will go to get out there when I leave here.".

____

10. ________ Unable to bathe Ⓡ LE distally from mid-thigh

____

11. ________ ↓ Ⓡ LE muscle strength

____

12. ________ unsure of how her temporary home environment will be set up when she leaves SNF as she & spouse will be spending first wk in hotels while driving across the country to reach their new home.

____

13. ________ requires physical assist to stand up

____

14. ________ Ⓡ LE pain

____

15. ________ Postural impairments c̄ ↓ postural awareness

____

16. ________ Unable to complete normal household tasks, including cooking, cleaning, laundry.

____

17. ________ her house was sold prior to injury & since hospitalization, spouse has moved out all belongings in preparation for their move to new home across country; so when pt leaves SNF, pt will be driving c̄ spouse across country to new home

____

18. ________ ↓ recall of her surgical precautions

____

19. ________ Standing static & dynamic balance impairments

____

20. ________ Difficulty c̄ donning/doffing socks, shoes, undergarments, & pants on Ⓡ foot

____

파트 II 제공된 빈칸에 각 진술이 SOAP 노트의 평가(Eval), 진단(Dx), 예후(Prog) 중 어디에 속하는지를 나타내시오.

Patient: Larry B.
Setting: Acute Care Hospital

1. ________ Gait impairments: ↓ cadence, ↓ Ⓛ LE stance time, ↓ Ⓛ greater than Ⓡ lateral sway in respective stance phase, ↓ Ⓛ greater than Ⓡ heel strike at initial contact, ↓ Ⓛ greater than Ⓡ hip ext in mid-terminal stance, ↓ Ⓛ greater than Ⓡ hip and knee flex in swing phase, ↓ step length Ⓡ greater than Ⓛ LE
2. ________ Impaired motor planning bilat LEs.
3. ________ hard of hearing; requires written instruction & demonstration for understanding of new tasks.

4. ________ ↓ bilat hamstring muscle length.
5. ________ May be limited in progress regarding standing static & dynamic balance 2° prolonged bilat peripheral diabetic neuropathy.
6. ________ ↓ bilat hip, knee, & ankle AROM & strength.
7. ________ ↓ Ⓛ LE static stance balance.
8. ________ Pt demonstrates good rehab potential for goals as set 2° pt expresses good motivation to improve current functional status, has had good return thus far since initial onset of stroke.
9. ________ ↓ cardiopulmonary endurance.
10. ________ ↓ bilat LE sensation 2° to diabetic peripheral neuropathy, side effects of chemotherapy, & current condition.
11. ________ Pt has 24 hr supervision & min physical assistance available from supportive spouse upon D/C.
12. ________ Pt's ↓ bilat LE strength & sensation have resulted in ↓ standing static & dynamic balance, bilat LE coordination, & inability to amb indep in safe manner.
13. ________ Postural impairments c̄ ↓ postural awareness.
14. ________ Complex PMH including non–small cell lung CA stage IIIb that was dx in past yr that pt has been palliatively treated for, that may negatively impact the extent of the pt's functional recovery from acute stroke.
15. ________ ↓ bilat LE coordination.

파트 III. 다음 진술은 SOAP 노트의 사정 단락을 형성한다. 여러분이 회상하듯이 이것은 평가, 진단 및 예후를 포함한다. 제공된 정보를 읽고, 실제 노트에 작성되듯이 논리적으로 배열하시오. SOAP 노트의 사정 단락을 위해 올바른 단락 표제를 포함시키시오.

Patient: Mark C.
Setting: Outpatient Orthopedic Clinic

↓ bilat shoulder & cervical spine AROM. (+) muscle guarding in bilat upper trapezius, rhomboid, levator, & cervical spine paraspinal muscles. Demonstrates fair rehab potential; while patient expresses good motivation to improve & has good response to treatment provided this date at eval, he has a ↓ understanding of his condition c̄ poor postural awareness; a known history of, at times, excessive completion of HEP at home; ↓ pain tolerance, & is noted to be semi-labile emotionally intermittently during session this date 2° stress at home c̄ spouse, that may negatively impact his progress c̄ therapy intervention. Postural impairments c̄ ↓ postural awareness. ↓ cervical spine muscle flexibility/length. Noted to require ↑ repetition & instruction during eval & treatment 2° to ↓ attention to task & ↓ recall of instruction provided during eval. ↓ bilat shoulder & cervical spine muscle strength. As a result of the patient's surgical spine fixation & sequelae, pt has ↓ cervical spine & shoulder AROM, ↓ strength, muscle guarding, & ↑ severity of postural impairments from baseline level c̄ resultant inability to return to work as unit clerk in radiology dept at hospital & difficulty sleeping at night & taking care of 11 dogs at home. Need for ergonomic eval of workstation. Cervical spine & bilat shoulder pain. ↓ knowledge of condition.

파트 Ⅳ. 주관적 단락, 신체계통 리뷰 단락 및 객관적 단락으로부터 얻은 Sharon K에 관한 자세한 정보를 바탕으로 (p.128–129), SOAP 노트 사정 단락의 각 단락에 대한 적절한 정보(p.143–144)로 빈칸을 채우시오.

Patient: Sharon K.
Setting: Outpatient Neurological Physical Therapy Clinic

Evaluation:
Impairments:

Activities and Participation Restrictions:

Personal Factors:

Environmental Factors:

DIAGNOSIS: (Hint: The diagnostic statement should explain the relationship(s) between the information noted above and the influences from the patient's physical condition, environmental factors, and personal factors on the patient's ability to function.)

PROGNOSIS: (Hint: Based on your clinical experience, you believe the patient will be able to return to independent mobilization without device, living with her daughter in her own home with only intermittent assistance from friend for high-level executive functioning tasks and dependence for driving from friend.)

환자/고객 관리노트 작성지 리뷰:

평가 작성하기 (Writing the Evaluation)

파트 I. 각 평가 진 술을 적절한 표제로 표기하시오. 각 표제에 1개 이상의 진술이 적절할 수도 있다. 제공된 첫 번째 빈칸에 답을 적으시오. 두 번째 빈칸에 진술이 환자/고객 관리노트의 평가(Eval), 진단(Dx), 그리고 예후(Prog) 단락 중 어느 것에 속하는지를 적으시오.

Patient: Kaylee G.
Setting: Outpatient Orthopedic Clinic

A. Impairments
B. Activity and Participation Restrictions
C. Personal Factors
D. Environmental Factors

1. ________ Self-reported inability to complete functional household tasks of vacuuming, mopping, & lifting & carrying laundry 2° pain.

   ____

2. ________ ↓ attention to task during session this date 2° pt easily distracted by her own thoughts & c̄ conversation

   ____

3. ________ Demonstrates good rehab potential; while pt expresses good motivation to improve current level of function, actively participates in eval & treatment, & has good response to treatment provided this date, she has a poor understanding of her condition in general, has a job that requires repeated movements, and has only 6 approved visits through insurance which may negatively impact the overall progress pt is able to make during course of therapy.

   ____

4. ________ Impaired posture and postural awareness that results in ↑ in neuro signs and symptoms into Ⓛ UE & ↑ pain

   ____

5. ________ Unable to take time off from work to ↓ stress on neck & back 2° financial status.

   ____

6. ________ ↓ muscle strength bilat shoulders & cervical spine

   ____

7. ________ c/o inability to lie on Ⓛ side to sleep; her preferred sleeping position

   ____

8. ________ Poor body mechanics c̄ lifting boxes resulting in ↑ pain while at work.
____

9. ________ ↓ knowledge of condition voiced & expressed during session this date
____

10. ________ States, "I feel like I'm not always coordinated c̄ my Ⓛ arm when I try to hold & carry things at work, like the boxes & some of the larger fruit trays that are really wide."
____

11. ________ Notes, "My Ⓛ arm gets so tired & painful p̄ I work several days in a row that I can only get the pain to get a little better if I sit c̄ my arm on a pillow & have it up really high out to the side."
____

12. ________ ↓ cervical spine PA mobility & lateral Ⓛ shift C5-C7
____

13. ________ Is currently not taking any pain meds, per personal preference
____

14. ________ Pt states, "I have a hard time trying to carry the fruit boxes at work because of the pain."
____

15. ________ Pt's ↓ bilat cervical spine & shoulder strength, ↓ cervical spine AROM & muscle length, & poor body mechanics & understanding of underlying condition c̄ resultant ↑ in pain progressively over the last 6 mo c̄ ↑ in neuro s/s into Ⓛ UE have resulted in ↓ indep from baseline prior level of function for completion of UE ADLs & ability to complete full day of work at local grocery store in the produce department.
____

16. ________ Difficulty working at this time 2° low ht. of work station surface vs pt's ht. when standing for work
____

17. ________ (+) trigger points noted throughout Ⓛ upper trap, levator scapulae, & rhomboid muscles
____

18. ________ Unable to turn head to Ⓛ to check for other cars & objects when driving & when backing out of driveway 2° ↓ cervical spine AROM & pain
____

19. ________ Only able to attend OP PT treatment sessions 1x/wk 2° work schedule & childcare needs as pt is a single parent.
____

20. ________ ↓ & asymmetrical cervical spine AROM in all planes
____

파트 II. 단원 III의 작성지 리뷰에서 나온 Bob S에 관한 자세한 정보를 바탕으로, SOAP 노트 사정 단락의 각 단락에 대한 적절한 정보로 다음의 단락을 작성해 보시오.

Patient Lena A.
Setting: Acute Rehabilitation Hospital

EVALUATION: For the Evaluation section of your note, list all items that should appear under each heading.

Impairments:

Activities and Participation Restrictions:

Personal Factors:

Environmental Factors:

DIAGNOSIS: (Hint: The diagnostic statement should explain the relationships between the impairments, patient's physical condition, environmental factors, and personal factors on the patient's ability to function at his or her current and previous levels of function.)

PROGNOSIS: (Hint: Based on your clinical experience, you believe the patient will be able to return to home with 24 hr. supervision and intermittent assistance from her spouse, be standby assist level for all functional transfers and household level ambulation with a wheeled walker; OT reports they believe the patient will require minimal assistance with BADLs and be dependent with IADLs. You believe she has good rehabilitation potential due to her high prior level of function, good motivation demonstrated during session this date, good support from her spouse. However, you are concerned that she may need more time to achieve her goals because of her prolonged course of treatment in the acute care hospital and multiple new medical conditions and surgical precautions.)

SOAP 노트:
사정(A) 단락 작성하기 (Writing the Assessment(A))

파트 I. 평가의 일부인 각 사정 진술을 적절한 표제로 표기하시오. 각 표제에 1개 이상의 진술이 적절할 수도 있다. 제공된 첫 번째 빈칸에 답을 적으시오. 두 번째 빈칸에 진술이 SOAP 노트의 평가(Eval), 진단(Dx), 그리고 예후(Prog) 단락 중 어느 것에 속하는지를 적으시오.

Patient: Olivia G.
Setting: Home Health Physical Therapy

A. **Impairments**
B. **Activity and Participation Restrictions**
C. **Personal Factors**
D. **Environmental Factors**

1. ________ Self-reported inability to complete BADLs of: donning/doffing socks & shoes on Ⓡ LE 2° pain.
   ____
2. ________ noted to have min-mod ↓ attention to task that requires intermittent redirection to task throughout eval/treatment. Pt is also very talkative. These factors could (–) impact pt's treatment time during skilled PT services.
   ____
3. ________ Demonstrates Fair rehab potential 2° pt verbalizes good motivation to improve her current level of function, but is malnourished ~1yr per health records and pt report, reports min activity at home over the past 36 hrs since D/C from SNF due to "a lot going on with the grandkids at home & just not enough energy," & has ↓ understanding of her overall medical conditions in relationship to her physical condition & functional abilities.
   ____
4. ________ ↓ bilat LE muscle endurance & ↑ Ⓡ hip pain c̄ wt bearing resulting in ↓ distance pt can tolerate amb c̄ device
   ____
5. ________ ↓ cardiopulmonary endurance noted c̄ DOE noted on room air during eval this date 2° underlying COPD
   ____
6. ________ ↓ muscle strength throughout Ⓡ greater than Ⓛ LE in all major muscle groups
7. ________ c/o inability to lie on Ⓡ side to sleep 2° pain; her preferred sleeping position
   ____

8. ________ ↓ muscle length in bilat hamstrings, Ⓡ quadriceps, & Ⓡ gastrocsoleus complex resulting in impaired posture in sitting & standing as well as contributing to ↓ static & dynamic balance in standing

____

9. ________ ↓ knowledge of condition voiced & expressed during session this date

____

10. ________ Progressive ↓ in physical health over past yr. as self-reported by pt this date, including irritable bowel syndrome c̄ resultant surgery c̄ colostomy, 50# wt. loss 2° ↑ depression due to "family & personal problems" & dumping syndrome, & continued daily alcohol use c̄ ↑ severity of underlying pancreatitis.

____

11. ________ Requires multiple brief breaks during eval/treatment 2° combination of pain in Ⓡ hip, generalized & Ⓡ LE localized muscle fatigue, & DOE.

____

12. ________ ↓ wt shift to Ⓡ LE in standing 2° pain as well as ↓ muscle strength & endurance

____

13. ________ Demos & verbalizes fair pain tolerance during session this date c̄ pain meds taken 45 min ā session.

____

14. ________ Pt states, "I can't carry the groceries or do the shopping or do the laundry at home right now & walk at the same time c̄ the w/w."

____

15. ________ Pt's ↓ bilat Ⓡ greater than Ⓛ LE strength, ↓ Ⓡ LE AROM, & ↓ bilateral LE muscle length have resulted in altered movement patterns & ↓ indep c̄ functional transfers & amb as compared to her baseline prior level of function.

____

16. ________ mod ↓ Ⓡ greater than Ⓛ LE muscle endurance c̄ static & dynamic standing c̄ varied 1-2 UE support noted

____

17. ________ Self-reports multiple social stressors, including raising her 4 grandchildren, ages 5, 7, 10, & 13, c̄ her spouse who is in "poor health"; being disabled "for many yrs." 2° underlying COPD.

____

18. ________ c/o inability to complete IADL of driving at present time 2° pain; pt reports she has attempted this once despite being told by MD that she was not cleared for this at this time.

____

19. ________ Concern for compliance c̄ keeping scheduled home health PT treatments as pt canceled first 2 eval sessions ā keeping the 3rd attempt

____

20. ________ anorexic c̄ medically documented ↓ bone mineral density

____

파트 II. 단원 III의 작성지 리뷰에서 나온 Bob S에 관한 자세한 정보를 바탕으로, SOAP 노트 사정 단락의 각 단락에 대한 적절한 정보로 다음의 단락을 작성해 보시오.

Patient: Bob S.
Setting: Outpatient Orthopedic Clinic

EVALUATION: For the Evaluation section of your note, list all items that should appear under each heading.

Impairments:

Activities and Participation Restrictions:

Personal Factors:

Environmental Factors:

DIAGNOSIS: (Hint: The diagnostic statement should explain the relationships between the impairments, patient's physical condition, environmental factors, and personal factors on the patient's ability to function at their current and prior levels of function.)

PROGNOSIS: (Hint: Based on your clinical experience, you believe the patient has a fair rehabilitation potential to fully achieve the goals as you have them set. You note that the patient has no prior injuries to that shoulder, verbalizes and expresses good motivation to improve his current functional abilities and return to his prior level of function. However, you also notice that he has some increased anxiety regarding his current impairments. He had a repetitive job with extensive overhead movement, has very poor underlying postural awareness, and poor knowledge about his current condition. You believe he would benefit from a trial of skilled PT services to address his impairments and work toward improving function. However, you are concerned that patient needs further medical workup by referring or orthopedic MD with imaging as able to rule out possible left biceps tear because you note that the patient had positive special tests and palpation that indicate this injury. If the further medical work-up is negative, you believe the patient will be able to return to full participation with bilateral UE with OP cardiac rehab program.)

단 원

V 관리계획(P) 기록하기

Documenting the Plan of Care (P)

건강관리전문가가 환자를 검진하고 검진과 평가/사정을 기록한 후, 그 다음 단계는 관리계획을 결정하는 것이다. 이 과정은 2 부분이다: (1) 환자를 위한 기대효과와 예상목표(19장)를 기록하는 것과 (2) 환자가 기대효과를 달성하도록 돕는 중재를 기록하는 것(20장).

19장 기대효과와 예상목표 작성하기

Writing Expected Outcomes and Anticipated Goals

목표 작성을 거론하기 전에, 기대효과와 예상목표 사이의 관계를 거론하는 것이 중요하다. 노트의 기대효과 단락은 치료 중재의 끝지점에 달성될 수 있는 최종 기능 상태를 다룬다. 일반적으로 기대효과는 장기목표로 불린다. 그리고 예상목표는 단기목표로 불리며, 기대효과를 달성하는데 필요한 디딤돌이다. 환자의 진단, 기타 의학적 이력, 물리치료사에 의한 임상적 판단, 그리고 검진과정의 결과 등을 포함한 많은 요소를 고려해 기대효과와 예상목표를 결정한다. 어떤 시설은 환자가 2–3회의 급성 관리 시설만을 방문하는 것처럼, 단기간의 숙련된 중재만을 필요할 때 하나의 목표 세트(예상 결과)만 설정할 것이다. 그러나 환자가 장기간에 걸쳐 치료에 참여한다면, 기대효과(장기목표)와 예상목표(단기목표)를 설정할 것이다. 이런 직무는 외래환자 재활시설과 입원재활시설 모두에서 이루어지는 것이다.

기대효과와 예상목표에 대한 노트의 구성은 시설마다 다를 수 있는데, 그 이유는 시설들이 SOAP 노트에 정보를 어떻게 배치하는 것에 신중하기 때문이다. 어떤 시설은 이들 항목을 사정 단락에 배치한다. 이것은 종이 건강기록지와 전자식 건강기록지(EHR) 모두에서 가능하다. 전자식 건강기록지의 경우, 이들 구성요소의 배치는 이용되는 EHR 프로그램과 개별 시설의 독특한 요구에 맞는 양식에 따라 크게 달라질 수 있다. 일반적으로, 그들의 노트가 기록 시스템에 어떻게 배치되는지에 대하여, 여러분의 임상 현장/고용 장소에서 묻는 것이 가장 좋은 방법이다. 본 책의 목적에 맞게, 여러분은 관리계획의 일부로서 기대효과와 예상목표를 작성한다. 이들 기대효과는 시설이나 관리시설에서 물리치료가 끝났을 때 치료를 통해 달성되는 최종 기능 상태를 다룬다.

기대효과와 예상목표를 작성하는 이유 (Reasons for Writing Outcomes and Goals)

기대효과와 예상목표는 다음과 같은 몇 가지 이유 때문에 작성된다:

1. 환자의 특별한 요구를 충족할 수 있도록 물리치료사가 중재를 계획하는 것을 돕기 위해
2. 객관적 측정을 설정하기 위해, 치료로 진전을 확보하기 위해, 그리고 중재의 효과를 모니터링하기 위해

3. 숙련된 중재의 요구를 정당화하는 것을 돕기 위해 (제 3 지불자의 목적에 맞게)
4. 환자를 관리하는 다른 건강관리전문가와 치료 중재의 목표를 소통하기 위해

기대효과와 예상목표의 기본 구조

(The Basic Structure of Expecte Outcomes and Anticipated Goals)

특별히 예상목표를 작성하기 전에, 목표를 작성하는 기본 방법을 아는 것이 필요하다. 교육적 목표와 마찬가지, 환자 관리에 대한 좋은 목표는 아래와 같은 4가지 요소를 가진다:

A. 오디언스(audience)
B. 행동(behavior)
C. 조건(condition)
D. 정도(degree)

오디언스 (Audience)

목표의 오디언스는 대개 환자이지만, 다른 사람도 될 수 있다. 오디언스는 배우자나 도우미 등과 같은 가족 구성원이다. 물리치료사는 절대로 오디언스가 될 수 없다: 목표는 치료사 중심이 아니라, 환자 중심이어야 한다.

목표를 작성할 때 오디언스가 암시되기 때문에, 다음과 같이 말할 필요가 없다: "Pt. will demonstrate ..." 또는 "Pt. will be ...". 그러나 보다 확실하게 기대효과와 예상목표가 작성되면 될수록, 여러분의 기록을 읽을 때 제 3 지불자나 기타 건강관리전문가와의 명확한 의사소통의 가능성이 커진다.

행동 (Behavior)

행동은 항상 동사로 구성되며, 가끔 행동의 목적이 뒤따른다. 기대효과와 예상목표를 작성할 때, 이런 행동은 기능적이고, 활동과 참여를 기술한다. 행동의 목적은 물리치료사가 기대효과 쪽으로 향하는 객관적 진전을 기록할 수 있도록 정확하게 측정되고 기술될 수 있는 것이어야 하고, 기대효과와 예상목표가 달성될 때를 체크해야 한다. 예는 다음과 같다: "Pt will transfer sit to stand modified indep with bilat UE support from recliner chair with use of wheeled walker."

본 예에서, 행동은 "transfer"이고, 행동의 목적은 "sit to stand"이다.

행동은 항상 행동 동사를 이용하여 명시된다. ambulate, transfer, lift, carry, grasp, swallow, demonstrate, list 및 state와 같은, 동사는 관찰할 수 있거나 측정가능한 활동을 기술할 수 있기 때문에 행동 동사로 수용가능하다. be, know, 또는 understand와 같은 동사는 관찰할 수 있거나 측정가능한 활동을 기술하지 못하기 때문에, 수용될 수 없다.

조건 (Condition)

조건은 행동이 일어나는데 필요한 상황이나 행동이 수행되어야 할 환경을 의미한다. 조건은 환자의 자세(즉, supine; sitting without support; on uneven surface)와 과제를 완수하는데 필요한 장비(즉, c̄ Ⓛ short-leg Bledsoe Boot donned; with wheeled walker)를 포함한다. 예는 "Will amb modified indep with Ⓡ UE platform wheeled walker NWB Ⓡ wrist 100'x1 continuously on level surfaces for safe mobility in home within 2 wks.". 이 과제를 수행하는데 환자에 필요한 특별한 환경은 다음 과 같을 수 있다: a Ⓡ UE platform wheeled walker (required for patient to maintain NWB Ⓡ UE precaution) and level surfaces.

정도 (Degree)

정도는 대개 목표의 가장 긴 부분이다. 4개 구성 요소가 목표의정도를 형성한다: (1) 행동의 객관적 측정(예, feet/meter와 같은 거리 또는 반복 횟수), (2) 요구되는 보조의 정도(예, min assist of 1 person), (3) 목표가 달성되는 시간이나 날짜, 그리고 (4) 이 목표가 어떻게 활동과 참여에 연결하는가.

목표를 작성할 때, 수행의 정도는 현실적이고, 측정가능해야 하고, 또 관찰가능해야 한다. 기대효과가 달성되는데 걸리는 소요시간을 정해야 한다; 환자가 활동과 참여를 어떻게 수행해야 하는지의 측면에서 표현되어야 한다(본 장의 후반부에서 설명될 것이다).

기대효과의 분석

다음은 명시된 기대효과에 대한 2가지 분석의 예이다.

예

"Will amb (activity/behavior) modified indep (degree) with Ⓡ UE platform wheeled walker (condition) to maintain NWB Ⓡ wrist (condition), 100′ x1 continuously (degree) on level surfaces (condition) for safe mobility in home (participation) within 2 wks (degree time frame)."

A. Pt. (implied)
B. will amb. (activity)
C. Ⓡ UE platform wheeled walker (must be present for the patient to achieve the goal)
on level surfaces (these surfaces must be available)
NWB Ⓡ wrist
D. for 100′ x1 continuously (objective measure)
indep. (observable amount of assistance)
within 2 wks. (time frame)
to allow Pt. indep. mobility at home (observable, participation)

"Pt. will ↑ pain-free Ⓛ shoulder flexion to at least 165° to be able to reach shelves in overhead cabinets at least 6 ft. 6 in. above the floor indep to be able to reach dishes to prepare meals at home within 3 wks."
A. Pt.
B. ↑ Ⓛ shoulder flexion & reach (activity) into overhead cabinets
C. it is assumed that overhead with shelves at least 6 ft. 6 in. above the floor are present use of Ⓛ shoulder
D. indep. (observable amount of assistance)
at least 165° shoulder flexion (objective measure)
s̄ pain (measurable if you ask Pt. to rate pain on a pain scale)
within 3 wks. (time frame)
to allow Pt. to be able to reach dishes for meal preparation at home (observable, participation)

모든 목표의 주요 구성요소 (Key Components of All Goals)

모든 목표에 활동과 참여를 포함시키기

치료의 목표를 ICF 활동과 참여 안에 명시하는 것이 필수적인데, 그 이유는 치료의 최종 목표가 환자의 기능 활동 향상에 있기 때문이다. 예를 들어, 환자가 활동과 참여의 수행 수준에 영향을 주기 위해 ROM의 향상을 원한다면, 이들의 관계를 목표 설정에 반영해야 한다. 이것은 앞선 단락의 예에 있던 사례였다.

예

Pt. will ↑ pain-free Ⓛ shoulder flex to at least 165° within 3 wks to be able to reach shelves in overhead cabinets at least 6 ft. 6 in. above the floor indep to be able to prepare meals at home.

역사적으로, 모든 시설이 목표를 활동과 참여 안에 묶는 최종 단계를 포함시켰던 것은 아니다. 앞의 예에 있던 최종 문구를 사용하는 장점은 제 3 지불자에게 환자의 생활 스타일 내에서 환자의 참여에 적용하는 목표에 대한 이유를 알려주는 것이다. 또한 그것은 물리치료사가 기능 과제 향상을 객관적 측정에 연결시키는 쉬운 방법으로 작용한다. 비록 보행과 위쪽 선반으로의 뻗기와 같은 일상의 과제가 가정에서도 유용한 과제인 것처럼 분명히 보일지라도, 이것이 특히 물리치료 분야에 종사하지 않은 다른 사람에게도 반드시 유용한 과제인 것은 아니다.

시간 프레임

기대효과와 예상목표를 위한 주어진 시간 범위 안에서 달성될 진전의 특정 수준이나 양의 설정은 어려운 일일 것이고, 특히, 신입물리치료사에게 더욱 그러하다. 그 이유는 환자가 얼마나 빠르게 진전될 것인지를 아는데 임상 경험이 필요하기 때문이다. 만약 환자가 주어진 시간내에 목표를 달성할 수 없으면, 그 목표가 수정될 수 있음을 항상 기억해야 한다. 환자는 예상보다 느리게 환자를 진전시킬 수 있는 이차 물리치료적 진단이나 의학적 진단을 가질 수 있다. 이들 상태는 노트의 평가/사정 단락에서 거론될 필요가 있다. 팀 미팅, 임상 지도자, 멘토, 기타 스태프 및 클래스 노트 등이 경험을 얻는 동안 목표를 설정하는 기준으로 작용할 수 있다. 여러분이 진전의 현실적 설정과 목표를 위한 시간 프레임을 설정하는 것을 배울 때는, 여러분 스스로 환자가 되어야 한다.

일반적으로, 기대효과/예상목표는 환자의 활동과 참여를 기술한다. 이들 목표는 환자의 진단, 의학적 이력, 일반적인 상태 등에 따라 1 주일, 한 달, 또는 그 이상의 시간을 가진다. 시간의 설정은 현재 시설에서 환자가 치료를 받는 동안의 전체 시간을 반영한다.

예상목표/단기목표는 환자의 손상에서 치료로 향상될 수 있는 예상되는 향상을 기술한다. 그리고 이것은 활동과 참여를 기술하는 기대효과/장기목표의 기능적 향상과 달성을 이끌어낼 것이다. 재평가노트/진전노트 사이의 특정 시간 프레임은 대개 시설의 유형과 직무 시설에 따라 좌우된다. 가장 일반적으로 설정되는 시간틀은 환자의 보험인가와 직무시설에 따라 주 단위로 이루어진다.

목표의 순서

목표는 우선순위로 기록된다. 종종 가장 중요한 기능 활동이 가장 먼저 기록된다. 앞의 예에서는 이동(transfers)이 가장 먼저 기록된다. 그 이유는 이동이 보행 이전에 시도될 수 있고 달성될 수 있는 가장 필요한 기능적 능력이기 때문이다. 본 책의 목적에 맞게, 여러분은 기능적 우선순위에 맞게 목표를 설정하지 않는다. 그 이유는 이것이 여러분이 이번 클래스에서 배워야할 임상적 추론 스킬, 임상 경험 및 직무를 필요로 하기 때문이다.

기대효과와 예상목표 수정하기 (Modifying Expected Outcomes and Anticipated Goals)

만약 (1) 환자의 진전이 예상보다 느리고 원래 설정만큼 목표 수준까지 진전이 이루어지지 않았다면, (2) 환자의 진전이 예상보다 빠르고 원래 설정된 목표 수준을 도달했다면, 그리고 (3) 시간틀의 설정이 더 이상 적절하지 않아 수정되어야 한다면, 경우에 따라 기대효과/장기목표도 수정될 필요가 있다.

예상목표/단기목표는 정기적인 재평가 시점에서 대개 일반적으로 수정된다. 만약 재평가 시점에서 이전에 설정된 예상목표를 달성했다면, 특별한 기대효과/장기목표를 달성하는 쪽으로 환자를 진전시키기 위해 새로운 예상목표를 설정한다. 또는 만약 더 이상의 기능적 진전이 없다면(예, 환자가 독립적이거나 기능적으로 더 이상 발전이 없다면), 부가적인 예상목표를 작성한다. 가끔 재평가를 통해 환자가 이전에 설정된 예상목표를 달성하지 못했음을 알 수 있다. 이런 경우에는, 환자가 왜 그 목표를 달성하지 못했는지를 설명하는 노트가 사정 단락에 첨부되어야 한다. 부가적으로, 행동, 조건 및 정도를 변화시켜 원래 예상목표를 수정하거나, 또는 예상목표를 리뷰할 때 환자의 기능적 상태를 토대로 적절한 새로운 예상목표를 작성한다.

퇴원요약 (Discharge Summaries)

퇴원요약을 작성할 때, 예상목표가 달성되었는지 아니면 달성되지 못했는지를 알려주기 위해 가장 최근의 예상목표/단기목표를 기록한다. 만약 가장 최근의 예상목표가 달성되지 않았다면, 왜 환자가 그 목표를 달성하지 못했는지의 이유를 기록한다.

요약과 목표 (Summary and Objective)

예상목표/단기목표는 기대효과/장기목표를 달성하는 방법에 따라 단계를 기록한다. 중요한 것은 이들 목표가 구조적이고 명확하게 정의되는 것이다. 예상목표는 검진, 평가, 진단 및 예후를 바탕으로 이루어지고, 궁극적으로 기대효과/장기목표에 맞게 설정되어야 한다. 각 목표를 설정하려면, 기대효과와 예상목표는 물리치료사의 임상적 판단을 필요로 한다. 기대효과와 예상목표가 구조적 손상을 기술할지라도, 그들은 항상 환자의 기능과 직접적으로 관련되어야 한다.

본 장에 제시된 내용을 리뷰하여 작성지를 작성하고, 여러분의 선생님에 의해 제공된 해답과 여러분의 작성을 비교해 본 후, 여러분은 기대효과와 예상목표를 올바르게 작성할 수 있어야 한다. 그리고 여러분은 기대효과와 예상목표가 불완전한지를 인지해야 하고, 불완전한 기대효과와 예상목표에서 잘못된 구성요소를 확인해야 한다.

참고문헌 (References)

1. Principles of physical therapist patient and client management. Guide to Physical Therapist Practice 3.0. American Physical Therapy Association, Alexandria, VA, 2014. Accessed at http://guidetoptpractice.apta.org/content/1/SEC2.body on March 10, 2015.
2. Components of Documentation Within the Patient/Client Management Model. Defensible Documentation for Patient/Client Management, 2009. Accessed at http://www.apta.org/Documentation/DefensibleDocumentation/ on March 10, 2015.
3. Teaching Improvement Project Systems for Health Care Educators: Instructional Objectives. Center for Learning Resources, College of Allied Health Professions, University of Kentucky, Lexington, KY.

기대효과 (Expected Outcomes)

파트 I. 다음의 각 예상목표에서, (A) 오디언스, (B) 행동, (C) 조건, (D) 정도를 확인한다. 각 구성요소에는 1개 이상의 답이 있을 수도 있다.

Patient: Rachael F.
Setting: Outpatient Orthopedic Clinic

1. Indep demonstrate correct sitting posture c̄ ergonomically designed workstation in 12 wks to assist in preventing potential shoulder irritation for return to work as a medical biller and coder.

   A. ______________________
   B. ______________________
   C. ______________________
   D. ______________________

2. ↑ Ⓡ supraspinatus strength to at least 4/5 s̄ report of pain to return to being able to lift and carry grocery bags in/out of house indep within 12 wks.

   A. ______________________
   B. ______________________
   C. ______________________
   D. ______________________

3. In 12 wks, pt to achieve greater than170° Ⓡ glenohumeral jt flex AROM to facilitate indep retrieval of items from kitchen cabinets at home.

   A. ______________________
   B. ______________________
   C. ______________________
   D. ______________________

4. By 12 wks, pt to tolerate 10 min upper body ergometer use, alternating forward/backward in 1 min intervals c̄ min resistance level to ↑ generalized muscle endurance throughout Ⓡ UE for return to work-related activities.

   A. ______________________
   B. ______________________
   C. ______________________
   D. ______________________

5. By 12 wks, pt to ↑ Ⓡ serratus anterior muscle strength to at least 4+/5 to facilitate more normalized scapulohumeral rhythm for overhead reaching into kitchen cabinets at home.

A. ______________________________

B. ______________________________

C. ______________________________

D. ______________________________

6. ↑ Ⓡ glenohumeral jt external rotation AROM to greater than 40° within 12 wks to facilitate ability to indep don/doff zip-up style jacket in normalized manner.

A. ______________________________

B. ______________________________

C. ______________________________

D. ______________________________

파트 II. 다음의 구성요소와 정보를 제공한 후, 각 구성요소를 사용하여 예상목표를 작성해 본다.

Patient: Bonnie A.
Setting: Home Health

1.

A. Pt. (implied)

B. maintain balance (activity)

C. dynamic standing (type of activity that must occur) at counter in kitchen at home (must be available)

D. 10 min continuously (measurable) modified indep c̄ intermittent 1 UE support PRN for balance (observable) by D/C in 8 wks (time frame)

To return to functional activity of assisting spouse c̄ washing and drying dishes (observable, participation)

Expected Outcome: ______________________________

____

____

2.

A. Spouse

B. will demonstrate correct body mechanics (activity)

C. for assisting pt in/out of sedan (must be available)

D. indep (observable)

in 8 wks (time frame)

To assist pt c̄ safe mobility and transportation within community (observable, participation)

Expected Outcome: ____

____

____

____

3.

A. Pt (implied)

B. ↑ Berg Balance Scale score (activity)

C. (implied by test; all standard components and conditions for the test must be present)

D. by 20 points from eval score (measurable)

To improve dynamic balance for improved balance at home c̄ mobility (observable, participation)

By time of D/C from skilled home health PT in 8 wks (time frame)

Expected Outcome: ____

____

____

____

4.

A. Pt (implied)

B. will amb (activity)

C. c̄ Ⓡ UE large base quad cane (must be present)

On level surfaces (surface must be available)

s̄ Ⓛ knee buckling (must be present)

D. c̄ supervision assist from spouse (observable)

300′ continuously (measurable)

to allow pt to return to short-distance community amb c̄ assist from spouse (observable, participation)

by D/C from home health PT in 8 wks (time frame)

Expected Outcome: ____

____

____

____

5.

A. Spouse

B. will guard pt during amb (activity, observable)

C. c̄ Ⓡ UE large base quad cane (must be present)

c̄ use of gait belt (must be present)

On level and ramped surfaces (these surfaces must be present)

c̄ PRN verbal cues for ↑ pt safety (must be present)

D. 300′ continuously (measurable)

Indep (observable)

To allow pt to return to short–distance community amb safely (observable, participation)

In 8 wks (time frame)

Expected Outcome: ______________________________

____

____

____

____

6.

A. Pt (implied)

B. will ↑/↓ (activity)

C. standard w/c ramp (must be present)

c̄ Ⓡ UE large base quad cane (must be present)

D. c̄ standby assist of 1 person from spouse (observable)

To allow pt to access MD's office for follow up appointments (observable, participation)

By time of d/c from PT in 8 wks (time frame)

Expected Outcome: ______________________________

____

____

____

____

7.

A. Pt (implied)

B. ↑ Timed Up and Go (TUG) score (activity)

C. level surface (implied by test)

c̄ Ⓡ UE large base quad cane (pt's baseline durable medical equipment used for amb, must be present)

D. by at least 10 sec (measurable)

Modified indep (observable)

To ↑ efficiency c̄ functional mobility (observable, participation)

In 8 wks (time frame)

Expected Outcome: ______________________________

____

____

____

____

8.

A. Pt (implied)

B. will ↑ Ⓛ quadriceps strength (activity)

C. in standard testing position (must be present)

D. to 4/5 (measurable)

Within 8 wks (time frame)

To ↑ Ⓛ knee stability c̄ standing activities (observable, participation)

Expected Outcome: ______________________________

9.

A. Pt (implied)

B. will ↑/↓ (activity)

C. 1 6″ curb step (must be present)

c̄ Ⓡ UE large base quad cane (must be present)

D. c̄ min of 1 person from spouse (observable)

In 8 wks (time frame)

To allow pt to access favorite local restaurant c̄ spouse (observable, participation)

Expected Outcome: ______________________________

10.

A. Pt (implied)

B. will complete sit → stand transfer (activity)

C. from passenger seat of car (must be present)

c̄ bilat UE support PRN (must be available as needed)

D. c̄ supervision assist of 1 person (observable)

5/5 trials (measurable)

within 8 wks (time frame)

to allow pt to safely access automobile for transportation c̄ spouse in community.

(observable, participation)

Expected Outcome: ______________________________

파트 III. 다음의 각 기대효과에서, 완전한 기대효과를 작성하기 위해 어떤 구성요소가 잘못 되었는지를 써 본다.

Patient: Donnie C.
Setting: Outpatient Orthopedic Clinic

1. Expected Outcome: Demonstrate body mechanics for lifting 10# object.
   Missing Component(s):

2. Expected Outcome: To be completed in 12 wks, pt to amb indep c̄ ↓ severity of gait deviations from baseline.
   Missing Component(s):

3. Expected Outcome: Will ↑ lower abdominal strength to 3+/5.
   Missing Component(s):

4. Expected Outcome: Will return to amb on treadmill for miles at 3.0 mph c̄ incline in 12 wks.
   Missing Component(s):

5. Expected Outcome: Pt to increase glut max strength to assist c̄ improved posture in standing and balance in standing.
   Missing Component(s):

파트 IV. Mary B와 다음의 정보로부터 수집된 정보를 이용하여, 각 기능 결손에 대한 기대효과를 작성해 본다.

Patient: Mary B.
Setting: Acute Rehabilitation Hospital

1. You judge that in 2 wks of therapy the pt will be able to ↑/↓ a 6″ step c̄ min of 1 person for safety and balance c̄ min verbal cues for correct sequencing c̄ device. Will use wheeled walker for amb and be able to get into house c̄ use.
   Expected Outcome: ______________________________

2. You judge that the pt will be able to walk for 150′ c̄ a wheeled walker but will require Ⓡ UE have a modified hand grip on wheeled walker because of weakness in Ⓡ hand from prior stroke. You believe she will be modified indep, and that it will take 2 wks to do this.
   Expected Outcome: ______________________________

3. You believe that the pt, in 2 wks, will achieve 3+/5 strength in Ⓡ quadriceps muscle to help create stability in R knee in standing.
   Expected Outcome: ______________________________

4. You judge that pt will ↑ Ⓡ hip AROM flex to 90° by D/C so she can have normalized sitting posture to improve balance and ↓ pain. You believe it will take 2 wks.
   Expected Outcome: ______________________________

5. You think the pt will require min help from her husband to do her HEP correctly when she leaves acute rehab in 2 wks. You think both would benefit from having a written HEP handout to refer to at home.
   Expected Outcome: ______________________________

6. You believe that the pt's ↓ Ⓡ ankle movement is contributing to her ↓ dynamic balance in standing and one of her gait deviations. You think she will have 5° of AROM dorsiflexion in 2 wks when pt goes home.
Expected Outcome: ______________________________
____
____

7. You judge that the pt will be able to get Ⓡ LE in/out of bed by using leg lifter modified indep by the time she leaves to go home in 2 wks to ↑ her indep c̄ functional mobility at home.
Expected Outcome: ______________________________
____
____

8. You expect that, in 2 wks, the pt will ↑ Ⓡ knee ext AROM by 15° to ↑ Ⓡ knee stability for pt when standing.
Expected Outcome: ______________________________
____
____

예상목표 (Expected Outcomes)

파트 I. 다음의 각 예상목표에서, (A) 오디언스, (B) 행동, (C) 조건, (D) 정도를 확인한다. 각 구성요소에는 1개 이상의 답이 있을 수도 있다.

Patient: Tammy T.
Setting: Skilled Nursing Facility

1. Will achieve normalized sup and inf Ⓡ patellar glide to facilitate normalized arthrokinematics at Ⓡ knee jt to promote ↑ AROM of jt within 2 wks.

   A. ______________________________
   B. ______________________________
   C. ______________________________
   D. ______________________________

2. ↑ Ⓡ hip flex strength to 3+/5 to ↑ level of indep c̄ functional transfers and bed mobility.

   A. ______________________________
   B. ______________________________
   C. ______________________________
   D. ______________________________

3. Within 2 wks, pt will ↑ exercise tolerance as demonstrated by completing 10 min of continuous activity in sitting and/or standing c̄ less than 15 bpm ↑ in HR to ↑ function in BADLs and IADLs.

   A. ______________________________
   B. ______________________________
   C. ______________________________
   D. ______________________________

4. In 2 wks, pt able to verbalize correctly and maintain 3/3 post hip precautions Ⓡ LE 100% of 3 consecutive PT sessions for safe functional mobility s/p surgery.

   A. ______________________________
   B. ______________________________
   C. ______________________________
   D. ______________________________

5. Will don socks on Ⓡ LE in sitting modified indep c̄ correct use of sock aid while maintaining Ⓡ post THA precautions within 2 wks.

A. __________
B. __________
C. __________
D. __________

6. ↑ Ⓡ hamstring muscle length in 90/90 position by at least 20° within 2 wks to assist c̄ achieving ↑ Ⓡ knee and hip AROM to facilitate indep and safety c̄ functional mobility.

A. __________
B. __________
C. __________
D. __________

7. Within 2 wks, pt will ↑ Ⓡ gluteus maximus strength to 3+/5 to facilitate ↑ level of indep c̄ sit ↔ stand transfers.

A. __________
B. __________
C. __________
D. __________

8. Will amb wt. bearing as tolerated Ⓡ LE c̄ step−through gait pattern, 100′ x1 on smooth, level surface c̄ wheeled walker c̄ standby of 1 person for safety to ↑ functional mobility.

A. __________
B. __________
C. __________
D. __________

9. ↑/↓ 1 6″ curb step c̄ wheeled walker, wt. bearing as tolerated Ⓡ LE c̄ Ⓛ LE leading when ↑/Ⓡ LE c̄ ↓, c̄ min assist of 1 person to ↓ caregiver burden and level of physical assist required for mobility.

A. __________
B. __________
C. __________
D. __________

10. Within 2 wks, will complete car transfers c̄ min assist of 1 person for elevating Ⓡ into car while maintaining all Ⓡ post THA precautions to ↑ functional indep in preparation for cross−country trip to new home upon D/C from SNF.

A. __________
B. __________
C. __________
D. __________

파트 II. 다음의 구성요소와 정보를 제공한 후, 각 구성요소를 사용하여 예상목표를 작성해 본다.

Patient: Larry B.
Setting: Acute Care Hospital

1.

A. Pt (implied)

B. will roll to Ⓡ and Ⓛ (activity)

C. s̄ bedrail (surface must not be used)

D. indep (observable)

Within 3 days (time frame)

To allow pt indep mobility at home p̄ D/C from hospital (observable, participation)

Anticipated Goal: ______________________________

____

____

2.

A. Pt (implied)

B. will transfer sit → supine (activity)

C. c̄ use of leg lifter PRN (must be present)

D. modified indep (observable)

Within 3 days (time frame)

To allow pt more indep mobility for return to home (observable, participation)

Anticipated Goal: ______________________________

____

____

3.

A. Pt (implied)

B. ↑ Berg Balance Scale score (activity)

C. (implied by test; all standard components and conditions for the test must be present)

D. by 10 points from eval score (measurable)

To improve dynamic balance for improved balance at home c̄ mobility (observable, participation)

By time of D/C from acute care hospital in 3 days (time frame)

Anticipated Goal: ______________________________

____

____

4.

A. Pt (implied)

B. will ↑/↓ (activity)

C. 2 6″ steps (must be present)

c̄ Ⓡ UE straight cane (must be present)

D. c̄ min of 1 person from spouse (observable)

To allow pt to access house c̄ D/C from acute care hospital (observable, participation)

By time of D/C from hospital in 3 days (time frame)

Anticipated Goal: ______________________________

____

____

5.

A. Pt (implied)

B. will amb (activity)

C. on smooth, level surface (surface must be present)

c̄ Ⓡ UE straight cane (must be present)

D. for 150′ x1 continuously (measurable)

c̄ standby assist of 1 person for safety (observable)

Within 3 days (time frame)

To allow pt to safely D/C to home c̄ assist from spouse PRN (observable, participation)

Anticipated Goal: ______________________________

____

____

6.

A. Spouse

B. will correctly don and doff (activity)

C. 54″ cloth gait belt (must be available)

D. indep (observable)

in 3 days (time frame)

To assist pt c̄ safe amb (observable, participation)

Anticipated Goal: ______________________________

____

____

7.

A. Pt (implied)

B. will complete amb component of skilled PT treatments (activity)

C. for two consecutive sessions (must be present)

D. c̄ all VS stable throughout session, including B. within MD-defined limits (measurable)

Within 3 days (time frame)

To promote cardiopulmonary stability c̄ functional mobility for return to home (observable, participation)

Anticipated Goal: ______________________________

____

____

8.

A. Spouse

B. will guard pt during amb (activity, observable)

C. c̄ Ⓡ UE straight cane (must be present)

c̄ use of gait belt (must be present)

On level surfaces and steps (these surfaces must be present)

D. Indep (observable)

To allow pt to return to living at home at d/c from hospital (observable, participation)

In 3 days (time frame)

Anticipated Goal: ______________________________

____

____

9.

A. Pt (implied)

B. will transfer sit → stand (activity)

C. c̄ bilat UE support from sitting surface (must be present)

D. modified indep (observable)

Within 3 days (time frame)

To allow pt indep mobility at home (observable, participation)

Anticipated Goal: ______________________________

____

____

10.

A. Pt (implied)

B. will transfer edge of bed to b/s chair (activity)

C. c̄ Ⓡ UE straight cane (must be present)

D. modified indep (observable)

In 3 days (time frame)

To ↑ indep c̄ functional mobility for D/C to home (observable, participation)

Anticipated Goal: ______________________________

____

____

파트 III. 다음의 각 예상목표에서, 완전한 예상목표를 작성하기 위해 어떤 구성요소가 잘못되었는지를 써 본다.

Patient: Mark C.
Setting: Outpatient Orthopedic Clinic

1. Anticipated Goal: Indep c̄ HEP c̄ PRN reference to written handout.

   Missing Component(s):

   ____

   ____

   ____

2. Anticipated Goal: Within 8 treatments, will demonstrate correct sitting posture at desk.

   Missing Component(s):

   ____

   ____

   ____

3. Anticipated Goal: Pt to report ↓ pain level in neck and shoulders.

   Missing Component(s):

   ____

   ____

   ____

4. Anticipated Goal: ↑ cervical spine rotation to improve functional ability to drive car c̄ PRN use of mirrors.
Missing Component(s):

____
____
____

5. Anticipated Goal: Pt to demonstrate correct body mechanics for lifting and carrying charts between desk and rack at work.
Missing Component(s):

____
____
____

6. Anticipated Goal: To use upper body ergometer cycle to ↑ UE muscle endurance.
Missing Component(s):

____
____
____

7. Anticipated Goal: Pt to report less than 1/10 pain in bilat shoulders and neck during functional activity sitting to drive ↔ grocery store.
Missing Component(s):

____
____
____

8. Anticipated Goal: To improve pain and duration of quality sleep at night, pt to indep demonstrate correct sleeping position c̄ use of towel roll support for cervical spine PRN.
Missing Component(s):

____
____
____

9. Anticipated Goal: ↓ trigger points to assist c̄ ↓ muscle guarding in bilat upper trapezius muscles
Missing Component(s):

____
____
____

10. Anticipated Goal: Within 8 visits, pt to ↑ cervical spine ext strength to at least 4+/5
Missing Component(s):

____

____

____

파트 IV. 다음의 각 예상목표에서, 완전한 예상목표를 작성하기 위해 어떤 구성요소가 잘못되었는지를 써 본다.

Patient: Sharon K
Setting: Outpatient Neurological Physical Therapy Clinic

1. You believe the pt's caregiver will demonstrate indep c̄ correct body mechanics for safe pt handling for assisting pt c̄ functional mobility at home to ↑ pt's mobility in 3 wks.
Anticipated Goal:

____

____

____

2. You believe that in 3 wks the pt will be able to roll indep bilat in order to ↑ indep at home c̄ functional mobility and ability to change position to avoid pressure sore development.
Anticipated Goal:

____

____

____

3. You expect that within 3 wks the pt will be modified indep c̄ transfers supine ↔ sitting at edge of bed c̄ bilat UE support in order to ↑ indep at home c̄ functional mobility.
Anticipated Goal:

____

____

____

4. You expect that the pt will be able to complete sit ↔ standing transfers c̄ standby assist of 1 person c̄ intermittent verbal cues for correct UE placement c̄ device from all common sitting surfaces in home to ↑ functional indep at home. You believe the pt can achieve this in 6 wks time.
Anticipated Goal:

____

____

____

5. You believe that in 6 wks the pt will be able to complete surface–to–surface transfers c̄ standby assist of 1 person from caregiver for intermittent verbal cues for correct use c̄ device to ↑ safety c̄ functional mobility c̄ transfers at home.
Anticipated Goal:

____

____

____

6. Primary caregiver to be indep c̄ assisting pt c̄ HEP c̄ PRN reference to written handout in order to facilitate assisting pt c̄ increasing strength and subsequent functional mobility during skilled PT intervention. You feel the caregiver can complete this within 3 wks.
Anticipated Goal:

____

____

____

7. You expect that within 6 wks the pt will be able to amb 150′ x1 on a smooth, level surface c̄ wheeled walker c̄ standby assist of 1 person for safety and PRN verbal cues for improving posture and ↑ generalized safety awareness due to ↓ cognition and insight re: safety c̄ functional mobility.
Anticipated Goal:

____

____

____

8. You judge that the pt will be able to ↑ her Berg Balance Scale score by 10 pts within 6 wks in order to ↑ static and dynamic balance c̄ functional mobility to facilitate overall ↑ indep c̄ mobility and ↓ caregiver burden.
Anticipated Goal:

____

____

____

9. You judge that the pt will ↑ her Ⓛ knee ext AROM to achieve normalized Ⓛ knee ext AROM and facilitate improved Ⓛ knee stability when completing standing tasks within 6 wks.
Anticipated Goal:

____

____

____

10. You expect that within 6 wks the pt will ↑ Ⓛ quadriceps strength to at least 3+/5 in order to ↑ Ⓛ knee stability and subsequently improve standing balance when completing standing tasks within 6 wks.
Anticipated Goal:

____

____

____

20장 중재계획 작성하기

Documenting the Intervention Plan

SOAP 노트의 중재계획 단락은 관리 계획(P)의 마지막 단계이다. 이 단락은 초기 평가때 설정된 예상목표/단기목표를 달성하기 위해 환자가 받을 숙련된 물리치료 과정의 형태를 기술하거나 환자 중재를 위한 계획을 기술한다.

예상목표와의 관계

(Relationship to Anticipated Goals)

일단 예상목표/단기목표가 설정되면, 그 다음 중재계획이 물리치료사가 수행하는 치료의 형태로서 설정된다. 환자의 목표를 달성시키고 환자의 기능 상태를 향상시키는 치료 과정에 걸쳐 물리치료사의 계획이 이용된다. 단일 운동이나 중재도 1개 이상의 예상목표를 달성하기 위해 환자를 치료하는 물리치료의 직무에 도움을 줄 수 있다. 사실, 목표를 가장 효율적으로 달성할 수 있는 중재계획을 설정하는 것이 좋다. 중재계획을 설정할 때, 몇 가지 요소를 고려해야 한다.

- 각 예상목표
- 치료를 위한 환자의 할당된 시간
- 환자의 운동내성 수준
- 환자의 현재 기능 상태 수준을 향상시키고 치료에 참여하려는 환자의 동기 수준
- 환자의 지지 시스템

중재계획에 포함되는 정보

(Information Included in the Intervention Plan)

검진의 기록을 작성하는데 특정의 정보가 요구되듯이, 중재계획 단락에 다음 정보들이 포함되어야 한다:

- 환자를 치료할 물리치료실의 유형(예, 급성 관리 입원 물리치료실, 가정건강언어치료실, 외래작업치료실)
- 치료 동안 환자를 치료하는 빈도(예, 하루에 2번 또는 1주일에 3번)
- 물리치료를 받는데 걸리는 예상 시간(예, 6주 동안, 퇴원할 때까지)
- 치료 장소(예, 침상, 물리치료실, 외래수중센터, 가정)
- 환자가 받을 중재와 이들 중재를 위한 계획된 진전(특수성의 정도는 시설에 따라 좌우된다. 중재에 대한 자세한 내용을 알고 싶으면 다음을 참고하기 바란다. 본 책의 목적에 맞게, 의미있는 수준을 예상하지만, 자세한 정보가 여러분께 제공될 것이다).
- 예상되는 퇴원 장소
- 추가 검진이나 재평가에 대한 계획
- 다른 서비스로의 의뢰(예, 영양 상담; 다른 평가를 위해, 정형외과의사나 치과의사 등과 같은 전문의에게 의뢰; 다른 재활전문가(예, 삼킴 평가를 위해 언어치료사)에게 의뢰

다음도 초기 평가노트의 중재계획 단락에 자주 포함된다:

- 환자와 가족 교육(예, 가정운동프로그램; 만약 필요하다면, 건강기록지에 가정운동프로그램의 복사본을 첨부한다(날짜와 서명된).
- 환자와 도우미가 교육을 받은 장비
- 퇴원후 환자가 구입해야 할 장비 추천

예

INTERVENTION PLAN: Will be seen for skilled outpatient PT 2x/wk for 6wks & then decrease to 1x/wk for 2wks. Will receive Rx as ordered by MD, progressing as tolerated toward anticipated goals & expected outcomes. Rx plan will include: bilat LE AROM & strengthening exercises, core stabilization, education re: condition, flexibility/stretching exercises, gait training with wheeled walker progressing to lesser device as appropriate, static & dynamic standing balance exercises, postural re-education, family/caregiver education PRN, modalities of cold packs PRN. Ins authorization for Rx: 11/28/15–01/09/16.

일상 치료 노트

초기 평가노트의 중재계획 단락은 환자 중재에 대한 계획이나 숙련된 전체 치료 과정 동안 환자가 받게 될 치료의 형태를 기술한다. 그러나 이것은 일반적으로 일상 노트의 일부분으로서 다시 명시되지 않는다. 일상 노트의 일부분으로서 관리 계획

의 중재계획 단락은 대개 짧게 이루어지는데, 이것은 현재 계획이 지속된다는 것을 의미하는 것이다.

만약 물리치료사가 다음 치료 시기 때 집중하길 원하는 특별한 상황이 있다면, 일상 노트의 끝부분에 그 목표를 기록할 수 있다; 이런 명시는 치료하는 물리치료사에 대한 좋은 리마인더로 작용할 것이고, 또는 만약 다음 치료 때 다른 물리치료사가 그 환자를 치료하게 될 때는 좋은 의사소통의 형태로 작용할 것이다.

예

P: Cont. to see Pt. 1x/wk for 3wks. to progress as able in LE strength & gait with lesser device until Pt. meets outcomes & goals. Trial gait with Ⓡ UE straight cane next Rx.

재평가노트

환자의 상태가 재평가되고, 새로운 예상목표가 설정될 때, 중재계획은 수정될 필요가 있다. 만약 환자의 상태가 긍정적으로 또는 부정적으로 변하고, 목표의 변화가 요구된다면, 중재계획은 이들 변화를 반영하기 위해 업데이트되어야 한다(예를 들어, 치료의 새로운 형태가 추가적으로 필요하다면, 그 치료의 형태는 지속되기에 더 이상 적절하지 않을 것이고, 제거될 필요가 있을 것이다. 치료의 빈도와 기간도 환자의 상태 변화를 반영할 수 있도록 변화될 필요가 있을 것이다). 이들 수정이 필요할 때, 중재계획의 수정이 재평가노트/진전노트에 언급한다.

퇴원노트

퇴원노트의 중재계획 단락은 다른 노트와는 달리 약간 다른 형태를 띤다. 퇴원노트의 일부로서, 이것은 숙련된 관리 서비스의 전체 과정을 요약할 것이다.

일반적으로 다음과 같은 사항들이 모든 퇴원노트에 간단하게 명시되어야 한다:

- 완전한 물리치료 과정 동안, 환자가 받게 될 치료의 빈도와 전체 횟수
- 빠진 치료에 대한 이유와 빠진 날짜
- 환자가 받았던 중재
- 만약 지시가 이루어졌다면(예, 가정운동프로그램, 장비), 다음의 정보를 기록해야 한다.
  - 교육을 받았던 사람(환자, 가족 구성원)
  - 교육의 유형(구도, 문서, 기록)
  - 물리치료사가 교육했던 것(예, 가정운동프로그램, 보조장비 사용). 만약 가정운동프로그램이 환자에게 문제가 되면, 문제된 모든 운동을 복사하여 치료 기간 동안 건강기록지에 첨부해야 한다.
- 환자/도우미의 기능 수준(예, 독립적으로 시범을 보여줄 수 있다. 활동을 구두로 정확하게 설명할 수 있다. 수술 주의사항을 설명할 수 있다).
- 환자가 퇴원했던 날짜와 장소(예, 2016년 3월 15일 재활센터로 퇴원했음) 또는 물리치료를 중단한 날짜와 그 이유.
- 퇴원한 이유와 물리치료를 중단한 이유(달성된 목표, 다른 시설이나 물리치료실로의 이동, 환자가 물리치료를 중단하길 원했거나, 아프거나 사망했거나)
- 추후 치료나 관리를 권장. 다른 시설에서의 물리치료를 지속할 수 있는지를 포함한다.

예

Intervention Plan: Pt. was seen BID for gait & transfer training to improve level of indep c̄ transfers & amb, improvement of gait pattern c̄ wheeled walker, Ⓛ LE AROM exercises to hip, knee, & ankle joints in all planes of movement from [initial evaluation date] through [discharge date]. Pt. refused Rx in p.m. on [date] & a.m. on [date] 2° severe nausea. D/C PT on [discharge date] p̄ 6 Rx sessions 2° D/C from Hospital XYZ to home c̄ scheduled follow up by ABC Home Health Agency for PT to cont. pt progression toward unmet expected outcomes to improve home & community-level function. Pt. & Pt.'s daughter were instructed in attached HEP for Ⓛ LE AROM & strengthening exercises & given a copy of same program. Both demo indep c̄ HEP c̄ reference to written handout. Pt's daughter also instructed how to correctly guard pt when amb c̄ bilat axillary crutches c̄ use of gait belt. Bilat axillary crutches sized to correctly fit pt & issued prior to D/C along c̄ gait belt.

요약과 목표 (Summary and Objective)

중재계획(P) 단락은 환자 관리를 위한 계획 과정의 최종 단계이다. 초기노트와 재평가노트는 숙련된 치료 과정 동안 환자에게 사용되는 중재를 간략하게 기술한다. 퇴원노트는 환자가 받았던 치료, 총 치료의 횟수, 제공된 환자 교육, 퇴원 시 제공받은 유인물과 장비 교육, 그리고 추가 치료와 추후 관리를 위한 권장사항을 요약한다.

이전 정보를 리뷰하고, 작성지를 작성하고, 답안지와 여러분의 작성을 비교한 후, 여러분은 노트의 중재계획을 작성할 수 있어야 한다.

참고문헌 (References)

1. Principles of physical therapist patient and client management. Guide to Physical Therapist Practice 3.0. American Physical Therapy Association, Alexandria, VA 2014. Accessed at http://guidetoptpractice.apta.org/content/1/SEC2.body on March 10, 2015.
2. American Physical Therapy Association: Components of Documentation Within the Patient/Client Management Model (.pdf). Defensible Documentation for Patient/Client Management. American Physical Therapy Association, Alexandria, VA, 2009. Accessed at http://www.apta.org/Documentation/DefensibleDocumentation/ on March 10, 2015.

파트 I. 제공된 빈칸에 중재계획 안에 포함되어야 할 진술의 중재계획(IP)을 쓰시오. 부가적으로, EO로 기대효과 항목을 표기하고, AG로 예상목표를 표기하시오.

Patient: Rachael F.
Setting: Outpatient Orthopedic Clinic

1. ________ Formalized strength training will begin once pt cleared by MD to begin, per MD orders & following MD's surgical protocol.
2. ________ PRN modality use p̄ treatment to pain & inflammation: cold pack to Ⓡ shoulder region x20 min c̄ 1 layer toweling
3. ________ To be seen in OP orthopedic PT clinic
4. ________ Will achieve normalized Ⓡ scapulohumeral rhythm to promote normalized Ⓡ glenohumeral jt movement within 12 wks
5. ________ In 12 wks, pt to achieve greater than 170° Ⓡ glenohumeral jt flex AROM to facilitate indep retrieval of items from kitchen cabinets at home.
6. ________ Insurance authorization for treatment 07/29/15–10/25/15
7. ________ Indep complete HEP c̄ PRN reference to written handout in 2 wks.
8. ________ Manual treatment to include: trigger point releases, myofascial release, grade II-IV Ⓡ glenohumeral jt mobilization
9. ________ Will be seen 3x/wk for 12 wks total receiving treatment as ordered by MD, progressing as tolerated per MD protocol.
10. ________ Treatment plan to include: PROM exercises progressing to AAROM and AROM per MD protocol, education regarding condition, flexibility/stretching exercises, postural re-education.

파트 II. 제공된 정보를 이용하여, 중재에 대한 명확하고 간결한 진수를 작성하시오(완전한 문장을 만들기 위해 동사를 포함하여).

Patient: Bonnie A.
Setting: Home Health

1. family education – spouse – patient with transfers in and out of car – with gait belt – correct body mechanics for transfers – guarding patient for ambulation

Answer: ____

____

2. initially twice a week for four weeks – decreasing to once a week for up to another four weeks – skilled home health physical therapy

Answer:

3. gait training – on smooth surfaces initially and progressing to uneven surfaces – right upper extremity large base quad cane – step-to progressing to step-through gait pattern as able

Answer:

4. balance exercises – standing – static and dynamic – beginning with reaching within and progressing to out of base of support – with one and/or two upper extremities

Answer:

5. strengthening exercises – bilateral lower extremities – supine, sitting, and/or standing exercises – progressing gravity eliminated to versus gravity to versus gravity with additional external resistance

Answer:

파트 III. 다음의 각 부분 중재계획을 읽고, 진술에서 놓친 구성요소가 무엇인지를 명시한다.

Patient: Donnie C.
Setting: Outpatient Orthopedic Clinic

1. Will receive balance and neuro re-education during treatment sessions.

Answer:

2. Will be seen for therapy for up to 12 weeks.

Answer:

3. Authorization from insurance for 90 days.

Answer:

4. Will make referral to orthotist for brace if foot drop not improved in a few weeks.

Answer: ______________________________

5. Will work on ambulation.

Answer: ______________________________

파트 IV. 다음의 정보를 이용하여, Mary B 노트의 중재계획 단락을 작성하시오. 적절한 곳에 적절한 약어를 사용하시오.

Patient: Mary B.
Setting: Acute Rehabilitation Hospital

Information: Mary B will be seen in the therapy gym and at her bedside by acute rehab physical therapy during her stay. She is expected to require skilled physical therapy services at acute rehab center for two weeks total at which time it is believed she will be safe for discharge to home with assistance from her husband and home health versus outpatient physical therapy pending her progress during her acute rehabilitation stay. She will be seen by physical therapy for 1.5–2 hours per day for 5 days per week. (Will also receive occupational therapy for 1–1.5 hours per day for 5 days per week to equal 3 total hours of skilled therapy services per day for 5 days per week.) Her treatments will include but are not limited to stretching exercises to promote more normalized osteokinematics; core stabilization; strengthening exercises for legs beginning with one set of 10 repetitions increasing as patient tolerates to 3 sets of 10–15 repetitions, core stabilization exercises, bed mobility training with use of durable medical equipment as needed to assist patient with leg movement in and out of bed, functional transfers including sit to and from standing and surface-to-surface transfers with use of wheeled walker to promote more independent functioning at home. Will also work on gait training weight bearing as tolerated on right leg with use of wheeled walker on level surfaces with verbal and tactile cues from therapist as needed for correction of gait deviations to improve functional mobility and independence with mobility at home. She will be instructed on a home exercise program that she can complete after leaving acute rehab with assistance from her husband to continue progressing with her strengthening and balance.

INTERVENTION PLAN: ______________________________

파트 I. 제공된 빈칸에 중재계획 안에 포함되어야 할 진술의 중재계획(IP)을 쓰시오. 부가적으로, EO로 기대효과 항목을 표기하고, AG로 예상목표를 표기하시오.

Patient: Tammy T.
Setting: Skilled Nursing Facility

1. ________ Manual treatment to include: grade II-IV sup & inf Ⓡ patellar glides
2. ________ Spouse will be indep in assisting pt c̄ accurate completion of written HEP c̄ PRN reference to handout within 1 wk
3. ________ To be seen at Best of the West SNF
4. ________ Anticipate 21 total days of treatment ā D/C to home c̄ assist from spouse.
5. ________ In 3 wks, pt to amb wt. bearing as tolerated Ⓡ LE c̄ step-through gait pattern, 200' x1 on level surface c̄ turns c̄ wheeled walker, modified indep c̄ report of less than 4/10 Ⓡ hip pain.
6. ________ Will be seen for 1 hr of skilled PT intervention 5 days/wk.
7. ________ Treatment plan to include: AAROM & AROM exercises, education regarding condition & surgery precautions, core strengthening, Ⓡ LE strengthening, standing static & dynamic balance training, gait training c̄ wheeled walker.
8. ________ Will achieve normalized sup & inf Ⓡ patellar glide to facilitate normalized arthrokinematics at Ⓡ knee jt to promote ↑ AROM of jt within 2 wks.
9. ________ PRN modality use _p treatment to ↓ pain & inflammation: cold pack to Ⓡ hip region x20 min c̄ 1 layer toweling
10. ________ Would benefit from OT eval to address LE ADL deficits 2° to surgery.

파트 II. 제공된 정보를 이용하여, 중재에 대한 명확하고 간결한 진수를 작성하시오(완전한 문장을 만들기 위해 동사를 포함하여).

Patient: Larry B.
Setting: Acute Care Hospital

1. level smooth & carpet surfaces – with patient – ascend/descend two steps – with right handed straight cane – gait training

Answer: ______________________________

____

2. supine to and from sitting at the edge of the bed – transfer training – sit to and from standing – with upper extremity support bilaterally – bed to and from bedside chair

Answer: ________________

3. twice daily at bedside – until discharge from hospital – to home with assistance from spouse as needed

Answer: ________________

4. correct durable medical equipment use – leg lifter – patient & spouse – straight cane in right hand

Answer: ________________

5. family education – spouse – guarding patient with ambulation on stairs – independent – with a gait belt

Answer: ________________

파트 III. 다음의 각 부분 중재계획을 읽고, 진술에서 놓친 구성요소가 무엇인지를 명시한다.

Patient: Mark C.
Setting: Outpatient Orthopedic Clinic

1. Has 16 visits to use over time of insurance authorization.

Answer: ________________

2. Will complete ROM exercises for arms and neck.

Answer: ________________

3. Will use modalities during treatment to decrease pain as needed.

Answer: ________________

4. Will be seen 2 times per week.

Answer: ________________

5. Will complete manual treatment of trigger point releases and therapeutic massage

Answer: ________________

파트 IV. 아래에 제공된 정보를 이용하여, Sharon K 노트의 중재계획 단락을 작성하시오.

Patient: Sharon K.
Setting: Outpatient Neurological Physical Therapy Clinic

Information: Sharon K. will be seen in the outpatient neurological physical therapy clinic for a total of 6 visits during approved authorization period from 10/01/15–12/24/15. It is expected that she will require continued skilled physical therapy intervention after that period of time; will submit request for approval of extension of skilled physical therapy services to insurance company after six approved visits are completed (insurance company will not consider more visits until current amount approved are used in full). Her treatment sessions will each be approximately one hour long in duration. Her treatments will include: strengthening exercises for legs & trunk beginning with one set of 10 repetitions increasing as patient tolerates to 3 sets of 10–15 repetitions; bed mobility training with use of durable medical equipment as needed to assist patient with leg movement in and out of bed; functional transfers including sit to and from standing and surface-to-surface transfers with use of wheeled walker to promote more independent functioning at home, progressing to lesser device as able. Will also work on gait training with wheeled walker, progressing to lesser device as able, on smooth, level, uneven, ramped surfaces, and curb step. Her caregiver/friend will be instructed on the correct way to don/doff gait belt and how to use it correctly for assisting patient with transfers and gait with device. Sharon K. and her caregiver will be provided and instructed in a home exercise program that is to be completed as an adjunct to therapy sessions to continue progressing strength and balance at home outside of formal therapy sessions. Therapist will contact referring MD to request orders for OT evaluation to address patient's activities of daily living deficits and upper extremity weakness, and once received from MD will submit this signed order to insurance company for pre-approval before scheduling.

INTERVENTION PLAN: ______________________________

환자/고객 관리 양식:

관리계획 작성하기 (Writing the Plan of Care)

파트 I. 제공된 빈칸에 중재계획 안에 포함되어야 할 진술의 중재계획을 쓰시오. 부가적으로, EO로 기대효과 항목을 표기하고 AG로 예상목표를 표기하시오.

Patient: Kaylee G.
Setting: Outpatient Orthopedic Clinic

1. ________ Manual treatment to include: trigger point releases, myofascial release, grade II-III spinal mobilizations, manual stretching as indicated, manual traction techniques as indicated
2. ________ Will be indep with accurate completion of HEP c̄ PRN reference to written handout in 3 wks.
3. ________ Will ↑ Ⓛ cervical spine AROM by 40° to facilitate more normalized head movement for completion of functional tasks, such as driving within 6 wks
4. ________ In 6 wks, will be indep with lifting boxes of fruit from the ground using correct body mechanics.
5. ________ Treatment plan to include: ROM exercises (PROM, AAROM, AROM) & strengthening exercises as indicated for cervicothoracic spine and glenohumeral jt, education regarding condition, flexibility/stretching exercises, postural re-education.
6. ________ Will report ability to returning to indep completion of functional household tasks of vacuuming, mopping, and laundry s̄ report of Ⓛ UE nerve pain by time of D/C.
7. ________ By time of D/C, pt to report ability to return to working full 7-hr shift at work c̄ pain of less than 2/10 at end of shift.
8. ________ PRN modality use p̄ treatment to ↓ pain & inflammation: cold pack to bilateral shoulder, neck, and upper back region, as indicated, x20 min c̄ 2 layers toweling in supported sitting
9. ________ In 3 wks, will report ability to comb hair overhead c̄ Ⓛ UE c̄ less than 4/10 pain.
10. ________ Will ↑ cervical spine Ⓛ rotation strength to at least 4+/5 c̄ less than 2/10 pain in 3 wks to facilitate more normalized cervical spine movement
11. ________ Insurance authorization: for 6 total visits between 04/30/15–07/16/15
12. ________ Will be seen 1x/wk secondary to pt's work schedule for up to 6 total visits per insurance authorization.
13. ________ PRN modality use ā treatment to ↓ muscle guarding & ↑ tissue extensibility: moist hot pack to bilat shoulder, neck, & upper back region, as indicated, x20 min c̄ 8 layers toweling in prone on plinth over 1 pillow under hips and face in table cut-out
14. ________ Will demonstrate normalized cervical spine alignment in sitting and standing within 6 wks to facilitate normalized osteokinematics.
15. ________ Within 6 wks, will ↑ gross bilat shoulder flex strength to 5/5 to facilitate ↑ ability to complete overhead movements, lifting, and carrying c̄ bilat UEs

파트 II. Lena A에 수집된 정보와 아래에 제공된 정보를 이용하여, Lena의 환자/고객 관리노트의 기대효과, 예상목표 및 중재계획 단락을 작성하시오. 적절한 곳에 적절한 약어를 사용하고, 가능하면 가장 간결하고 논리적인 방법을 노트를 작성하시오. 여러분의 노트에 서명하고, 여러분의 이름 끝에 여러분의 적절한 자격증명을 포함시키시오.

Patient: Lena A.
Setting: Acute Rehabilitation Hospital

For the **Expected Outcomes** portion of the note, you believe Lena will achieve all of the Expected Outcomes by the time she is discharged from acute rehab in 3 weeks.

1. The first expected outcome will address transfers. You believe the patient will be able to complete all functional transfers (refer to listing of all transfers from Tests and Measures information noted in Part III Patient/Client Management Note Review Worksheet on pages 155–156) with standby assist of 1 person for safety and intermittent verbal cues for correct sequencing with task. This will facilitate more independent functional mobility at home and within community.
2. The second expected outcome will address ambulation. You believe the patient will be able to complete household level ambulation on level surfaces for at least 150' x1 with wheeled walker with standby assist from spouse for safety. This will facilitate a higher level of independence with functional mobility and lessen caregiver burden.
3. The third expected outcome will address steps. You believe the patient will be able to ascend/descend seven steps with 1 handrail and contralateral UE support with straight cane with standby assist from spouse for safety in order to successfully access her house.
4. The fourth expected outcome will address balance. You believe that by discharge the patient will be able to increase her Berg Balance score by at least 25 points in order to facilitate improved balance with functional mobility and promote safer functional mobility by lessening probability of falling at home after discharge.
5. The fifth expected outcome will address safe patient handling at home by spouse. You believe that after instruction and practice in acute rehab gym with the patient that her spouse will be independent with correctly assisting her with functional transfers and guarding her with unctional ambulation with wheeled walker with use of gait belt in order to facilitate safe functional mobility and ambulation of the patient's upon discharge to home.

For the **Anticipated Goals** portion of the note, you believe Lena will achieve all of the Anticipated Goals after 1 week of skilled physical therapy intervention.

1. The first anticipated goal will be related to the first expected outcome. You believe the patient will be able to achieve rolling bilaterally modified independently.
2. The second anticipated goal will be related to the first expected outcome. You believe the patient will be able to transfer supine ↔sitting at edge of bed with minimal assistance of 1 person.
3. The third anticipated goal will be related to the first expected outcome. You believe the patient will achieve sit ↔stand consistently with minimal assistance of 1 person.
4. The fourth anticipated goal will be related to the first expected outcome. You believe the patient will be able to complete surface-to-surface transfers with bilateral upper extremity support on wheeled walker with minimal assistance of 1 person consistently.
5. The fifth anticipated goal will be related to the second expected outcome. You believe the patient will be able to ambulate 50'x1 with turns on a level surface with a wheeled walker with minimal assistance of 1 person.

6. The sixth anticipated goal will be related to the third expected outcome. You believe the patient will be able to ascend/descend 4 6" steps with 1 handrail on right when ascending/on left with descending, with moderate assistance from 1 person.
7. The seventh anticipated goal will be related to the fourth expected outcome. You believe the patient will increase her Berg Balance scale score by at least 10 points.
8. The eighth anticipated goal will be related to the fifth expected outcome. You believe the patient's spouse will be independent with correctly donning and doffing gait belt on patient prior to functional mobility while taking into account patient's sternal and pacemaker incisions and precautions.
9. The ninth anticipated goal will be related to the fifth expected outcome. You believe the patient's spouse will be able to correctly guard and assist the patient with functional transfers and ambulation with wheeled walker with gait belt with standby assist from therapist and no more than 3 verbal cues for improved technique during an individual session.

Intervention Plan Information for Lena A:

You plan as the physical therapist to see Lena twice daily for two 30-minute skilled physical therapy sessions. (She will be seen for the same amount of time by both occupational therapy and speech therapy to achieve her 3 hours of skilled therapy services in a day.) You will see her for 5 of 7 days per week. Your sessions will be held in the physical therapy gym with sessions as needed in the patient's room or private treatment area pending any issues with attention to task due to altered cognition. You plan to instruct her on functional transfers (list all transfers listed in anticipated goals). You also plan to instruct her on ambulation with a wheeled walker. You will work on strengthening and balance exercises in sitting and progress to standing in order to promote increased level of independence with functional mobility upon discharge. You will also work on educating the patient and spouse on the patient's current conditions & implications for functional mobility in order to improve understanding of need for and benefit of therapy and in hopes of encouraging good participation during therapy sessions while in acute rehab and home exercise compliance upon discharge. You will also instruct her husband on how to correctly use a gait belt and assist her with transfers and ambulation as needed for safe mobility upon discharge to home. You will also instruct the patient in a home exercise program for lower extremity and trunk strengthening, as well as standing balance, to be completed with assistance from her husband upon discharge to home to be performed daily to maintain gains made in these areas in acute rehab while at home until patient can begin outpatient therapy program.

SOAP 노트:

계획(P) 작성하기 (Writing the Plan (P))

파트 I. 제공된 빈칸에 중재계획 안에 포함되어야 할 진술의 중재계획을 쓰시오. 부가적으로, EO로 기대효과 항목을 표기하고, AG로 예상목표를 표기하시오.

Patient: Olivia G.
Setting: Home Health Physical Therapy

1. ________ Manual treatment to include PRN: trigger point releases, myofascial release, manual stretching
2. ________ Will be indep c̄ accurate completion of HEP c̄ PRN reference to written handout in 4 wks.
3. ________ Will ↑ Ⓡ hip ext strength to at least 4/5 to facilitate indep c̄ functional transfers of sit →standing & ↑ stability c̄ standing activity & amb within 8 wks.
4. ________ In 8 wks, will be modified indep c̄ completing functional task of completing all components of laundry, including lifting & carrying laundry to/from laundry room on 1st floor of house and maintaining balance while placing clothing in/out of machines.
5. ________ Treatment plan to include: ROM exercises (PROM, AAROM, AROM) & strengthening exercises as indicated for core muscles & bilat LE hip/knee/ankle muscles, education regarding condition, flexibility/stretching exercises, postural re-education, gait training on level & uneven surfaces c̄ wheeled walker progressing to lesser device (i.e., straight cane) as able; curb & stair training c̄ device & both c̄ and s̄ handrail
6. ________ Will be seen 2x/wk at pt's house for up to 8 wks or until pt plateaus c̄ therapy services.
7. ________ By time of D/C, pt to demo ability to amb 2000'x1 continuously modified indep c̄ Ⓛ UE straight cane to ↑ indep c̄ community-level functional mobility, such as going to grocery for shopping.
8. ________ PRN modality use p̄ treatment to ↓ pain & inflammation: cold pack to Ⓡ hip & thigh, as indicated, x20 min c̄ 2 layers toweling in supported hooklying
9. ________ In 4 wks, will ↑ activity tolerance to be able to actively participate in 50 min treatment session with no more than 3 2-min rest breaks during session to ↑ functional indep at home.
10. ________ Will ↑ Ⓡ hamstring length as measured in 90/90 position by at least 15° in 4 wks to facilitate more normalized hip & pelvic position
11. ________ Insurance authorization: 10/15/15–12/14/15
12. ________ Will report ability to complete functional task in standing c̄ at least G- dynamic balance c̄ intermittent 1 UE support x15 min continuously c̄ VS stable to ↑ indep c̄ safe mobility at home, within 4 wks.
13. ________ Pt requests PT treatments in middle of day when grandchildren are out of the house at school
14. ________ Will demonstrate normalized bilat hip & pelvic alignment in sitting & standing within 8 wks to facilitate normalized osteokinematics at Ⓡ hip.

15. ________ Within 8 wks, will ↑ gross Ⓡ quadriceps muscle strength to at least 4+/5 to promote ↑ stability c̄ R knee in standing to ↑ safety & indep c̄ functional mobility & gait.

파트 II. Bobs S에 수집된 정보와 아래에 제공된 정보를 이용하여, Bobs의 SOAP 노트의 기대효과, 예상목표 및 중재계획 단락을 작성하시오. 적절한 곳에 적절한 약어를 사용하고, 가능하면 가장 간결하고 논리적인 방법을 노트를 작성하시오. 여러분의 노트에 서명하고, 여러분의 이름 끝에 여러분의 적절한 자격증명을 포함시키시오.

Patient: Bob S.
Setting: Outpatient Orthopedic Clinic

For the **Expected Outcomes** portion of the note, you believe Bob will achieve all of the Expected Outcomes by the time he is discharged from outpatient physical therapy in 6 weeks.

1. The first expected outcome will address posture and body mechanics. You believe the patient will be able to independently place self in and maintain correct posture at rest and with functional activity to promote more normalized osteokinematics of left shoulder and decrease pain at rest and with functional movement.
2. The second expected outcome will address strength. You believe that by discharge the patient will be able to increase his left scapular strength to at least 4/5 in order to improve scapular stability and facilitate improved osteokinematics at left glenohumeral joint with resultant decrease in pain to less than 1/10.
3. The third expected outcome will address strength. You believe that by discharge the patient will be able to increase his left shoulder strength to at least 4+/5 in order to improve left glenohumeral joint mobility and facilitate successful return to fully participating in outpatient cardiac rehab.
4. The fourth expected outcome will address activities of daily living. You believe the patient will be able to complete basic activities of daily living, including dressing, and some instrumental activities of daily living, including lifting/pulling/repositioning household items greater than 10-pound and driving, independently, with reported pain level of less than 1/10 in left shoulder after completion of task. This will facilitate return to patient's independent prior level of function.

For the **Anticipated Goals** portion of the note, you believe Bob will achieve all of the Anticipated Goals after 3 weeks of skilled physical therapy intervention.

1. The first anticipated goal will be related to the first expected outcome. You believe the patient will be able to achieve normalized static sitting and standing posture with good cervical spine and shoulder alignment, independently.
2. The second anticipated goal will be related to the first expected outcome. You believe the patient will be able to demonstrate correct body mechanics and upper extremity positioning for lifting a 5-pound laundry basket with no more than 2 verbal cues and no tactile cues.
3. The third anticipated goal will be related to the first expected outcome. You believe the patient will be able to complete scar massage independently over sternal incision to break up the significant scar tissue that has formed over sternal incision to promote more normalized soft tissue mobility and in turn permit more normalized posture.

4. The fourth anticipated goal will be related to the second expected outcome. You believe the patient will achieve normalized left scapulohumeral rhythm to facilitate more normalized glenohumeral joint movement for completion of activities of daily living and strengthening exercises with decreased report of pain to less than 2/10 with shoulder movement.
5. The fifth anticipated goal will be related to the second expected outcome. You believe the patient will be able to correctly contract left scapula stabilizer muscles greater than 95% of trials with no more than 3 verbal and/or tactile cues throughout 60 min treatment session.
6. The sixth anticipated goal will be related to the third expected outcome. You believe the patient will be able to achieve at least 125 degrees flexion and abduction active range of motion at left shoulder to promote ability to strengthen within more normalized, functional range of motion for activities of daily living completion.
7. The seventh anticipated goal will be related to the third expected outcome. You believe the patient will be able to complete upper extremity bike ergometer for five minutes with minimal resistance with no more than 3 verbal and/or tactile cues for maintaining correct posture and body mechanics with task to increase muscular endurance.
8. The eighth anticipated goal will be related to the fourth expected outcome. You believe the patient will be independent with donning and doffing zip-up style jacket with decreased report of pain to less than 2/10.

Intervention Plan Information for Bob S:

You are concerned that the patient may need further medical workup prior to continuing with skilled physical therapy due to concern for possible left biceps tear. Therefore, you will call the referring primary care physician to express your concerns for this patient based on your initial evaluation. Also, after obtaining patient's permission to do so, you will contact the OP cardiac rehabilitation center to determine what stage of cardiac rehabilitation the patient is in (the patient is unsure), report findings of evaluation, and inform them that the patient can continue with lower extremity exercises and ambulation but should currently refrain from upper extremity exercises until he has completed OP physical therapy. If patient is deemed appropriate for continuation of outpatient skilled physical therapy services after further medical review, you plan as the physical therapist to see Bob three times per week for four weeks and then decrease to twice a week for four more weeks for 60-minute skilled physical therapy treatment sessions. You expect to see Bob for a total of eight weeks. The physical therapy sessions will occur in the outpatient physical therapy gym with ability to use curtain or private treatment area as needed for manual treatment. Your plan is to instruct him on being more aware of his posture when he is sitting and standing still and when he is moving. You will work on range of motion and strengthening exercises in supine, prone as able, sitting, and standing to promote more normalized osteokinematics in all functional positions at glenohumeral joint with aim to decrease his pain and improve his functional abilities to his prior level of independent function. During sessions you will educate him on the purpose and benefit of skilled therapy intervention and importance of carryover of instruction to reinforce teaching to facilitate increased function and decrease pain with movement. You will also instruct the patient in a home exercise program for stretching to assist with increasing left shoulder active range of motion, scapulohumeral strengthening, and postural re-education to assist with reinforcement and improved carryover of education provided in outpatient clinic.

단원

VI 기록 기술의 적용

Applications of Documentation Skills

축하합니다! 여러분은 환자 관리를 기록하는 스킬을 마스트했다. 이제 여러분이 기록 문서화에 요구되는 스킬들을 마스터했기 때문에, 기록 스킬의 적용에 대한 간단한 논의가 적절할 것이다. 본 단락은 치료 기록의 특별한 양식에 이용되는 몇 가지 독특한 구성 요소에 초점을 맞춘다. 매일 방문 노트의 작성을 다루는 21장은 이미 배웠던 기록 스킬의 적용이고, 매일 방문 노트에 제시되어야 할 노트의 구성 요소에 특별히 초점을 맞추고 있다. The Medicare Therapy Cap, KX Modifiers와 기능제한보고서(G-코드)를 다루는 22장은 여러분이 Medicare recipients에 제공된 치료를 기록할 때 알아야 할 특별한 정보를 리뷰한다. 노트 작성의 적용과 노트의 변형을 다루는 23장은 또다른 환자/고객 관리노트와 SOAP 노트이 양식을 다루고 있고, 또 전산화된 기록 문서화를 간략하게 다루고 있다.

21장 매일 방문 노트 작성하기

Applications of Documentation Skills

앞의 장들로부터 알았듯이, 물리치료사가 환자를 치료하기로 스케줄을 잡을 때마다 그 스케줄에 상응하는 기록을 해야 하고, 또 치료를 했는지 또는 어떤 이유 때문에 치료를 하지 못했는지를 기록해야 한다. 앞의 장들은 치료 노트의 3가지 유형(초기 평가노트, 재평가노트 및 퇴원노트)에 있는 구성 요소에 초점을 맞추었다. 가장 빈번하게 작성되는 노트는 매일 방문 노트이다. 본 장은 여러분이 환자를 치료할 때마다 작성해야 할 매일 방문 노트의 구성 요소에 대해 설명할 것이다.

매일 방문 노트는 방문노트, 만남 노트(encounter note), 데일리 노트(daily note), 매일 방문 노트 등 다양한 이름으로 언급되거나 알려져 있다. 아무리 특정의 시설이 이런 노트를 언급할지라도, 그 노트가 포함해야 할 구성 요소는 보편적이다. 매일 방문 노트의 목적은 환자 관리계획의 특별한 수행, 관리에 대한 반응, 그리고 초기 평가, 재평가 및 퇴원시의 환자의 기능과 진전 등을 기록하는 것이다.

매일 방문 노트의 구성 요소

(Components of the Daily Visit Note)

6장에서 언급되었듯이, 모든 건강기록지에 존재하는 기본 구성 요소 이외에, 다음의 구성요소가 매일 방문 노트에 제시되어야 한다:

- 환자로부터의 주관적 보고:
  - 의뢰된 진단과 관련되지 않은 새로운 주호소/의뢰된 진단과 관련된 지속적인 주호소.
  - 이전 지시사항이나 또는 가정운동프로그램의 준수와,

지시사항을 따를 수 없도록 만드는 장애물.
- 환자가 말하는 통증에 대한 보고(통증을 경감시키는 요소 포함)

- 환자/가족/도우미와 함께 작성된 모든 객관적 중재의 목록:
  - 매일 방문 동안 작성된 각 중재(빈도, 강도 및 기간 포함)
  - 환자/가족/도우미에게 제공된 교육과 그들이 그 교육을 얼마나 잘 이해하는지에 대해:
    - 환자가 훈련을 하고 있는 장비에 대한 교육과 그 장비를 사용하는 환자의 독립 수준
    - 가정운동프로그램(이전에 문제시된 프로그램을 수정하고, 새로운 운동을 복사하여 매일 방문 노트에 첨부함)과 새로운 운동에 대한 환자의 독립 수준
    - 치료 제공자와 환자, 가족/도우미 등과의 의사소통 기록.
- 제공된 중재에 대한 환자의 내성과 반응 평가(긍정적 반응 또는 부정적 반응, 만약 부정적 반응이면 그 이유를 포함). "치료가 잘 되었다"와 같은 표현은 충분하지 않은 표현으로 더 자세한 언급이 필요함.
- 환자 관리 계획과 관련된 환자의 손상, 활동제한 및 참여제한에서의 변화.
- 목표의 진전과 중재의 빈도와 강도의 수정을 초래하는 모든 요소.
- 다음 방문을 위한 지속적인 서비스 제공에 대한 계획:
  - 목적을 가진 중재
  - 진전의 변수
  - 주의사항

모든 물리치료사는 그들의 주 정부 조항이 그들의 기록 내에 요구하는 특별한 구성 요소를 결정하기 위해 개별 관할권으로 체크해야 한다.

예약 치료를 하지 못한 경우 (Missed Scheduled Visits)

만약 환자가 예약된 치료를 받지 않으면, 경우에 따라 이것을 반영하기 위해 건강기록지 내에 매일 방문 노트를 작성해야 한다. 그 이유는 이것이 퇴원요약의 일부로서 환자 관리 과정의 후반부에 언급될 수 있기 때문이다. 예약 치료를 하지 못한 경우도 매일 방문 노트에 포함되어야 하고, 6장에서 언급되었듯이 취소의 이유와 함께 모든 건강기록지에 존재하는 기본 구성 요소를 포함해야 한다; 즉, 재예약과 재예약 날짜; 의뢰한 의사에게의 통보와 같이, 예약 치료를 놓친 결과로서 물리치료사가 취하는 행위 등을 포함해야 한다.

요약과 목표 (Summary and Objective)

매일 방문 노트는 매우 중요한 노트로서, 다른 노트에 비해 매우 자주 작성되는 노트이다. 이것은 초기 평가 노트, 재평가 노트 및 퇴원노트 사이에 환자에게 제공되는 관리를 기록하는 노트이다. 관리계획의 진전과 치료에 대한 환자의 반응은 환자와의 특별한 만남 때 받았던 중재에 대한 세부사항과 함께, 방문노트의 일부이다. 본 장을 읽고 작성지에 간단한 작성 연습을 하면, 여러분은 매일 방문 노트를 작성할 수 있을 것이다.

참고문헌 (References)

1. American Physical Therapy Association Board of Directors: Guidelines: Physical Therapy Documentation of Patient/Client Management (BOD G03-05-16-41). December 14, 2009. Accessed at http://www.apta.org/uploadedFiles/APTAorg/About_Us/Policies/Practice/DocumentationPatientClientMgmt.pdf. on June 14, 2015.

2. American Physical Therapy Association: Components of Documentation Within the Patient/Client Management Model (.pdf). Defensible Documentation for Patient/Client Management. American Physical Therapy Association, Alexandria, VA, 2009. Accessed at http://www.apta.org/Documentation/DefensibleDocumentation/ on March 10, 2015.

파트 I. 여러분은 Kaylee G를 초기 평가한 후, 클리닉에서 그녀를 처음 치료하고 있다. 각 진술에 대해, 가장 적합한 매일 방문 노트의 세부 단락을 결정한다. 제공된 빈칸에 환자의 주관적 보고에 속하는 진술의 경우에는 "S"를 쓰고, 객관적 중재 단락에 속하는 경우에는 "O"를 쓰시오. 사정 단락에서 목표의 경우는 "G"를 쓰고, 계획된 중재나 관리 계획의 경우에는 "P"를 쓰시오. 끝으로, 적절한 곳에 적절한 약어를 이용하여, 다음의 각 진술을 가장 논리적인 순서로 배치하고, 이 환자를 위한 매일 방문 노트를 작성하시오. 여러분의 노트에 사용하는 적절한 단락 표제를 위해 21장의 정보를 참고하시오. 여러분의 노트에 서명을 하고, 이름 끝에 적절한 자격증명을 포함시키시오.

Patient: Kaylee G.
Setting: Outpatient Orthopedic Clinic

1. ________ Reports 1/10 pain after treatment this date, primarily over Ⓛ rhomboid muscle belly.
2. ________ Unilateral supraspinatus lifts, bilateral UE, 0#, 1 x12 reps
3. ________ In hooklying: manual cervical spine traction/distraction in ~20° flexion angle with 60 sec holds and 20 sec rest x10 reps
4. ________ Currently reports 3–4/10 pain in Ⓛ mid-upper back at present at rest. Patient did work a shift at work this morning, coming to clinic immediately following work.
5. ________ Will demonstrate normalized cervical spine alignment in sitting and standing within 6 wks to facilitate normalized osteokinematics.
6. ________ PT demonstrated and then practiced with patient correct positioning for sleeping at night on back as well as in sidelying with use of small towel roll to promote improved spinal alignment to decrease pain and neuro signs and symptoms into left UE
7. ________ In prone over 1 pillow at pelvis: myofascial release, // and cross-friction massage, & trigger point releases in Ⓛ upper trapezius, levator scapulae, rhomboids
8. ________ Patient tolerates treatment good with decreased reported pain level and improved spinal alignment after session this date. Good effort demonstrated during treatment with no additional encouragement required for full effort. Does require intermittent redirection to task secondary to patient continuing to be easily distracted by self-initiated conversation.
9. ________ Alignment before intervention: in standing: minimal Ⓡ lateral shift of C4-6 on C6-7, minimal L lateral shift of T2 on T3
10. ________ States, "I don't have the tingling in my left arm anymore, but I still have the pulling, heavy arm feeling."
11. ________ Education: Postural re-education/reinforcement as previous, review of correct HEP that patient should be completing
12. ________ Will increase Ⓛ cervical spine rotation AROM by 40 degrees to facilitate more normalized head movement for completion of functional tasks, such as driving, within 6 wks
13. ________ Palpation: increased muscle guarding noted this date over Ⓛ greater than Ⓡ lower cervical spine and upper thoracic spine paraspinal muscles; muscle guarding and trigger points in: Ⓛ levator scapulae, Ⓛ rhomboids, Ⓛ upper trapezius

14. ________ In prone over 1 pillow at pelvis: Grade III Ⓡ → Ⓛ lateral mobilization at C7, and Ⓛ → Ⓡ at T2 transverse processes with stabilization of superior and inferior segments
15. ________ Alignment after intervention: normalized SIJ/pelvic/spine alignment noted after treatment, but requires mod-max cues to maintain position. Improved alignment after treatment vs before treatment this date
16. ________ In hooklying: passive/manual stretching of Ⓡ upper trap with 30 sec holds x8 reps—progressive stretch
17. ________ In 6 wks, will be indep with lifting boxes of fruit from the ground using correct body mechanics.
18. ________ Reports good HEP compliance, completing exercises from HEP issued at initial evaluation 2x/day since evaluation.
19. ________ Seated bilat shoulder external rotation in neutral with towel rolls, red Theraband, 2x8 reps
20. ________ In 3 wks, will report ability to comb hair overhead with Ⓛ UE with less than 4/10 pain.
21. ________ Notes, "I have been trying to do what you told me about the posture thing, and I think it's really helping me because I'm feeling better than I had been."
22. ________ Good response to manual cervical spine traction in hooklying with resultant decreased report of pain and neuro signs and symptoms into left UE. Therefore, PT to contact MD for orders to add mechanical traction to patient's plan of care.
23. ________ Reassess alignment of spine before/after next visit
24. ________ Will report ability to returning to indep completion of functional household tasks of vacuuming, mopping, and laundry with no report of Ⓛ UE nerve pain by time of D/C.
25. ________ On average, requires mod verbal cues & mod tactile cues for correct technique with exercises, primarily to avoid substitutions with movement pattern and for correct muscle recruitment.
26. ________ Review and practice of initial HEP to check for correct technique and to answer pt questions regarding exercise technique. Demos fair understanding after review and practice this date, & may benefit from further review. Initial HEP included: bilateral scapula retraction, C-spine retraction, bilateral reverse shoulder rolls, upper trap stretch, levator stretch, hooklying pectoralis major and pectoralis minor stretches—stretches each practice 4 x30 second holds & exercises each practiced x10 reps with max verbal cues for correct technique with demonstration & mod tactile cueing .
27. ________ In prone over 1 pillow at pelvis: Grade III PA mobilizations C4-T10
28. ________ Seated bilat scapula retraction rows, red Theraband, 2x8 reps
29. ________ Continue per current orders/per Plan of Care & progress toward goals with advancement of HEP as able
30. ________ Denies falls or changes to medications.
31. ________ Incorporate body mechanics training for work station next treatment, time permitting.
32. ________ Within 6 wks, will increase gross bilateral shoulder flexion strength to 5/5 to facilitate increased ease with overhead movements, lifting, and carrying with bilat UEs
33. ________ Demonstrates need for reinforcement of: posture, technique with ex & avoiding substitutions (both postural and muscular) with functional mobility
34. ________ Will continue to be seen 1x/wk secondary to pt's work schedule for up to 6 total visits per insurance authorization.
35. ________ Patient continues to progress in slow but steady manner toward goals as currently written. All goals remain appropriate to continue with at this time as written.
36. ________ Will increase cervical spine left rotation strength to at least 4+/5 with less than 2/10 pain in 3 wks to facilitate more normalized cervical spine movement

37. ________ By time of d/c, pt to report ability to return to working full 7-hr shift at work with pain of less than 2/10 at end of shift.

38. ________ Reports poor sleep of less than 1 hr. at a time before pain wakes her each night.

39. ________ Will be indep with accurate completion of HEP with PRN reference to written handout in 3 wks.

40. ________ Patient: Kaylee G.; Date: 05/06/15; Health Record Number: 004321

파트 II. 여러분이 적절한 곳에 적절한 약어를 이용하여 매일 방문 노트를 작성하듯이, Kaylee G의 6번째 치료와 마지막 치료에서 여러분이 수집했던 정보를 이용하여 그 정보를 논리적인 순서로 배치하시오. 여러분의 노트에 사용하는 적절한 단락 표제를 위해 21장의 정보를 참고하시오. 여러분의 노트에 서명하고, 여러분의 이름 끝에 여러분의 적절한 자격증명을 포함시키시오.

Patient: Kaylee G.
Setting: Outpatient Orthopedic Clinic

- Currently reports 1–2/10 pain in Ⓛ mid-upper back at present at rest, primarily under Ⓛ greater than Ⓡ scapula.
- Palpation: muscle guarding noted this date over Ⓛ and Ⓡ equally lower cervical spine and upper thoracic spine paraspinal muscles; muscle guarding and trigger points in: Ⓛ greater than Ⓡ levator scapulae, Ⓛ greater than R rhomboids, Ⓛ upper trapezius, Ⓡ subscapularis—all areas as previously noted in last treatment, but to much lesser extent
- Will request extension for further treatment/approval from insurance for 6 more visits over the next 6 weeks.
- Will be indep with accurate completion of HEP with PRN reference to written handout in 3 wks.—achieved 05/20/15
- Alignment before treatment: in standing: minimal Ⓡ lateral shift of C4-6 on C6-7, minimal Ⓛ lateral shift of T2 on T3
- Alignment after treatment: normalized spine alignment noted after treatment, but requires mod-max verbal cues to maintain position. Improved alignment after treatment versus before treatment.
- Seated bilat shoulder external rotation in neutral with towel rolls, red Theraband, 2 x10 reps
- Patient: Kaylee G.; Date: 06/10/15; Health Record Number: 004321
- Seated bilat scapula retraction rows, red Theraband, 2x10 reps
- Unilateral supraspinatus lifts, bilateral UEs, 1#, 1x15 reps
- Demonstrates need for reinforcement of: posture, technique with ex & avoiding substitutions (both postural and muscular) with functional mobility
- In 3 wks, will report ability to comb hair overhead with left UE with less than 4/10 pain.—goal achieved on 05/20/15
- Standing bilat UE latissimus dorsi pull downs, blue Theraband, 2x8 reps
- Scapula stabilization/rhythmic stabilization with yellow Theraball on wall at elbow height, bilateral UEs individually, x15 reps each direction: Up/down perturbations, Lateral Ⓡ / Ⓛ perturbations
- In hooklying: bilat serratus anterior punches, 0#, 1x10 reps
- By time of D/C, pt to report ability to return to working full 7-hr shift at work with pain of less than 2/10 at end of shift.—partially achieved as pt has increased endurance to complete 7-hr shift at work but pain at end is currently rated to average 4/10
- Patient with positive response to treatment to date with increased cervical spine AROM, increased strength in cervical spine and shoulders, self-reported improved tolerance of work-related tasks including decreasing pain when working and ability to complete full 7-hr work shift. Would benefit from further treatment to continue progression of strengthening, postural re-education, and working to decrease pain and neuro signs and symptoms into Ⓛ UE.

- In prone over 1 pillow at pelvis: myofascial release, // and cross-friction massage, & trigger point releases in L greater than Ⓡ upper trapezius, levator scapulae, rhomboid muscles; Grade III PA mobs spinous processes C6-T7; Trigger point releases Ⓡ and Ⓛ subscapularis muscles
- States, "It's feeling really good since I left here yesterday. It's just a little sore, but not bad at all in the back. And I'm not having that pulling and tingling feeling in my left arm."
- Will increase cervical spine left rotation strength to at least 4+/5 with less than 2/10 pain in 3 wks to facilitate more normalized cervical spine movement—goal achieved on 05/20/15
- Education: next step in process for obtaining more approved visits from insurance & need for continued good HEP compliance and postural awareness to maintain gains thus far until resumption of skilled OP PT services—verbalizes good understanding
- Will demonstrate normalized cervical spine alignment in sitting and standing within 6 wks to facilitate normalized osteokinematics—partially achieved as pt able to obtain after intervention but not fully maintain between treatment sessions
- Patient tolerates treatment good this date with continued improved posture and decreased pain and neuro signs and symptoms into left UE after session. Postural deviations continue to be less severe and patient reports improvement in ability to maintain correction for longer periods of time between PT sessions with resultant decreased pain and increased time patient is able to tolerate tasks at work before needing to rest. Also reports her HAs have stopped completely over course of treatment thus far.
- good effort demonstrated during treatment with only intermittent redirection to task required as patient is easily distracted by conversation
- Bilateral UE scaption in 0–120 degree arc of motion, 1#, 1x15 reps
- Will increase Ⓛ cervical spine rotation AROM by 40 degrees to facilitate more normalized head movement for completion of functional tasks, such as driving within 6 wks—progressing positively toward but currently at only 35 degrees of rotation
- Reports 0–1/10 pain after treatment this date, primarily in Ⓛ greater than Ⓡ subscapularis muscle & T2-T6 paraspinal muscles.
- In 6 wks, will be indep with lifting boxes of fruit from the ground using correct body mechanics.—achieved 06/10/15
- Reports no radicular signs and symptoms after traction into Ⓛ UE and decreased report of pain.
- On average, requires min-mod verbal cues & mod tactile cues for correct technique with exercises, primarily to avoid substitutions with movement pattern and for correct muscle recruitment.
- Within 6 wks, will increase gross bilateral shoulder flexion strength to 5/5 to facilitate increased ease with overhead movements, lifting, and carrying with bilat UE—positively progressing toward but not achieved as of this date
- Denies falls or changes to medications. Patient noted to have very positive response to mechanical traction with decrease in neuro signs and symptoms and pain over last two treatments with addition of this modality in conjunction with other treatment.
- Patient has currently used all approved visits per insurance.
- Mechanical cervical traction in hooklying at 20 degree flexion angle, intermittent setting with 60 sec hold and 10 sec rest, max hold 18# & min hold 10#, x10 min
- Patient on hold for further skilled OP PT services until approval is received from insurance company for further treatment.
- Reports good HEP compliance, completing exercises from HEP 2x/day since last treatment.
- Will report ability to returning to indep completion of functional household tasks of vacuuming, mopping, and laundry with no report of Ⓛ UE nerve pain by time of D/C.—not met

22장 Medicare Therapy Cap, KX Modifiers와 기능제한보고서(G-코드)

이전의 장들은 여러분이 물리치료사로서 만나는 각종 노트 양식의 구성요소에 초점을 맞추었다. 본 장은 여러분이 제공하는 숙련된 치료 서비스의 지급에 영향을 줄 수 있는 기록의 또 다른 구성요소에 초점을 맞추고 있다. 본 장은 Medicare 수혜자에게 제공된 숙련된 치료를 기록할 때 알아야 할 특별한 정보를 제공한다.

Medicare Therapy Cap과 KX Modifiers

1997년 균형 예산법 4541(c)와 (d)의 항이 통과되었을 때, 의회는 Medicare 단원 B 아래에 제공된 치료 서비스의 Medicare 수혜자를 위해 Medicare에 의해 지출되는 지급의 양에 대한 연간 한도를 제안했다. 비록 therapy cap 법안을 폐지하는 총 13회의 시도가 있었지만, therapy cap은 여전히 남아 있다. 2007년 법안에 이용된 언어의 결과로서, the therapy cap은 연간 동일한 cap money 아래에 동일한 금액이지만 분리된 작업치료와 함께, 물리치료 서비스와 언어치료 서비스를 포함하기 시작했다. 예를 들어, 2015년 외래물리치료와 언어치료 서비스에 대한 therapy cap의 금액은 $1,940 이었다; 외래작업치료 서비스에 대한 작업치료의 금액도 $1,940 이었다. 그러나 의회가 2006년 2월 1일에 Deficit Reduction 법을 통과시켰을 때, therapy cap의 수혜자에 대한 예외 과정을 개발하기 위한 규정을 착수했다. 그 규정은 2006년 3월에 Centers for Medicare & Medicaid Services (CMS)에 의해 처음 수행되었고, 그 규정은 therapy cap의 자동 예외나 수동 예외를 허용했다. 예외 과정은 수년에 걸쳐 수정되었지만, 이런 작성 이후에도 여전히 남아 있다. 이 규정을 지키는 가장 최근 법안은 미국 상원의회가 Medicare Access and CHIP Reauthorization Act (MACRA) (H.R. 2)를 통과시켰을 때인2015년 4월 15일에 통과되었고, 2017년 12월 31일을 통해 예외 과정의 연장이 이루어졌다.

현재에는 2가지 예외 과정이 있다. 첫 번째는 자동 예외 과정으로서, Medicare 수혜가 $1,940 therapy cap에 도달했을 때와 지속적인 환자 관리가 의학적으로 필수적임을 지정하기 위해 물리치료사가 KX modifier를 사고처리표준 양식에 적용했을 때 일어난다. 물리치료사는 KX modifier를 적용함으로서 환자의 숙련된 치료 서비스가 건강기록에 의해 지지되고, 자동 예외 과정 아래의 예외를 정량화하는 CMS를 입증하고, 또 숙련된 서비스가 자격을 갖춘 물리치료사를 필요로 하는 합당하고 필수적인 서비스임을 입증한다. 두 번째 예외 과정은 수동 의학적 리뷰 과정으로서, Medicare 수혜가 $3,700의 therapy cap의 두 번째 단계에 도달할 때 발생한다. therapy cap으로 규정을 확장하는 것 이외에, MACRA는 도수 의학적 리뷰 과정을 표적 의학적 리뷰 과정으로 대체하는 규정을 포함시켰다. CMS는 다음의 요소를 고려함으로서 치료 서비스를 결정한다: (1) 그들의 동료에 비해 변칙적인 청구 직무를 하는 제공자, (2) 높은 거부 주장을 가진 제공자나 또는 Medicare 프로그램 요건을 준수하지 못하는 제공자, 그리고 (3) 새롭게 등록된 제공자.

기능제한 보고 (Functional limitations reporting)

기능제한 보고는 수 많은 변화 중에서 가장 최근의 변화로서, 환자에게 제공하는 숙련된 치료 서비스를 위해 물리치료사가 지급하는 방법이다. 2012년 Middle Class Tax and Relief and Job Creation Act의 3005(g)항이 통과한 결과로서, 기능제한 보고는 Social Security Act의 1833(g) 제한을 통해 지불하듯이, 치료 제공자로부터 기능제한 데이터의 수집을 시작하고, 미래의 외래환자 서비스를 위한 Medicare 지불을 개선함에 있어 이들 데이터를 사용하기 위해 CMS를 요구했다. 이런 요건을 만족하기 위해, 물리치료사는 외래환자 치료 서비스의 지급을 위해 CMS에 제출된 모든 요구에 대한 기능제한 데이터의 제공을 요구한다. 2013년 7월 1일 부터 기능제한 데이터가 서비스의 지급을 위해 요구된다. 지급을 위해 요구(claim)가 CMS에 제출되지만 기능제한 보고가 적절하지 않다면, CMS는 지불하지 않기 위해 제공자에게 요구를 돌려보낼 것이다. 체계적인 방법으로 환자에 대한 기능제한 보고 데이터를 얻기 위해, CMS는 G 코드의 사용을 이행해 왔다. 지급이 불가능한 이들 G 코드와 그들의 적용가능한 심각도 모디파이어(severity modifiers)는 G 코드의 특정 선택에 대한 근거를 포함해 해당 날짜의 환자 치료 노트나 건강기록지에 기록된다. 그리고 그것은 물리치료사에 의한 환자 관리 과정 내의 다음과 같은 3가지 특정 시점에서 청구를 제출할 때 CMS에 보고되어야 한다:

1. 초기 평가 때 또는 숙련된 치료 서비스를 시작할 때
2. 다음과 같이, 숙련된 치료 서비스 과정 동안 특정 시점을 설정할 때:
    - 단일 관리 동안 적어도 10회 치료때 마다
    - 해당 재평가 CPT(Current Procedural Terminology) 코드가 특정 날짜에 제공된 관리를 위해 청구되는 재평가 시점.
    - 하나의 기능제한이 끝나고 치료사가 숙련된 치료를 계속하지만, 새로운 기능제한이 숙련된 치료의 1차 관심일 때
3. 숙련된 치료를 끝낼 때.

다음 단락에서 거론되듯이, G 코드와 그들의 해당 모디파이어를 제출할 때, 물리치료사는 2 세트의 G 코드를 제출해야 한다: (1) 현재 또는 퇴원 상태와 (2) 계획된 목표 기능적 상태. 2세트 G 코드의 제공은 현재 상태가 제공될 때는 환자가 기대하는 진전의 퍼센트를 보여주고, 또는 퇴원 상태가 제공될 때는 숙련된 치료 서비스 과정 동안 만들어졌던 진전의 퍼센트를 보여줄 것이다.

그러나 2 세트 이상이 제출될 때 몇몇의 특정 예외가 존재한다:

1. 1회 치료 회기. 만약 1회 치료 회기 동안 환자를 치료한다면, 3개의 모든 G 코드 세트가 특정 G 코드 범주를 위해 제출될 것이다: 초기/현재 상태, 목표 및 퇴원 상태.
2. 하나의 G 코드를 새로운 G 코드 범부로 변화시킬 때.

비록 결국에는 치료 과정 동안 물리치료사가 여러 영역을 기술하고, 1개 이상의 G 코드를 선택하겠지만, 제출시 오직 하나의 G 코드 범주만이 선택될 것이다. 치료사가 선택하는 범주는 치료과정의 특정 시점에서 치료사가 기술하고 있는 1차 기능제한을 반영해야 한다. 만약 치료 과정 동안 그것이 보장된다면, 물리치료사는 원래 G 코드의 목표와 퇴원 상태를 알려줌으로서, 그리고 두 번째 또는 새로운 G 코드의 초기 상태와 목표 상태를 알려줌으로써 G 코드 범주의 변화를 선택할 것이다. 이것은 대개 환자의 재평가 동안에 일어난다.

기능제한 범주

총 14개의 G 코드 범주 또는 세트가 있다. 이들 14개 범주 중에서, 11개 G-코드 범주는 특별한 기능제한 범주를 기술하고 있고, 나머지 3개의 범주는 일반화된 G 코드 범주로서 기능제한이 11개의 G 코드 범주내에 없을 때 이용된다. CMS에 의한 선택된 11개 G 코드 범주는 ICF(International Classification of Functioning, Disability, and Health)로부터 각색된다. 기능제한은 ICF 기록 내에서 기술되고, CMS에 의해 이용되며, 활동제한과 참여제한을 포함한다. 특별한 범주가 적용하지 않거나 이용되는 평가도구가 많은 기능 측정을 결합하는 합산 점수를 만들지 못하거나 상처관리와 같은 치료 서비스가 기능제한을 치료할 의도가 없을 때는 일반적인 범주 코드가 이용된다.

표 22.1은 물리치료사와 작업치료사들이 가장 많이 사용하는 6개의 G 코드 범주 뿐만 아니라, 각 G 코드 범주 내에서 현재, 목표 및 퇴원상태에 대한 특정 HCPCS (Healthcare Common Procedure Coding System) G 코드 숫자를 보여주고 있다.

표 22.2는 언어치료사들이 가장 많이 사용하는 8개의 G 코드 범주 뿐만 아니라, 각 G 코드 범주 내에서 현재 상태, 목표 상태 및 퇴원 상태에 대한 특정의 HCPCS G 코드 숫자를 보여주고 있다. 를 보여주고 있다.

비록 앞에서 말했듯이, G 코드 세트가 일반적으로 나누어 지지만, 그들은 기술적으로 특별한 규율을 가지고 있지 않다. 치료된 기능제한을 가장 잘 기술한 G 코드 범주는 규율에 관계없이 사용되어야 한다.

치료 모디파이어 (Therapty Modifiers)

3개 치료 훈련의 각각은 그것에 할당된 독특한 치료 모디파이어를 가지고 있다. 물리치료는 "GP,"이고, 작업치료는 "GO"이고, 언어치료는 "GN"이다. 이들 치료 모디파이어는 특정 치료 제공자에 의해 선택된 G 코드를 따른다. 규격화된 요구 제출을 위해, 420, 430 및 440의 적절한 치료 수입 코드는 각각의 치료 모디파이어에 해당한다.

심각도 모디파이어 (Severity Modifiers)

G 코드 자체 이외에, 심각도 모디파이어는 각 G 코드를 동반해야 한다. 심각도 모디파이어는 손상 제한의 특정 퍼센트에 해당하는 두 글자 코드이다(**표 22.3**). 평가 과정 동안 사용된 기능평가 도구나 기타 수행 측정 도구에 의한 점수의 합산과 치료사의 임상적 판단은 심각도 모디파이어가 환자의 현재 상태에 가장 적합한지를 결정한다. 이상적인 시설의 경우에는 이런

표 22.1 물리치료 서비스와 작업치료 서비스에 대한 G 코드

HCPCS* 코드	기능제한과 상태
가동성: 보행과 산책	
G8978	가동성: 보행과 산책 – 현재 상태
G8979	가동성: 보행과 산책 – 목표 상태
G8980	가동성: 보행과 산책 – 퇴원 상태
신체 자세의 변화와 유지	
G8981	신체 자세의 변화와 유지 – 현재 상태
G8982	신체 자세의 변화와 유지 – 목표 상태
G8983	신체 자세의 변화와 유지 – 퇴원 상태
물건의 운반, 이동 및 조작	
G8984	물건의 운반, 이동 및 조작 – 현재 상태
G8985	물건의 운반, 이동 및 조작 – 목표 상태
G8986	물건의 운반, 이동 및 조작 – 퇴원 상태
자가 관리	
G8987	자가 관리 – 현재 상태
G8988	자가 관리 – 목표 상태
G8989	자가 관리 – 퇴원 상태
기타 PT/OT의 1차 기능제한	
G8990	기타 PT/OT의 1차 기능제한 – 현재 상태
G8991	기타 PT/OT의 1차 기능제한 – 목표 상태
G8992	기타 PT/OT의 1차 기능제한 – 퇴원 상태
기타 PT/OT의 후속 기능제한	
G8993	기타 PT/OT의 후속 기능제한 – 현재 상태
G8994	기타 PT/OT의 후속 기능제한 – 목표 상태
G8995	기타 PT/OT의 후속 기능제한 – 퇴원 상태

*HCPCS: Healthcare Common Procedure Coding System

과정이 심각도 모디파이어를 결정하기 위해 퇴원 평가때 반복된다. 초기 평가 때 작성되고 나타나야 할 목표 상태에 대한 심각도 모디파이어는 치료사의 임상적 판단과 경험을 바탕으로 하는데, 그 이유는 이런 결정을 만들기 위해 초기 평가 때 이용할 수 있는 주관적 정보와 객관적 정보를 물리치료사가 사용해야하기 때문이다. 심각도 모디파이어의 선택을 지지하는 데이터는 일반적으로 표준화된 기능 평가 도구로부터 나온 점수의 합산과 통증, 기능적 움직임과 가동성, 근력 등과 같은 객관적 데이터를 포함할 뿐만 아니라, 동반질환, 연령, 인지, 예후 및 발병 이후의 시간 등을 포함하는 환자 상태의 심각도에 영향을 주는 기타 고려사항을 포함한다. 모든 상황에서, 환자 건강기록지의 기록은 선택되었던 심각도 모디파이어를 지지해야 한다. 이것은 예이다: 외래 물리치료사는 오른쪽 무릎관절 성형술을 받은 환자를 평가하고 있다. 그 물리치료사는 Timed Up and Go와 같이 기능적이고 측정가능한 검사를 포함해 초기 평가 때 얻어진 객관적 측정의 결과로서, 초기 평가 때 기록된 다음의 G 코드와 심각도 모디파이어를 선택할 것이다. 목표 상태 정보는 물리치료사가 평가때 수집한 객관적 정보(예, 이동과 보행에

표 22.2 언어치료 서비스에 대한 G 코드

HCPCS* 코드	기능제한과 상태
삼키기	
G8996	삼키기 – 현재 상태
G8997	삼키기 – 목표 상태
G8998	삼키기 – 퇴원 상태
운동성 언어(노트: 운동성 언어에 대한 코드는 순차적으로 이루어져 있지 않다)	
G8999	운동성 언어 – 현재 상태
G9186	운동성 언어 – 목표 상태
G9158	운동성 언어 – 퇴원 상태
언어 이해	
G9159	언어 이해 – 현재 상태
G9160	언어 이해 – 목표 상태
G9161	언어 이해 – 퇴원 상태
언어 표현	
G9162	언어 표현 – 현재 상태
G9163	언어 표현 – 목표 상태
G9164	언어 표현 – 퇴원 상태
집중	
G9165	집중 – 현재 상태
G9166	집중 – 목표 상태
G9167	집중 – 퇴원 상태
기억	
G9168	기억 – 현재 상태
G9169	기억 – 목표 상태
G9170	기억 – 퇴원 상태
목소리	
G9171	목소리 – 현재 상태
G9172	목소리 – 목표 상태
G9173	목소리 – 퇴원 상태
기타 언어치료의 기능제한	
G9174	기타 언어치료의 기능제한 – 현재 상태
G9175	기타 언어치료의 기능제한 – 목표 상태
G9176	기타 언어치료의 기능제한 – 퇴원 상태

*HCPCS: Healthcare Common Procedure Coding System

필요한 보조의 정도, 기능적 정상 범위와 비교된 능동가동범위의 퍼센트, 오른쪽 다리의 현재 근력)와 주관적 정보에 의해 결정될 수 있다. 물리치료사는 환자의 현재 기능 수준과 수술 이전의 기능 수준을 달성할 수 있는 능력에 대한 물리치료사의 임상적 판단을 결합하고, 또 긍정적이든 또는 부정적이든 간에 중재 이후의 예상 신체 결과에 도달하는 환자의 능력에 영향을 줄 수 있는 다른 요소를 고려하여 목표 상태 정보를 결정한다.

G8978–GP, CK 가동성: 보행과 산책 – 현재 상태, 40%,
G8979–GP, CH 가동성: 보행과 산책 – 목표 상태, 0%.

표 22.3 G 코드에 대한 심각도 모디파이어

모디파이어	손상 제한
CH	0% 손상되고, 제한됨
CI	적어도 1%이지만, 20% 미만의 손상과 제한
CJ	적어도 20%이지만, 40% 미만의 손상과 제한
CK	적어도 40%이지만, 60% 미만의 손상과 제한
CL	적어도 60%이지만, 80% 미만의 손상과 제한
CM	적어도 80%이지만, 100% 미만의 손상과 제한
CN	100% 손상되고 제한됨

대부분의 환자는 목표 상태가 현재 상태에 비해 감소된 심각도 모디파이어를 가질 것이다. 그 이유는 숙련된 치료 서비스의 결과로서 환자가 기능 향상을 가질 것이고, 낮은 손상 퍼센트를 초래하기 때문이다. 그러나 어떤 상황에서는 현재 상태와 목표 상태가 초기 평가때와 같은 정도를 가질 것이다. 환자가 관리 프로그램의 일부만 참여하고, 기능 향상이 숙련된 중재의 목표가 아니고 예상되지 않는다면, 이런 현상이 일어날 수 있다. 왜냐하면, 관리 프로그램의 초점이 중재 과정 동안 현 상태를 유지하는 것이기 때문이다. 현재 상태와 목표 상태가 똑같아질 수 있는 또다른 시나리오는 향상이 최소한으로 일어날 것으로 예상될 때이고, 또 기능 상태의 변화가 19% 이상 보장되지 않을 때이다. 이것은 현재 상태로부터 목표 상태가 변하지 않는 심각도 모디파이어를 초래한다. 또한 CH 모드파이어 또는 0% 손상 심각도 모디파이어는 숙련된 치료가 기능 제한에 더 이상을 효과를 갖지 않는 상황(예, 상처 관리)과 상처로부터 기능적 손상을 갖지 않는 상황일 때 현재 상태와 목표 상태 모두에서 선택될 수 있다.

기능제한 보고를 기록할 때

기능제한 보고는 우리가 치료하는 많은 환자에게 적용된다. 기능제한보고를 지지하는 요건은 Medicare 단원 B 아래에서 지급되는 모든 외래치료 시설에서 적용되며, 해당되는 시설들은 다음과 같다:

- 병원의 외래치료실
- 급성 입원시설처럼 "관찰 상태"에 있는 환자, 응급실에서 치료를 받는 환자. 왜냐하면 그들의 서비스가 Medicare 단원 B에 의해 다루어지기 때문이다.
- 의사와 다른 전문가(간호사나 의사 보조)의 서비스에 속하는 치료 서비스.
- 개인 치료실(의사나 다른 전문가가 소유하는).
- Medicare 단원 B 서비스를 이행하는 숙련된 간호시설(SNF). "완전한 입원 상태로 전환되지 않는 급성 관리 병원에 있을 때, 환자가 "관찰 상태"에 있었는지를 노트에 언급해야 하고, 그 다음 숙련된 치료 서비스를 위해 환자를 SNF로 이송했는지를 노트에 언급해야 한다. 이런 환자는 Medicare 단원 B에 청구되어야 하고, SNF에 머무는 동안 제공된 서비스에 지급되는 치료 서비스를 위해 모든 외래 시설 정책을 따라야 한다. 그러므로 SNF에 있는 동안 이들 환자는 physical therapy cap를 쉽게 받을 것이고, 올바른 G 코드와 모디파이어를 가져야 한다.
- Medicare 단원 B 서비스를 이행하는 가정건강시설
- 포괄적 외래 재활 시설
- 외래 재활 기관

비록 CMS가 Medicare Advantage Plans에 대한 기능제한 보고를 요구하지 않더라도, 물리치료사는 각 환자의 보험회사의 요건을 체크해야 한다. 어떤 보험회사는 개별 Medicare Advantage Plans에 등록된 환자에 대한 기능제한 보고를 요구한다.

요약 (Summary)

본 장은 Medicare therapy cap, KX modifiers와 기능제한보고(G-코드)의 특정 시점에 대한 기본적인 현재 정보를 제공한다. 여러분은 치료 제공자로서 Medicare 수혜자에게 숙련된 치료를 제공할 때 이들 지침을 알아야 한다. 빈번한 변화와 이들 규정으로부터 현재 상태를 유지하는 것이 면허를 가진 치료사로서의 여러분 책임이다. 이들 법과 규정은 숙련된 치료 서비스에 대한 지급, 숙련된 치료 서비스의 환자 접근성, 그리고 발생할 수 있는 그들에 대한 비용에 직접적으로 영향을 준다. 처음에는 이들 주제와 상세한 정보에 대해 압박을 받을 수 있지만, 임상 시설에서의 직무와 함께 일상 기록에서 그들은 더 쉽게 이해되고, 더 쉽게 수행될 것이다.

참고문헌 (References)

1. American Physical Therapy Association: History of Medicare Therapy Caps. Accessed at http://www.apta.org/FederalIssues/TherapyCap/History/ on April 24, 2015.
2. American Physical Therapy Association: Medicare Therapy Cap. Accessed at http://policy.apta.org/NationalIssues/TherapyCap/ on June 20, 2015.
3. Centers for Medicare & Medicaid Services: Therapy Ser - vices. Accessed at http://www.cms.gov/Medicare/Billing/TherapyServices on April 18, 2015.
4. Centers for Medicare & Medicaid Services: Medicare Claims Processing Manual (.pdf). Accessed at http://www.cms.gov/Regulations-and-Guidance/Guidance/Manuals/downloads/clm104c05.pdf on February 20, 2015.
5. Medicare Program; Revisions to Payment Policies Under the Physician Fee Schedule for 2013 (November 16, Federal Register) 77 Fed Reg. 68891. Accessed at http://www.gpo.gov/fdsys/pkg/FR-2012-11-16/pdf/2012-26900.pdf on March 14, 2015.
6. Centers for Medicare & Medicaid Services: Medicare Benefit Policy Manual (Publication 100-02), chapter 15, sections 220 and 230 (.pdf). Accessed at http://www.cms.gov/Regulations-and-Guidance/Guidance/Manuals/downloads/bp102c15.pdf on April 15, 2015.
7. American Physical Therapy Association: Functional Limitation Reporting Under Medicare. Accessed at http://www.apta.org/Payment/Medicare/CodingBilling/FunctionalLimitation/FAQs/General/ on February 24, 2015.
8. Centers for Medicare & Medicaid Services: Functional Reporting: PT, OT, and SLP Services frequently asked questions (FAQs) (.pdf). Accessed at https://www.cms.gov/medicare/billing/therapyservices/downloads/functional-reporting-pt-ot-slp-services-faq.pdf on February 21, 2015.
9. American Physical Therapy Association: Functional Limitation Reporting (FLR) Under Medicare: Tests and Measures for High-Volume Conditions. Accessed at http://www.ptnow.org/functionallimitationreporting/testsmeasures/default.aspx on April 20, 2015.
10. Department of Health and Human Services Office of Inspector General: Memorandum Reports: Hospitals' Use of Observation Stays and Short Inpatient Stays for Medicare Beneficiaries, OEI-02-12-00040 (July 2013) (.pdf). Accessed at http://oig.hhs.gov/oei/reports/oei-02-12-00040.pdf on April 15, 2015.
11. American Physical Therapy Association: Compliance Matters: Observations With Implications. Accessed at http://www.apta.org/PTinMotion/2015/7/ComplianceMatters/ on July 3, 2015.

23장 노트 작성의 적용과 변형

Applications and Variations in Note Writing

본 책은 노트를 작성하는 이유와 2가지 노트 양식의 기원에 대한 간단한 역사를 다루었고, 또한 다양한 노트 양식을 작성의 연습과 의학용어와 약어를 리뷰하고 사용할 기회를 제공했다. 임상 시설에서 직무를 시작할 때, 여러분은 각 시설이 자신 만의 변형된 환자/고객 관리노트나 SOAP 노트를 갖고 있음을 알게 될 것이다. 노트 양식을 사용하는 시설내에서도, 각 물리치료사는 자신만의 변형된 노트를 가지고 있다. 여러분이 클리닉에 있으면, 환자/고객 관리노트나 SOAP 노트를 작성하는 모든 시설이 이 책에서 다루어진 노트의 모든 부분을 작성하지 않음을 알게 될 것이다. 몇몇 시설의 노트는 사정 단락 안에 기대효과와 예상목표만을 포함하고 있다. 다른 시설은 평가 단락과 계획 단락을 한 단락 안에 함께 작성하고 있고, 다음 문제로 넘어가기 전에 기대효과, 예상목표 및 중재계획을 기술하고 있다. 치료를 제공하는 시설만큼 노트 작성의 양식이 다양하다.

환자/고객 관리노트를 다른 노트 양식에 적용하기 (Applying the Patient/Client Management Note to Other Note Formats)

시설들은 공식적으로 환자/고객 관리노트 양식을 사용하지 않거나, 그 양식을 사용하더라도 그것을 환자/고객 관리 노트라고 부르지 않을 것이다. 여러분이 접할 노트 양식이 무엇이든 간에, 환자/고객 관리노트 작성에 대한 여러분의 지식은 유용할 것이다. 클리닉에서 여러분이 접할 다른 노트 양식의 2가지 예는 의사나 제 3 지불자에게 쓰는 편지 형식과 개별화된 교육 프로그램(IEPs)이다.

정기적으로 의사에게 보내는 편지는 대개 시간을 절약하는 특별한 스타일로 구성된다. 특정 범주들이 관련 물리치료직무에 의해 제시되는 표준화에 따라 특별한 순서로 배치된다. 만약 본 책에서 배웠던 노트 양식의 범주를 알고 있다면, 여러분은 편지 양식에 맞게 그들을 재배열할 수 있을 것이다. 그러나 유일한 물리치료사의 관리 기록으로서 편지 양식을 사용할 때는 주의가 필요한다. 편지 양식은 치료할 때마다 작성되지 않고, 환자 관리의 진실된 기록으로 고려되지 않는다. 바쁜 외래치료 시설의 경우, 대부분의 치료사가 팩스를 통해 가장 최근의 재평가노트/진전노트를 의사에게 보내는데, 그 이유는 환자의 치료, 치료 서비스에서의 진전, 목표로의 진전과 목표 수정, 그리고 환자의 퇴원 계획에 관한 모든 적절한 정보들이 거기에 포함되어 있기 때문이다.

IEP는 특별히 학교 시스템에서 이용된다. IEP는 본 책에서 배운 노트 양식에 포함된 정보를 취하는 표준화된 양식을 따르고, 그 범주를 다시 명명하고 재배열한다. 매년 설정되는 목표는 기대효과가 된다. 그들이 사무적으로 작성되든 또는 그렇지 않던 간에, 그 연도의 여러 시점에서 달성될 예상목표는 매년 기대효과를 충족시키기 위해 설정된다. 이들 목표는 학생들의 삶과 관련된 많은 사람(선생님, 물리치료사, 부모/보호자)의 정보로 작성된다. 본 책에서 배운 목표 양식은 대부분의 교육 시설에서 사용하기 적합하다.

임상의사결정에서의 이용 (Uses in Clinical Decision-Making)

본 책에서 배웠던 노트 양식 작성이 다른 스타일의 노트 작성에 적용될 수 있는 이유 중의 하나는 그들이 다양한 기록 양식을 가지고 있기 때문이다. 그들은 임상의사결정의 방법을 나타낸다. 비록 본 책이 여러분께 독자적으로 사정, 진단 및 예후를 작성하는 것, 기대효과나 예상목표를 설정하는 것, 그리고 중재 계획을 만드는 것 등을 기대하지 않았지만, 환자의 관리를 계획하는데 이용될 수 있는 환자/고객 관리노트와 SOAP 노트의 많은 예를 여러분께 제공했다. 환자의 문제에 접근하고 해결할 때 노트 양식을 사용하는 한, 여러분은 노트에 정보를 작성하는 방법이나 전산화된 스크린에 정보를 기입하는 방법을 배워야 할 것이다.

전산화된 기록 문서화 (Computerized Documentation)

환자/고객 관리노느, SOAP 노트, 전산화된 기록 문서화 등은 하나의 특징을 공유한다: 그들이 기록 문서화의 구조를 제공한다. 구조화된 기록 문서화는 일정한 데이터 설정의 수집을 보증하며, 기대효과를 만들고, 중재를 선택하고, 기대효과의 달성을 위한 예상목표를 설정할 수 있는 꼭 필요한 주관적 정보와 객관적 정보를 제공할 수 있다. 그런 다음, 환자에게 제공된 중재의 효율성을 결정하기 위해 이들 정보를 분석한다. 중재 계획은 최소한의 비용으로 건강관리의 질을 향상시킬 수 있도록 수정되어야 한다.

물리치료사는 기술의 발달로 지속적으로 개발되는 많은 전산화된 기록 프로그램을 사용할 수 있다. 어떤 시설은 그 시설의 필요성에 잘 맞도록 개발된 프로그램을 가지고 있다.

더 많은 시설들은 전국적으로 사용되는 컴퓨터 프로그램을 채택하여 자신들의 시설에 맞게 프로그램을 운영하고 있다. 몇 년 후에는, 전산화된 기록 문서화 분야에서 많은 향상이 이루어질 것이다. 그리고 APTA CONNECT과 같이, 환자/고객 관리 노트를 정확하게 준수하는 소프트웨어 등도 개발될 것이다. 본 단락은 이미 개발된 프로그램이나 현재 많은 회사와 건강관리 시스템에 의해 개발 단계에 있는 몇몇 프로그램의 특징을 리뷰할 것이다.

전산화된 기록 문서화의 장점은 종이의 한계가 중요하지 않다는 것이다. 그 이유는 컴퓨터가 수집된 정보를 배치하는데 있어 특정 크기에 제한되지 않기 때문이다. 또한 컴퓨터는 프로그램에 심을 수 있는 많은 근거중심의 검사와 측정을 가질 수 있다. 이를 통해 물리치료사는 이들 검사와 측정에 효율적으로 접근하고 보고할 수 있다.

컴퓨터를 쉽고 효율적으로 사용하게 하는 몇몇 특징은 다음과 같다:

- 선택함으로서 데이터를 기입할 수도 있고, 단순히 마우스를 클릭하거나 스크린을 터치함으로서 데이터를 기입할 수도 있다. 이것은 데이터를 보다 일관되고 효율적으로 기입하도록 하는 것이다.
- 다양한 노트 양식에서 데이터를 프린트할 수 있다. 건강기록을 위한 환자/고객 관리노트의 양식과 보험회사 캐리어에 의해 요구되거나 요청된 정보를 프린트할 수 있다. 이것은 물리치료사로 하여금 기능적이거나 적절한 데이터를 선택할 수 있도록 만들어, 환자의 주치의나 다른 의뢰 기관에 보낼 수 있게 한다.
- 건강기록지는 복귀될 수 있고, 환자의 침상에서 노트를 작성할 수 있다. 어떤 건강관리시설은 모든 병실이나 2-3개 병실을 묶어 컴퓨터를 배치하고 있다. 물리치료사는 노트북나 테블릿을 이용해 모든 환자의 재활 정보와 건강기록지에 접근할 수 있다.
- 모든 기록은 환자의 침상에서 작성될 수 있다. 어떤 시설의 경우, 외래환자시설과 가정 건강관리 치료사도 컴퓨터를 통해 환자를 치료하는 동안 모든 기록을 작성할 수 있다. 이미 노트북나 테블릿을 이용하고 있다.
- 어떤 시설에서는 수기 인식(Handwriting recognition)이 유용할 수 있다. 비록 많은 물리치료사들이 키보드를 이용해 데이터를 입력하는 것을 더 선호하지만, 물리치료사는 수기 인식을 통해 추가 노트와 정보(보행분석이나 움직임의 질에 대한 상세한 설명과 같은)를 기입할 수 있다.
- 음성 인식(Voice recognition)은 지속적으로 개발되고 있으며 크게 발전된 특징이다. 음성 인식은 데이터 입력 방법을 완전히 변화시킬 수 있다. 그러나 환자의 침상에서 목소리를 통해 데이터를 입력할 때 몇몇 주의사항이 있을 수 있다. 현재 음성 인식은 의학분야에서 가장 많이 사용되고 있다.

폭넓게 사용되는 전산화 기록 시스템을 사용한다면, 이들 시스템의 대부분에서 치료 스크린을 수정할 수 있는지를 체크해 볼 필요가 있다. 전산화 기록 시스템에 대한 고려사항은 다음과 같다:

- 중요한 것은 개인 치료실에서 치료사가 무엇을 필요로 하는지를 고려하는 것이다. 기록 시스템은 치료실에서 효율적으로 치료사를 보조할 만큼 유연해야 한다.
- 전산화 기록 시스템은 그들의 이동성, 무게, 유연성, 사용 용이성, 빠른 데이터 입력 및 하드웨어 속도 등에서 매우 다양하다. 기록 시스템을 구입하거나 개발할 때 이들 모든 요소를 고려해야 한다. 환자/고객 관리노트와의 호환성과 연구를 위한 데이터 수집 가능성도 고려해야 한다.
- 전산화 기록 시스템의 비용을 생각할 때 훈련 시간도 고려되어야 한다. 물리치료사는 이들 시스템에 익숙해지고 더 많은 경험을 하게 되면, 보다 효율적으로 기록을 할 수 있을 것이다.

모든 유형의 환자 관리 기록하기 (Documenting All Types of Patient Care)

본 책에서 이용된 대부분의 사례는 매우 단순한 것이었다. 여러분을 지도하는 어떤 선생님은 본 책에 기술된 사례의 기록 방법에 동의하지 않을 것이다(예를 들어, AROM을 기록하는 방법은 많지 않다). 여러분이 학교나 임상에서 배울 때, 주제가 무엇이든 간에 여러분이 배웠던 것을 기록할 줄 알아야 한다. 여러분은 선생님들에게 그들이 여러분께 가르치는 정보들을 어떻게 기록하는지를 물어봐야 한다. 여러분은 다양한 임상 시설에서 물리치료를 시작할 때, minimal(최소), moderate(중등도), maximal(최대)와 같은 용어의 정의를 물어봐야 한다. 중요한 것은 여러분이 가장 신뢰가 있는 근거중심의 검사와 측정을 사용하는 것이다.

전문 분야로서, 물리치료와 작업치료는 기록 문서화에 사용되는 용어의 표준화를 이루어냈지만, 이 분야에서 해야 할 것이 여전히 많다.

많은 시설은 "제공된 신체적 보조(physical assistance given)"와 같은, 흔히 사용되는 용어에 대한 작성된 정의를 가지고 있지 않다. 검사와 측정에 대한 보충으로서 ICF 코드를 이용한 기록은 미래의 기록 문서화를 담당하는 한 부분이 될 것이다. 본 책의 작성시, G 코드를을 사용한다. G 코드는 기록에 선택된 몇 가지 ICF 코드이다.

요약과 목표 (Summary and Objective)

환자/고객 관리노트와 SOAP 노트 양식은 치료사가 환자의 문제에 대한 임상의사결정을 내리는데 도움을 주고, 또 기능에 대한 환자의 목표를 달성하는데 도움을 준다. 여러분은 임상과 학교에서 이들 노트의 변형된 형태를 만나게 될 것이다. 전산화 기록 문서화가 오늘날 널리 사용된다. 전산화 기록 문서화의 사용은 환자 관리의 기록에 이용되는 임상의사결정의 종류를 배제하지 않는다. 본 장을 읽은 후, 여러분은 본 책에서 배웠던 기록의 원칙을 다른 노트의 양식(환자 관리의 전산화 기록 문서화를 포함한)에 적용할 수 있어야 한다.

여러분이 수행했던 것을 기록하고 노트를 작용함에 있어서의 여러분의 경험은 본 책을 완전히 학습한 후에 시작될 것이다. 여러분은 환자/고객 관리노트와 SOAP 노트의 작성 방법을 배웠고, 정보를 각 노트 단락의 범주 안에 배치하는 것을 배웠고, 여러분이 말하는 것을 명확하고 간결하게 만드는 방법을 배웠고, 또 약어와 의학용어의 사용 방법을 배웠다. 이제 정보의 적용은 여러분께 달려 있다.

어떤 스킬과 마찬가지로, 노트 작성의 지속적인 사용과 연습을 통해 여러분의 스킬을 완벽하게 만들어야 한다. 여러분은 노트 작성에 대해 여러분이 배웠던 모든 것을 여러분이 일하는 각 시설에 적용해야 한다. 여러분이 특정의 노트 작성 스타일이나 전산화된 스크린을 가진 시설에서 근무한다할지라도, 여러분은 여러분 자신의 기록 방법을 개발해야 할 것이다.

가까운 미래에, 여러분은 본 책의 부록 단원를 제거하길 원할 것이고, 기록 문서화에 대한 빠른 기준으로서 그들을 이용할 것이다. 부록은 본 책에 포함된 정보의 일부를 요약하고 있다. 부록은 노트 작성에 대해 배웠던 부분의 적용에 도움을 줄 것이고, 여러분은 건강관리팀의 멤버로서 개발 과정에 계속 참여해야 한다.

참고문헌 (References)

1. Waldrop, S: APTA Connect: Software for improved patient documentation and outcomes measurement. PT Magazine, October 2006.
2. Yu, R: Hospitals try voice recognition for health records. USA Today, April 16, 2012.
3. Voice recognition goes home. Health Management Technology, January 2003.
4. Got speech recognition? Health Management Technology, December 2013.
5. Principles of physical therapist patient and client management. Guide to Physical Therapist Practice 3.0. American Physical Therapy Association, Alexandria, VA, 2014. Accessed at http://guidetoptpractice.apta.org/content/1/SEC2.body on March 10, 2015.
6. American Physical Therapy Association: Components of documentation within the patient/client management model (.pdf). Defensible Documentation for Patient/Client Management. Accessed at http://www.apta.org/Documentation/DefensibleDocumentation/ on October 20, 2015.

부록 A 환자/고객 관리노트 내용에 대한 요약

Summary of the Patient/Client Management Note Contents

초기 노트 (Initial Note)

이력

- **인적정보**(환자의 이름, 주소, 입원날짜, 생일, 성별, 우성 손, 인종, 언어, 민족, 교육수준, 좋아하는 것, 의뢰 근원, 그리고 의뢰된 이유
- **현재 상태/주 관심사**(문제 발생 시작일, 문제 발생에 원인이 되거나 영향을 준 요소, 유사 문제의 과거력, 문제를 해결하기 위해 환자가 어떻게 하고 있는지, 문제를 호전시키거나 악화시키는 요소, 문제를 치료하기 위해 환자가 만났던 다른 전문가)
- **과거와 현재의 기능 수준**(이것은 활동과 참여를 포함한 환자의 과거 기능 수준, 현재 상태나 불만의 가장 최근 발생 이전의 것, 현재 상태의 결과로서 활동제한과 참여제한을 포함한 현재 기능 수준, 가정 관리와 지역사회 및 직장활동에 대한 정보 등을 포함한다). 만약 환자가 만성 질환을 가지고 있다면, 이것은 가장 최근 발생 이전의 기능 수준과 증상의 악화를 포함한다.
- **환자 목표**(치료사에게 말하는 치료에 대한 환자의 목표(가끔 가족 구성원의 목표). 만약 환자가 말할 수 없는 경우에는 가족이나 간병인이 대신 치료사에게 전하는 환자의 목표가 여기에 수록된다).
- **사회적 이력**(관리에 영향을 줄 수 있는 문화적 믿음과 종교적 믿음, 입원 이전과 퇴원 이후에 환자와 함께 사는 사람, 현재 환자가 이용할 수 있는 사회적 지지와 퇴원 이후에 이용할 수 있는 사회적 지지 등).
- **고용 상태**(환자가 풀-타임으로 일하는지 아니면 단원-타임으로 일하는지, 집 안에서 일하는지 아니면 집 밖에서 일하는지, 은퇴자인지 아니면 학생인지, 그리고 직장으로 복귀할 때 반드시 필요한 특별한 직업 요청 [적어도 100 파운드를 들 수 있는지 등과 같은]).
- **물리적 환경과 이용가능한 자원**(환자가 사용하거나 자신의 것인 보조장비나 보조 기구, 환자가 살고/일하고/학교에 가는 거주지나 빌딩의 유형, 계단이나 경사로와 같은 환경, 그리고 지역사회 서비스의 과거 이용 등. 지역사회 서비스에는 주간 서비스 또는 주간 프로그램, 가정 건강 서비스, 가정도우미 서비스, 호스피스, 식사 가정배달서비스, 정신건강서비스, 호흡치료 또는 재활치료(물리치료, 작업치료, 언어병리 등) 등. 이것은 퇴원 이후의 간병인의 이용도와 신뢰도를 포함할 수 있다).
- **일반적인 건강 상태**(환자가 매기는 자신의 건강 수준과 지난 몇 년 동안 경험했던 중대한 생활 변화)
- **과거와 현재의 사회적 습관/건강 습관**(흡연, 음주, 기타 여가 약물 사용 및 운동 습관)
- **성장과 발달적 이력**(이것은 성인 보다는 아동에게 주로 적용되는 부분이다)
- **가족력**(심장질환, 고혈압, 뇌졸중, 당뇨병, 암, 정신질환, 관절염, 골다공증 등과 같은, 중요한 만성 질환에 대한 가족력의 일반적인 정보 수집)
- **현재 약물 목록**(이것은 현재의 질환이나 치료로 도움을 받고자 하는 주관심사, 또는 기타 건강 상태를 위해 환자가 복용하는 모든 약물을 포함한다)
- **신체계통 리뷰**(이것은 환자의 의료적/수술적 이력에 대한 완전한 리뷰이고, 가장 쉽게 노트에 기록된다[부록 E 참고].)
- **다른 진단 검사**(이것은 포함되지만, 다음 검사에 한정되지 않는다; 병리검사, MRI, CT 스캔 등과 방사선 검사, 그리고 이들 검사의 날짜와 결과)

신체계통 리뷰(검사와 측정의 제한된 설정; 종종 노트에 기록됨[부록 E 참고])

다루어지는 신체계통은 다음과 같다:

- **심혈관계/호흡계**(심박수, 호흡률, 혈압은 휴식 상태에서 작용되고, 부종의 존재 유무)
- **피부계**(피부 유연성과 피부결, 피부 손상유무, 흉터, 피부색)
- **근육뼈대계**(선 자세, 앉은 자세, 활동 시의 육안적 대칭성; 육안적 관절가동범위; 육안적 근력 검사; 신장과 체중)
- **신경근육계**(균형, 보행, 로코모션, 이동, 자세 변화 등을

포함한 대단위 협응 운동, 운동학습과 운동조절을 포함한 대단위 운동 기능)
- **의사소통과 언어**(알고 싶은 하는 능력)
- **정서**(환자는 예상되는 정서/행동 반응으로 반응한다)
- **인지**(의식, 장소, 시간, 사람에 대한 지남력)
- **학습 스타일**(듣기, 읽기, 그림, 시범, 학습장벽 및 교육적 요구 등과 같은 학습 선호도)

검사와 측정

검사와 측정의 항목은 다음의 특성을 가져야 한다:
- 치료사에 의해 수행되는 검사와 측정의 결과나 치료사에 의한 관찰이 항목이 된다.
- 항목은 수행된 검사나 관찰된 기능적 활동, 또는 검사된 신체 부위에 의해 논리적으로 정보를 구성하는 세부 범주에 기록되어야 한다.

평가

평가단락은 다음을 포함할 수 있다:
- **기능과 구조의 손상**
- **활동제한과 참여제한**
- **개인 요소**
- **환경 요소**(물리적 환경과 이용가능한 사회적 지지)
- **미래 치료를 위한 검사와 측정**(초기 평가의 한 부분으로서 이들 검사가 수행되지 않은 이유를 포함해서)
- **환자의 치료 진전에 대한 토의**(설정된 목표만큼 빠르게 진전하지 못한 환자의 실패, 그리고 예상보다 빠르게 진전했거나 갑자기 후퇴한 이유에 대한 추가적인 설명을 포함한다)

진단

진단 단락은 다음을 포함할 수 있다:
- **환자의 손상과 활동제한과 참여제한과의 관계**
- **환자의 삶에 대한 활동제한과 참여제한의 영향**
- **환자의 환경 요소/개인 요소와 환자의 활동제한/참여제한과의 관계**
- **환자의 활동제한과 참여제한이 타당하다면**, 증상, 병리 및 예방이 포함되어야 한다.
- **보상 관계**, 특히 환자가 독립적이지만, 현재의 운동 패턴이 통증, 안전성, 에너지 보존 또는 조직 손상유무나 심혈관 건강(숙련된 물리치료 서비스에 대한 지속적 요구를 정당화하는 정보)과 같은 예방 의학과 관련이 있을 때.
- **비판적 이슈 진술**(의학적 진단 검사/평가의 형태에서 추가적인 의학 중재를 요하는 관심사는 물리치료 직무의 범위를 벗어난다)

예후

예후 단락은 다음을 포함할 수 있다:
- **활동과 참여의 예상 향상 수준과 그 수준에 도달하는데 걸리는 시간**
- **예후에 영향을 줄 수 있는 환경 요소와 개인 요소에 대한 설명**(거주하고 일하는 환경, 현재 물리치료적 진단 이전의 환자의 조건, 그리고 환자의 회복에 영향을 줄 수 있는 현재의 질병이나 만성 의학적 질병(동반질환)
- **독특한 예후나 목표에 대한 정당성**
- **환자에게 즉시 또는 미래에 도움을 줄 수 있는 지역사회 서비스**
- **미래의 숙련된 치료에 대한 정당성**(초기에 하나의 기능적 활동으로 비교적 독립성을 가진 환자를 치료하는 것에 대한 설명을 포함할 수 있다)

관리 계획

기대효과(장기목표)

1. 기대효과는 치료에 대한 장기간의 기대 결과를 명시한다.
2. 기대효과는 노트의 진단과 예후 단락에서 논의된 결과를 기반으로 한다.
3. 기대효과는 본래 기능적이다.
4. 기대효과는 예상목표 설정의 기반이 된다.

기대효과의 구성요소

오디언스: 환자, 가족, 또는 환자와 가족(가끔 은연중 표현됨)

행동: 행동 동사이고, 행동의 목적이 뒤따른다.

조건: 행동이 수행되어야 할 환경이나 행동이 발생하는데 필요한 조건(가끔 은연중으로 표현됨)

정도: 다음을 포함한다:

1. 달성될 행동의 객관적 수단
2. 요구될 보조의 양
3. 달성될 목표의 날짜와 시간
4. 활동제한이나 참여제한을 기술해야 한다.

예상목표(단기목표)

1. 예상목표는 기대효과를 달성하는 방법에 따라 단계화된다.
2. 예상목표는 기대효과의 기반이 된다.
3. 예상목표는 중재 계획을 설정하는 기반으로 작용한다.

예상목표의 구성요소

오디언스: 환자, 가족, 또는 환자와 가족(가끔 은연중 표현됨)
행동: 행동 동사이고, 행동의 목적이 뒤따른다.
조건: 행동이 수행되어야 할 환경이나 행동이 발생하는데 필요한 조건(가끔 은연중으로 표현됨)
정도: 다음을 포함한다:

1. 달성될 행동의 객관적 수단
2. 요구될 보조의 양
3. 달성될 목표의 날짜와 시간
4. 활동제한이나 참여제한을 기술해야한다.

예상목표는 다음과 같은 점에서 기대효과와 다르다:

1. 시간 범위가 짧다.
2. 만약 손상이 활동제한과 참여제한과 관련이 있으면, 손상을 기술할 수 있다.
3. 예상목표는 자주 수정된다.

중재 계획

중재 계획은 다음의 정보를 포함해야 한다:

1. 환자를 치료할 치료실의 유형
2. 치료 과정 동안 치료사가 환자를 치료하는 빈도
3. 치료 서비스 동안 환자를 치료할 예상 치료 시간
4. 치료 장소(예, 침상, 물리치료실, 외래수중센터, 가정)
5. 환자가 받을 중재와 이들 중재를 위한 계획된 진전
6. 예상되는 퇴원 장소
7. 추가 검진이나 재평가에 대한 계획
8. 다른 서비스로의 의뢰

다음 사항도 자주 포함된다:

1. 계획된 환자와 가족의 교육
2. 장비에 대한 환자와 도우미의 교육
3. 퇴원후 환자가 구입해야 할 장비 추천
4. 첫 번째 제공되는 중재와 이들 중재에 대한 환자의 반응

재평가노트/진전노트
(Re-evaluation/Progress Notes)

이력

가장 최근 노트가 작성된 이후 환자의 현 상태에 대한 부가적인 정보를 업데이트한다. 신체계통 리뷰는 하지 않는다.

신체계통 리뷰

초기노트 이후에는 대개 신체계통 리뷰를 포함하지 않거나 반복하지 않는다.

검사와 측정

검사와 측정은 초기노트나 마지막 재평가노트/진전노트에서 보고된 정보에 업데이트되거나 첨부된다.

평가

이것은 물리치료적 진단이 바뀌거나 또는 환자의 활동제한과 참여제한, 또는 손상이 변화될 때만 재평가노트/진전노트에서 기록된다.

진단

진단은 대개 재평가노트/진전노트에서 언급되지 않는다. 이것은 다른 손상, 활동제한과 참여제한이 나타나거나 논의될 때만 재평가노트/진전노트에 기록된다.

예후

예후는 환자 상태의 변화로 인해 예후의 변화가 있을 때만 일반적으로 재평가노트/진전노트에 기록된다.

관리 계획

기대효과

기대효과가 달성되었거나 수정될 필요가 있는 경우가 아니라면, 기대효과는 일반적으로 예후 단락에서 언급되지 않는다.

예상목표

재평가노트/진전노트는 예상목표가 달성되었는지와 새로운 예상목표를 언급한다. 만약 예상목표가 달성되지 않았다면, 노트는 예상목표가 달성되지 못한 이유를 코멘트하고, 새로운 시간 범위를 포함해 동일 목표를 재명시하거나 목표를 재설정

한다.

중재 계획

환자의 상태를 재검진하고 새로운 예상목표를 설정하면, 중재 계획이 수정되어야 한다. 재검진과 재평가를 작성했던 치료회기 동안 받았던 중재와 이들 중재에 대한 환자의 반응을 기록해야 한다.

퇴원노트 (Discharge Notes)

이력

이력은 가장 최근 노트가 작성된 이후나 퇴원시 초기노트로부터 이력을 요약한 이후의 환자 상태에 대한 부가적인 정보를 업데이트하고, 환자가 달성된 목표를 인지하는지, 또는 가정이나 직장에서 일할 준비가 되었는지를 포함한다. 후자의 경우에는 작성된 환자의 신체계통 리뷰 양식(부록 E 참고)을 포함할 수 있다.

신체계통 리뷰

퇴원노트의 신체계통 리뷰는 전혀 언급되지 않거나, 초기노트에 작성된 신체계통 리뷰를 요약해서 기술한다. 후자의 경우에는 신체계통 리뷰 양식(부록 E 참고)이 포함될 수 있다.

검사와 측정

퇴원노트는 마지막 노트를 작성한 이후나 퇴원시 환자의 상태를 완전히 요약한 이후의 환자 상태를 업데이트한다(형식과 길이의 측면에서 볼 때 초기노트와 매우 비슷하다).

평가

평가는 잔존 손상, 활동제한과 참여제한 또는 환경 변화에 대한 논의를 포함할 수 있다. 만약 환자가 잔존 손상을 가지고 있지 않다면, 손상, 활동제한과 참여제한의 해결을 명시한다.

진단

진단은 퇴원시 손상, 활동제한과 참여제한의 해결과 잔존 손상과 그에 따른 활동제한과 참여제한에 대한 논의를 포함할 수 있다(초기노트와 비슷하게).

예후

예후는 환자가 관리를 위해 모든 치료를 받았을 때의 기대효과를 충족시킬 수 있는 예후를 포함할 수 있다.

관리 계획

기대효과

퇴원요약은 기대효과가 달성된 것과 그렇지 못한 것(달성되지 못한 이유를 설명한다)을 기록한다.

예상목표

어떤 시설에서는, 가장 최근에 설정한 예상목표에 대해 코멘트하고, 예상목표의 달성 여부에 대한 이유를 설명한다. 다른 시설의 경우에는 예상목표에 대해 코멘트를 하지 않는다.

중재 계획

다음 정보는 간략하게 명시되어야 한다:

1. 치료 받아야 할 총 횟수
2. 치료를 건너뛰거나 치료를 취소한 사례
3. 환자가 치료를 받지 않거나 중단했을 때와 그 이유
4. 제공된 중재
5. 가정 프로그램의 지시가 수행되었다면, 가정 프로그램을 복사하여 환자에게 제공하고, 가정 프로그램에서의 환자와 간병인의 독립 수준을 체크한다.
6. 환자와 간병인이 교육을 받았던 장비와 그 장비 사용에 대한 환자와 간병인의 독립 수준.
7. 퇴원 후 구입해야 할 장비 추천
8. 환자나 가족에서 수행되었던 다른 유형의 교육과 발생했던 학습 수준(관찰 측면에서)
9. 환자가 퇴원했던 장소
10. 물리치료를 중단한 사유
11. 환자에게 주어지는 추후치료나 관리에 대한 추천

부록

B SOAP 노트 내용에 대한 요약

Summary of the SOAP Note Contents

초기노트 (Initial Note)

문제

SOAP 노트의 문제 단락은 건강기록지에서 나온 정보를 포함하며, 다음의 내용을 포함한다.

- **의학적 진단/현재 상태/**현재 상태/치료에 영향을 주는 **질병**
- **인적 정보**(환자의 이름, 주소, 입원일, 생일, 성별, 우성 손, 인종, 민족성, 언어, 교육수준, 좋아하는 것, 의뢰기관, 의뢰 이유)
- **현재 상태**/치료에 영향을 주는 현재 또는 **과거의 수술**
- 현재 상태/치료에 영향을 주는 **과거 상태/질병**
- 현재 상태/치료에 영향을 주는 **의학적 검사의 결과들**
- **의료 기록**(환자가 아닌, 건강기록지로부터 얻는 정보)

S(주관적 단락)

SOAP 노트의 주관적 단락은 치료사나 보조치료사에게 환자가 말하는 다음과 같은 정보를 기록한다:

- **현재 상태/주 관심사**(문제 발생 시작일, 문제 발생에 원인이 되거나 영향을 준 요소, 유사 문제의 과거력, 문제를 해결하기 위해 환자가 어떻게 하고 있는지, 문제를 호전시키거나 악화시키는 요소, 문제를 치료하기 위해 환자가 만났던 다른 전문가)
- **과거와 현재의 기능 수준**(이것은 활동과 참여를 포함한 환자의 과거 기능 수준, 현재 상태나 불만의 가장 최근 발생 이전의 것, 현재 상태의 결과로서 활동제한과 참여제한을 포함한 현재 기능 수준, 가정 관리와 지역사회 및 직장활동에 대한 정보 등을 포함한다). 만약 환자가 만성 질환을 가지고 있다면, 이것은 가장 최근 발생 이전의 기능 수준과 증상의 악화를 포함한다.
- **환자 목표**(치료사에게 말하는 치료에 대한 환자의 목표(가끔 가족 구성원의 목표). 만약 환자가 말할 수 없는 경우에는 가족이나 간병인이 대신 치료사에게 전하는 환자의 목표가 여기에 수록된다).
- **사회적 이력**(관리에 영향을 줄 수 있는 문화적 믿음과 종교적 믿음, 입원 이전과 퇴원 이후에 환자와 함께 사는 사람, 현재 환자가 이용할 수 있는 사회적 지지와 퇴원 이후에 이용할 수 있는 사회적 지지 등).
- **고용 상태**(환자가 풀-타임으로 일하는지 아니면 단원-타임으로 일하는지, 집 안에서 일하는지 아니면 집 밖에서 일하는지, 은퇴자인지 아니면 학생인지, 그리고 직장으로 복귀할 때 반드시 필요한 특별한 직업 요청 [적어도 100 파운드를 들 수 있는지 등과 같은]).
- **물리적 환경과 이용가능한 자원**(환자가 사용하거나 자신의 것인 보조장비나 보조 기구, 환자가 살고/일하고/학교에 가는 거주지나 빌딩의 유형, 계단이나 경사로와 같은 환경, 그리고 지역사회 서비스의 과거 이용 등. 지역사회 서비스에는 주간 서비스 또는 주간 프로그램, 가정 건강 서비스, 가정도우미 서비스, 호스피스, 식사 가정배달서비스, 정신건강서비스, 호흡치료 또는 재활치료(물리치료, 작업치료, 언어병리 등) 등. 이것은 퇴원 이후의 간병인의 이용도와 신뢰도를 포함할 수 있다).
- **일반적인 건강 상태**(환자가 매기는 자신의 건강 수준과 지난 몇 년 동안 경험했던 중대한 생활 변화)
- **과거와 현재의 사회적 습관/건강 습관**(흡연, 음주, 기타 여가 약물 사용 및 운동 습관)
- **성장과 발달적 이력**(이것은 성인 보다는 아동에게 주로 적용되는 부분이다)
- **가족력**(심장질환, 고혈압, 뇌졸중, 당뇨병, 암, 정신질환, 관절염, 골다공증 등과 같은, 중요한 만성 질환에 대한 가족력의 일반적인 정보 수집)
- **현재 약물 목록.** 약물 목록은 환자, 주요 인물 및 간병인으로 얻어진다(이것은 현재의 질환이나 치료로 도움을 받고자 하는 주관심사, 또는 기타 건강 상태를 위해 환자가 복용하는 모든 약물을 포함한다)
- **신체계통 리뷰**(이것은 환자의 의료적/수술적 이력에 대한 완전한 리뷰이고, 가장 쉽게 노트에 기록된다[부록 E 참고].) 이것은 주관적 단락에 포함되는데, 그 이유는 정확성을 위해 환자와 함께 리뷰되기 때문이다.

- **다른 진단 검사**(이것은 포함되지만, 다음 검사에 한정되지 않는다; 병리검사, MRI, CT 스캔 등과 방사선 검사를 포함한다. 그리고 환자/주요 인물 및 간병인으로부터 또는 그들과의 대화를 통해 얻어진다면,이들 검사의 날짜와 결과를 포함한다)

O(객관적 단락)

신체계통 리뷰(검사와 측정의 제한된 설정; 종종 노트에 기록됨[부록 E 참고])

다루어지는 신체계통은 다음과 같다:

- **심혈관계/호흡계**(심박수, 호흡률, 혈압은 휴식 상태에서 작용되고, 부종의 존재 유무)
- **피부계**(피부 유연성과 피부결, 피부 손상유무, 흉터, 피부색)
- **근육뼈대계**(선 자세, 앉은 자세, 활동 시의 육안적 대칭성; 육안적 관절가동범위: 육안적 근력 검사; 신장과 체중)
- **신경근육계**(균형, 보행, 로코모션, 이동, 자세 변화 등을 포함한 대단위 협응 운동, 운동학습과 운동조절을 포함한 대단위 운동 기능)
- **의사소통과 언어**(알고 싶은 하는 능력)
- **정서**(환자는 예상되는 정서/행동 반응으로 반응한다)
- **인지**(의식, 장소, 시간, 사람에 대한 지남력)
- **학습 스타일**(듣기, 읽기, 그림, 시범, 학습장벽 및 교육적 요구 등과 같은 학습 선호도)

검사와 측정

검사와 측정의 항목은 다음의 특성을 가져야 한다:

- 치료사에 의해 수행되는 검사와 측정의 결과나 치료사에 의한 관찰이 항목이 된다.
- 항목은 수행된 검사나 관찰된 기능적 활동, 또는 검사된 신체부위에 의해 논리적으로 정보를 구성하는 세부 범주에 기록되어야 한다.

A(사정 단락)

평가

평가단락은 다음을 포함할 수 있다:

- **기능과 구조의 손상**
- **활동제한과 참여제한**
- **개인 요소**
- **환경 요소**(물리적 환경과 이용가능한 사회적 지지)
- **미래 치료를 위한 검사와 측정**(초기 평가의 한 부분으로서 이들 검사가 수행되지 않은 이유를 포함해서)
- **환자의 치료 진전에 대한 토의**(설정된 목표만큼 빠르게 진전하지 못한 환자의 실패, 그리고 예상보다 빠르게 진전했거나 갑자기 후퇴한 이유에 대한 추가적인 설명을 포함한다)

진단

진단 단락은 다음을 포함할 수 있다:

- **환자의 손상과 활동제한과 참여제한과의 관계**
- **환자의 삶에 대한 활동제한과 참여제한의 영향**
- **환자의 환경 요소/개인 요소와 환자의 활동제한/참여제한과의 관계**
- 환자의 활동제한과 참여제한이 타당하다면, **증상, 병리 및 예방**이 포함되어야 한다.
- **보상 관계**, 특히 환자가 독립적이지만, 현재의 운동 패턴이 통증, 안전성, 에너지 보존 또는 조직 손상유무나 심혈관 건강(숙련된 물리치료 서비스에 대한 지속적 요구를 정당화하는 정보)과 같은 예방 의학과 관련이 있을 때.
- **비판적 이슈 진술**(의학적 진단 검사/평가의 형태에서 추가적인 의학 중재를 요하는 관심사는 물리치료 직무의 범위를 벗어난다)

예후

예후 단락은 다음을 포함할 수 있다:

- **활동과 참여의 예상 향상 수준과 그 수준에 도달하는데 걸리는 시간**
- **예후에 영향을 줄 수 있는 환경 요소와 개인 요소에 대한 설명**(거주하고 일하는 환경, 현재 물리치료적 진단 이전의 환자의 조건, 그리고 환자의 회복에 영향을 줄 수 있는 현재의 질병이나 만성 의학적 질병(동반질환)
- **독특한 예후나 목표에 대한 정당성**
- 환자에게 즉시 또는 미래에 **도움을 줄 수 있는 지역사회 서비스**
- **미래의 숙련된 치료에 대한 정당성**(초기에 하나의 기능적 활동으로 비교적 독립성을 가진 환자를 치료하는 것에 대한 설명을 포함할 수 있다)

P(관리 계획)

기대효과(장기목표)

1. 기대효과는 치료에 대한 장기간의 기대 결과를 명시한다.
2. 기대효과는 노트의 진단과 예후 단락에서 논의된 결과를 기반으로 한다.
3. 기대효과는 본래 기능적이다.
4. 기대효과는 예상목표 설정의 기반이 된다.

기대효과의 구성요소

오디언스: 환자, 가족, 또는 환자와 가족(가끔 은연중 표현됨)
행동: 행동 동사이고, 행동의 목적이 뒤따른다.
조건: 행동이 수행되어야 할 환경이나 행동이 발생하는데 필요한 조건(가끔 은연중으로 표현됨)
정도: 다음을 포함한다:

1. 달성될 행동의 객관적 수단
2. 요구될 보조의 양
3. 달성될 목표의 날짜와 시간
4. 활동제한이나 참여제한을 기술해야한다.

예상목표(단기목표)

1. 예상목표는 기대효과를 달성하는 방법에 따라 단계화된다.
2. 예상목표는 기대효과의 기반이 된다.
3. 예상목표는 중재 계획을 설정하는 기반으로 작용한다.

예상목표의 구성요소

오디언스: 환자, 가족, 또는 환자와 가족(가끔 은연중 표현됨)
행동: 행동 동사이고, 행동의 목적이 뒤따른다.
조건: 행동이 수행되어야 할 환경이나 행동이 발생하는데 필요한 조건(가끔 은연중으로 표현됨)
정도: 다음을 포함한다:

1. 달성될 행동의 객관적 수단
2. 요구될 보조의 양
3. 달성될 목표의 날짜와 시간
4. 활동제한이나 참여제한을 기술해야한다.

예상목표는 다음과 같은 점에서 기대효과와 다르다:

1. 시간 범위가 짧다.
2. 만약 손상이 활동제한과 참여제한과 관련이 있으면, 손상을 기술할 수 있다.
3. 예상목표는 자주 수정된다.

중재 계획

중재 계획은 다음의 정보를 포함해야 한다:

1. 환자를 치료할 치료실의 유형
2. 치료 과정 동안 치료사가 환자를 치료하는 빈도
3. 치료 서비스 동안 환자를 치료할 예상 치료 시간
4. 치료 장소(예, 침상, 물리치료실, 외래수중센터, 가정)
5. 환자가 받을 중재와 이들 중재를 위한 계획된 진전
6. 예상되는 퇴원 장소
7. 추가 검진이나 재평가에 대한 계획
8. 다른 서비스로의 의뢰

다음 사항도 자주 포함된다:

1. 계획된 환자와 가족의 교육
2. 장비에 대한 환자와 도우미의 교육
3. 퇴원후 환자가 구입해야 할 장비 추천
4. 첫 번째 제공되는 중재와 이들 중재에 대한 환자의 반응

진전노트 (Re-evaluation/Progress Notes)

문제 단락

본 단락은 환자의 의학적 상태가 변하여 건강기록지에 기록되지 않는한, 재평가노트/진전노트에 대개 포함되지 않는다.

S(주관적 단락)

가장 최근 노트가 작성된 이후 환자의 현 상태에 대한 부가적인 정보를 업데이트한다. 신체계통 리뷰를 기록하지 않는다. 특별히 흥미로운 것은 최종 치료에 대한 환자의 반응이나 통증 양상이다.

O(객관적 단락)

신체계통 리뷰

초기노트 이후에는 대개 신체계통 리뷰를 포함하지 않거나 반복하지 않는다.

검사와 측정

검사와 측정은 초기노트나 마지막 재평가노트/진전노트에서 보고된 정보에 업데이트되거나 첨부된다.

A(사정 단락)

평가

이것은 물리치료적 진단이 바뀌거나 또는 환자의 활동제한과 참여제한, 또는 손상이 변화될 때만 재평가노트/진전노트에서 기록된다.

진단

진단은 대개 재평가노트/진전노트에서 언급되지 않는다. 이것은 다른 손상, 활동제한과 참여제한이 나타나거나 논의될 때만 재평가노트/진전노트에 기록된다.

예후

예후는 환자 상태의 변화로 인해 예후의 변화가 있을 때만 일반적으로 재평가노트/진전노트에 기록된다.

P(관리 계획)

기대효과

기대효과가 달성되었거나 수정될 필요가 있는 경우가 아니라면, 기대효과는 일반적으로 예후 단락에서 언급되지 않는다.

예상목표

재평가노트/진전노트는 예상목표가 달성되었는지와 새로운 예상목표를 언급한다. 만약 예상목표가 달성되지 않았다면, 노트는 예상목표가 달성되지 못한 이유를 코멘트하고, 새로운 시간 범위를 포함해 동일 목표를 재명시하거나 목표를 재설정한다.

중재 계획

환자의 상태를 재검진하고 새로운 예상목표를 설정하면, 중재 계획이 수정되어야 한다. 재검진과 재평가를 작성했던 치료 회기 동안 받았던 중재와 이들 중재에 대한 환자의 반응을 기록해야 한다.

퇴원노트 (Discharge Notes)

문제 단락

이것은 퇴원노트가 포괄적일 때만 사용된다. 이것은 초기노트의 정보를 포함할 수 있고, 현재 시설에서의 물리치료 환자 관리 동안에 이들 정보를 업데이트할 수 있다.

S(주관적 단락)

주관적 단락은 가장 최근 노트가 작성된 이후나 퇴원시 초기노트로부터 이력을 요약한 이후의 환자 상태에 대한 부가적인 정보를 업데이트하고, 환자가 달성된 목표를 인지하는지, 또는 가정이나 직장에서 일할 준비가 되었는지를 포함한다. 후자의 경우에는 작성된 환자의 신체계통 리뷰 양식(부록 E 참고)을 포함할 수 있다.

O(객관적 단락)

신체계통 리뷰

퇴원노트의 신체계통 리뷰는 전혀 언급되지 않거나, 초기노트에 작성된 신체계통 리뷰를 요약해서 기술한다. 후자의 경우에는 신체계통 리뷰 양식(부록 E 참고)이 포함될 수 있다.

검사와 측정

퇴원노트는 마지막 노트를 작성한 이후나 퇴원시 환자의 상태를 완전히 요약한 이후의 환자 상태를 업데이트한다(형식과 길이의 측면에서 볼 때 초기노트와 매우 비슷하다).

A(사정 단락)

평가

평가는 잔존 손상, 활동제한과 참여제한 또는 환경 변화에 대한 논의를 포함할 수 있다. 만약 환자가 잔존 손상을 가지고 있지 않다면, 손상, 활동제한과 참여제한의 해결을 명시한다.

진단

진단은 퇴원시 손상, 활동제한과 참여제한의 해결과 잔존 손상과 그에 따른 활동제한과 참여제한에 대한 논의를 포함할 수 있다(초기노트와 비슷하게).

예후

예후는 환자가 관리를 위해 모든 치료를 받았을 때의 기대효과를 충족시킬 수 있는 예후를 포함할 수 있다.

P(관리 계획)

기대효과

퇴원요약은 기대효과가 달성된 것과 그렇지 못한 것(달성되지 못한 이유를 설명한다)을 기록한다.

예상목표

어떤 시설에서는, 가장 최근에 설정한 예상목표에 대해 코멘트하고, 예상목표의 달성 여부에 대한 이유를 설명한다. 다른 시설의 경우에는 예상목표에 대해 코멘트를 하지 않는다.

중재 계획

다음 정보는 간략하게 명시되어야 한다:

1. 치료 받아야 할 총 횟수
2. 치료를 건너뛰거나 치료를 취소한 사례
3. 환자가 치료를 받지 않거나 중단했을 때와 그 이유
4. 제공된 중재
5. 가정 프로그램의 지시가 수행되었다면, 가정 프로그램을 복사하여 환자에게 제공하고, 가정 프로그램에서의 환자와 간병인의 독립 수준을 체크한다.
6. 환자와 간병인이 교육을 받았던 장비와 그 장비 사용에 대한 환자와 간병인의 독립 수준.
7. 퇴원 후 구입해야 할 장비 추천
8. 환자나 가족에서 수행되었던 다른 유형의 교육과 발생했던 학습 수준(관찰 측면에서)
9. 환자가 퇴원했던 장소
10. 물리치료를 중단한 사유
11. 환자에게 주어지는 추후치료나 관리에 대한 추천

부록

C 4가지 노트 양식에 대한 요약

Summary of Contents of the Four Types of Note

초기노트	재평가노트/진전노트	매일 방문 노트	퇴원노트
환자의 초기 평가/검진 이후에 작성됨	환자의 재검진/재평가 이후에 작성됨*	만약 다른 종류의 노트가 작성되지 않았다면, 환자를 치료할 때마다 작성됨	치료를 중단하거나 퇴원할 때 작성됨
환자/고객 관리노트 **이력(신체계통 리뷰 포함)** • 신체계통 리뷰 • 검사와 측정 • 평가 • 진단 • 예후 • 관리 계획(기대효과, 예상목표, 중재 계획) 또는 SOAP 노트 • 문제 • 주관적 단락(신체계통 리뷰 포함) • 객관적 단락(신체계통 리뷰, 검사와 측정 포함) • 사정 단락(평가, 진단, 예후 포함) • 관리 계획 단락(기대효과, 예상목표, 중재 계획 포함)	• 주관적 그리고 객관적 재검사와 재평가의 결과 • 예후의 변화 • 관리 계획의 변화(달성된 목표, 새로운 목표 설정, 그리고 수정된 중재 계획에 대한 코멘트 포함)	• 새로운/지속적인 주호소/관심사, 이전 지시사항의 준수, 통증 보고 및 경감 요소에서 나온 주관적 보고 • 환자의 기능 수준; 신체 기능과 구조물의 손상, 활동제한과 참여제한 포함 • 치료동안 제공된/작성된 객관적 중재; 빈도, 강도 및 기간 포함 • 제공된 교육과 교육 이해 수준; 장비교육과 장비를 통한 독립 수준 포함 • 제공된 중재/교육에 대한 환자의 반응 • 치료가 수정되면, 치료를 수정한 이유 • 가정 프로그램, 가정 프로그램의 진전, 가정 프로그램을 통한 독립 수준 • 환자와 관련된 다른 건강관리제공자와의 의사소통 • 다음 치료에 대한 계획(중재, 진전 주의사항)	• 이력의 요약(또는 문제/S) • 가장 최근의 재평가 결과 • 달성된 기대효과와 예상목표, 또는 달성되지 않을 경우에는(그 이유 명시) • 치료받았던 중재의 요약 • 환자의 최종 결정

*여기에 있는 모든 정보는 환자/고객 관리노트와 SOAP 노트에 적용된다.

부록

D 제 3 지불자를 위한 노트 작성의 팁

Tips for Note Writing for Third-Party Payors

검진 (Examination)

1. 최근 의학적 진단과 관련된 이차적 진단 또는 검사들을 포함한다. 환자가 장기간의 물리치료나 작업치료를 필요하지 않더라도, 적절한 2차 진단이 기능 수준의 검사가 필요하다는 것을 정당화하는데 도움을 줄 수 있다.
2. 현재 의학적 진단의 시작과 물리치료를 시작한 날짜는 초기 평가 노트에 필수 사항이고, 재평가노트/진전노트와 퇴원 노트에서도 언급될 것이다.
3. 부적절한 정보를 기록하지 않는다. 환자나 또는 그 밖의 특정인으로부터 나온 정보는 치료의 필요성을 보이는데 도움을 주어야 한다.
4. 어떤 불평을 기록할 때, 그것을 간략하고 요점만 작성한다. 환자가 치료를 받는 가장 큰 문제는 무엇인가? 이 문제는 환자의 기능과 어떤 연관성이 있는가?(만약 그 문제/관심사가 기능적이지 않는다면)
5. 환자는 자신의 주호소를 평가도구로 평가해야 한다. 근거중심 도구로 측정되거나 척도에 기입된 주관적 정보는 치료 과정 동안 환자의 진전을 재평가할 때 이용될 수 있다. 그 예가 통증 척도의 사용이다. 가정에서의 기능 활동들과 이를 수행하는데 요구되는 보조의 양(요구되는 사람)도 다른 척도의 예이다. 환자의 진전을 재평가하는데 근거중심 도구로 측정되거나 척도에 기입된 주관적 정보가 이용될 수 있다. 가능하다면, 삶의 질적 척도를 이용한다.
6. 환자의 의기소침의 결과인 비특이적인 불평을 진전노트에 기록하지 않는다.
"나는 잘 하고 있다고 생각하지 않는다"와 같은 진술은 리뷰어에게 적신호로서 작용할 수 있고, 객관적 검사와 측정의 결과에 의해 타당할 수 없게 될 것이다.
7. 환자의 현재 진단이 발생하기 전의 환자 기능 수준을 기록한다. 이것은 만성질환의 경우, 치료의 필요성을 정당화하는데 도움을 줄 수 있다. 또한 그것은 치료사에 의한 환자 교육의 필요성을 정당화 할 수 있다(예컨대, 전에 보행기를 사용해 본적이 없는 환자는 그것에 대한 적절한 사용법을 소개 받을 필요성이 있다).
8. 환자의 주거환경, 사회적 이력 그리고 고용상태, 환경에 대해 간략하게 기술한다. 환자는 혼자 사는가? 필요시 환자를 돌보기 위해 집에 누가 있는가? 집이나, 침실 및 욕실로 접근하는데 계단이 있는가? 핸드레일이 있는가? 환자가 보행하는데 계단이 꼭 필요한가? 침대에서 화장실, 부엌, 기타 등으로 가는 거리는 얼마인가? 바닥의 표면은 카펫, 타일, 리놀륨 또는 나무 바닥인가? 그리고 거기에 작은 융단이 있는가? 화장실과 욕조 근처에 손잡이가 있는가? 문을 통과하고 방안에서 휠체어가 회전할 만큼 여유가 있는가?
9. 환자에게서 얻어낸 관련 병력을 적절한 세부 범주 아래에 간단하게 목록한다. 최근에 환자의 기능 상태가 떨어졌는가? 만약 그렇다면 그 이유는 무엇인가? 과거에 환자가 치료를 받았던 적이 있는가?, 만약 있다면 그 이유와 시기를 기록한다. 또 그전에 환자가 자신의 보행보조기구나 적응도구를 가지고 있는가? 등을 기재한다.
10. 환자의 목표를 찾아낸다. 퇴원시 환자의 계획은 무엇인가? 치료 시작 때 환자가 할 수 없었던 것 중, 퇴원 때 할 수 있길 바라는 것은 무엇인가?
11. 모든 것을 측정한다. "보인다", "기능적인"과 같은 어림잡는 용어의 사용을 피한다. 나중 재검사 때 진전을 보여 주기 위해, 초기 평가 때의 모든 항목을 정량화한다.
12. 치료사의 숙련된 중재를 필요로 하는 결손을 보여준다. 예를 들어, 가동성을 모니터링하여 여러분의 교육이 얼마나 중요한지를 보여주고, 생체징후의 변화를 토대로 치료를 적절하게 조절한다. 물리치료나 작업치료만이 관리 계획을 변화시킬 수 있고, 환자의 진전에 따라 목표를 업데이트한다; 비숙련된 치료사는 주도적인 일을 하지 않고, 물리적 도움을 제공한다.
13. 만약 기대효과나 활동을 포함한 중재를 계획한다면, 여러분의 노트에 활동제한의 기본 측정을 기록한다.
14. 활동제한과 참여제한을 보여주고, 그들을 어떻게 검사와 측정할지를 보여준다.
15. 정신 상태를 보고할 때 주의해야 한다. 만약 여러분이 환자

의 인지 상태에 의심이 간다면, 추론하거나, 부정을 강조하지 않는다. 여러분은 치료때 지남력 질문에 대한 답을 통해, 그리고 환자를 관찰하여 보고한다. 왜냐하면 이것은 환자마다 다를 수 있기 때문이다. 환자가 약간의 혼란을 가질 수 있지만, 여러분의 지시를 잘 따라서 많은 치료의 효과를 얻을 수도 있다. "혼란(confuse)" 과 같은 용어를 피한다. 만약 환자가 날짜에 대한 지남력이 떨어지지만, 사람과 장소, 업무에 대해서 명확한 지남력을 가지고 있다면, 여러분은 그것을 분명히 명시해야 한다. 치료에 참여하는 환자의 능력을 강조한다.

16. 가능하다면, 근거가 있는 검사와 측정을 이용한다.
17. 생체징후 등을 꼭 체크한다. 지구력을 위한 보행이나 이동훈련은 지급되지 않는데, 그 이유는 보조인원이 대기 보조만 필요로 하는 환자를 보행시킬 수 있고, 보행거리를 증가시키는데 보조인원이 필요하기 때문이다. 그러나 만약 보행 동안 심박수, 혈압 및 호흡률이 비정상적으로 변한다면, 환자를 보행훈련시키고 모니터링하는데 치료사의 스킬 수준이 요구된다.
18. 정기적으로 재검진을 수행한다. 만약 일정된 날짜를 이용할 수 있다면, 중재의 효과를 평가하고 목표를 재설정하기가 더 쉽다.

평가 (Evaluation)

1. 다른 동일 진단명 환자의 진전보다 환자의 진전이 왜 느린지를 설명한다.
2. 모든 손상, 활동제한과 참여제한을 기록한다.
3. 손상이 어떻게 기능과 관련되는지를 설명한다.
4. 여러분의 관리 계획에 대한 타당성을 설명한다. 환자를 위해 다른 전문가들보다 물리치료사의 서비스가 왜 필요한지를 설명한다.

관리 계획 (Plan of Care)

1. 여러분의 목표 달성을 위해 특별한 프레임 견적을 사용한다. 만약 목표가 예정된 시간내에 달성되지 않으면, 왜 달성되지 않는지에 대한 이유를 설명하고, 목표를 재설정한다.
2. 기대효과와 예상목표는 다음의 것을 포함해야 한다:
   a. 환자에 대해 초점이 맞추어고, 또 환자가 할 수 있는 것에 초점을 맞춘다.
   b. 환자가 보이는 특별한 행동을 명시한다.
   c. 특별한 조건이나 필요한 장비를 명시한다; 보조장비, 체중부하상태, 랩핑의 종류, 의수족, 보조기, 휠체어 등등
   d. 측정가능하고 객관적인 보조를 기록하고, 기능 활동에 연결하고, 그리고 그들이 달성하게 될 시간 프레임을 포함시킨다.
3. 여러분이 기대효과 달성에 근접할 때 숙련된 치료에 대한 필요성을 지속 정당화한다.
4. 미래의 목표 뿐만 아니라, 기대효과와 예상목표 쪽으로 향하는 환자의 진전을 언급한다.
5. 환자의 치료횟수를 포함한다.
6. 치료사와 간병인을 필요로 하는 중재를 충분히 기술한다.
7. 환자가 받는 각 중재의 유형과 양을 명시함으로서, 환자와 함께 보내는 여러분의 시간을 정당화한다.
8. 필요하다면, 여러분의 관리 계획에 G 코드를 포함한다.

기타 (Other)

1. 약어를 잘 사용한다. 기록 문서화에 포함된 목록에 모든 약어를 사용한다.
2. 제 3 지불자가 요구하는 모든 양식은 작성되어야 하고, 요구된 정보는 적절한 단락에 기록되고, 명확, 간결해야 하며, 찾기가 쉬워야 함을 명심한다.
3. 제 3 지불자가 요구되는 모든 노트를 첨부한다. 여러분 스스로 요구된 노트 작성의 빈도를 업데이트한다. 요구되지 않은 것보다 덜 빈번하게 재평가노트/진전노트에 작성함으로서, 시간을 절약한다. 진전은 오랜 기간이 지난 후에야 진전은 보다 쉽게 알게 된다. 오랜 기간 동안의 진전은 더 쉽게 보여질 수 있다.
4. 제공된 치료에 대해 사전 승인을 요구하는 제 3 지불자를 위해, 만약 구성이 문제라면 여러분은 사전승인을 가져야 한다. 여러분이 더 많은 치료에 대한 사전 승인을 얻을 때까지 또는 얻지 못했다면, 사전 승인된 치료 회수를 초과해서는 안 된다. 적극적으로 행동하라: 여러분의 환자와 제 3 지불자에 대한 그들의 흥미를 옹호한다.

부록

E 신체계통 리뷰와 신체계통 리뷰 양식

Review of Systems and Systems Review Forms

HYZ Healthcare Facility

Name: ______________________________ Record # ______________________________

Review of Systems

HEENT	Yes	No
Eyes:		
Pain	☐	☐
Redness	☐	☐
Loss of vision	☐	☐
Double vision	☐	☐
Blurred vision	☐	☐
Flashing spots	☐	☐
Dryness	☐	☐
Change of vision	☐	☐
Glasses/contacts	☐	☐
Ears:		
Ringing in ears	☐	☐
Loss of hearing	☐	☐
Hearing aids	☐	☐
Nose/Mouth/Throat:		
Nose bleeds	☐	☐
Loss of smell	☐	☐
Dry sinuses	☐	☐
Sinusitis	☐	☐
Sore tongue	☐	☐
Bleeding gums	☐	☐
Mouth sores	☐	☐
Hoarseness	☐	☐
Acid /bitter taste	☐	☐
Trouble swallowing	☐	☐
Cardiovascular:		
Chest pain	☐	☐
Heart palpitation	☐	☐
Heart murmurs	☐	☐
High blood pressure	☐	☐
Cramping-legs	☐	☐
Varicose veins	☐	☐
Swelling in arms/legs	☐	☐
Respiratory:		
Chronic dry cough	☐	☐
Cough with mucus	☐	☐
Coughing up blood	☐	☐
Pneumonia	☐	☐
Night sweats	☐	☐
Wheezing	☐	☐
Chest pain w/breathing	☐	☐
Shortness of breath	☐	☐
Asthma	☐	☐

Gastrointestinal (GI):	Yes	No
Nausea	☐	☐
Vomiting food	☐	☐
Heartburn	☐	☐
Regurgitation/wet burp	☐	☐
Belching	☐	☐
Yellow skin	☐	☐
Diarrhea	☐	☐
Constipation	☐	☐
Excessive gas	☐	☐
Blood in stool	☐	☐
Hemorrhoids	☐	☐
Gastrourinary (GU):		
Trouble urinating	☐	☐
Pain with urinating	☐	☐
Blood in urine	☐	☐
Cloudy urine	☐	☐
Urgency	☐	☐
Frequent urination at night	☐	☐
Incontinence	☐	☐
Kidney stones	☐	☐
Rash in genitals	☐	☐
Sexual problems	☐	☐
Sexually transmitted diseases	☐	☐
Women only:		
Vaginal discharge	☐	☐
Abnormal period	☐	☐
Pregnant	☐	☐
Men only:		
Painful ejaculations	☐	☐
Penile discharge	☐	☐
Poor urinary stream	☐	☐
Musculoskeletal:		
Muscle cramps	☐	☐
Joint pain	☐	☐
Weak muscles	☐	☐
Joint swelling	☐	☐
Neck pain	☐	☐
Back pain	☐	☐
Joint replacement	☐	☐
Fractures	☐	☐
Hematology/Lymphatics:		
Anemia	☐	☐
Easily bleed	☐	☐
Easily clot	☐	☐

Integumentary/Breasts:	Yes	No
Change in skin	☐	☐
Change in hair	☐	☐
Easy bruising	☐	☐
Skin redness	☐	☐
Hives	☐	☐
Sensitive to sun	☐	☐
Skin tightness	☐	☐
Nodules/bumps	☐	☐
Hair loss	☐	☐
Color change of hands/feet with cold	☐	☐
Persistent sores	☐	☐
Change in moles	☐	☐
Change in nails	☐	☐
Breast lumps	☐	☐
Breast pain	☐	☐
Nipple discharge	☐	☐
Neurologic:		
Chronic headache	☐	☐
Dizziness	☐	☐
Numbness (hands/feet)	☐	☐
Tingling (hands/feet)	☐	☐
Unconsciousness	☐	☐
Memory loss	☐	☐
Balance problems	☐	☐
Endocrine:		
Sensitive to cold	☐	☐
Sensitive to heat	☐	☐
Increased thirst	☐	☐
Decreased sex drive	☐	☐
Immunology/Allergy:		
Rhinitis	☐	☐
Seasonal allergies	☐	☐
Latex allergy	☐	☐
Food allergy	☐	☐
Medication allergy	☐	☐
Psychiatric:		
Depression	☐	☐
Anxiety	☐	☐
Hearing voices	☐	☐
Thoughts of suicide	☐	☐
Obsessive/compulsive habits	☐	☐
Problems concentrating	☐	☐
History of abuse	☐	☐

기타 질병, 수술 및 모든 "예" 반응에 대한 설명

HYZ HEALTHCARE FACILITY

Name: ______________________________ Record #______________________________

Systems Review

Cardiovascular/Pulmonary:		Present	Absent
HR: ______bpm; RR: ______bpm; BP: ______/ ______	Edema	☐	☐

Integumentary:	Affected	Unaffected	Comments
Pliability/texture	☐	☐	
Skin integrity	☐	☐	
Scars	☐	☐	
Skin color	☐	☐	

Musculoskeletal	Affected	Unaffected	Comments
Gross symmetry			
• Standing	☐	☐	
• Sitting	☐	☐	
• During activity	☐	☐	
Gross ROM	☐	☐	
Gross strength	☐	☐	

Height: _____ in. Weight: ______ lb.

Neuromuscular	Affected	Unaffected	Comments
Gross movement			
• Balance	☐	☐	
• Gait	☐	☐	
• Locomotion	☐	☐	
• Transfers	☐	☐	
• Transitions	☐	☐	
Gross motor function			
• Motor control	☐	☐	
• Motor learning	☐	☐	

Communication and Language	Affected	Unaffected	Comments
	☐	☐	

Affect	Affected	Unaffected	Comments
	☐	☐	

Cognition	Affected	Unaffected	Comments
Consciousness	☐	☐	
Orientation			
• Person	☐	☐	
• Place	☐	☐	
• Time	☐	☐	

Learning Style/Barriers:	Learning Needs:

찾아보기